AF252947

Dr E. PILLET (de Rouen)

ANCIEN INTERNE DE LA CLINIQUE DE NECKER

Guide clinique D'UROLOGIE

médico-chirurgicale

PRÉFACE

DU

Dr MARION

Professeur agrégé à la Faculté de Médecine,
Chirurgien de Lariboisière (service Civiale).

TROISIÈME ÉDITION

REFONDUE ET CONSIDÉRABLEMENT AUGMENTÉE

AVEC 41 PLANCHES ET 170 FIGURES

A. MALOINE ET FILS, ÉDITEURS

27, RUE DE L'ÉCOLE-DE-MÉDECINE, 27

PARIS, 1916

AUX PRATICIENS

PRÉFACE DE LA PREMIÈRE ÉDITION

Ainsi que son titre l'indique, l'ouvrage de M. Pillet n'est pas destiné aux spécialistes, mais aux praticiens.

L'auteur met à leur disposition une série de documents cliniques, qui réunissent sous une forme appropriée, l'interrogatoire, l'exploration et les renseignements nécessaires aux indications et à l'application du traitement direct. Il étudie seulement les maladies principales de l'appareil urinaire; il s'attache à donner les éléments du diagnostic et à fournir tous les renseignements nécessaires au méthodique emploi de l'action locale, appliquée dans les conditions les plus simples.

Son but est de mettre les praticiens à même de faire immédiatement le nécessaire lorsque les circonstances les y obligent, d'en prendre l'entière responsabilité, quand ils peuvent l'assumer, ou de recourir en toute connaissance de cause aux spécialistes, lorsqu'ils le jugent utile. Fidèle à la conception qui le guide, M. Pillet n'a pas cherché à condenser sous le minimum de volume un maximum de renseignements. Son livre n'est pas un manuel ; il ne résume pas la pathologie et le traitement de chacune des maladies de l'appareil urinaire. De propos délibéré, l'auteur n'a pas voulu tout dire et il a judicieusement choisi.

On n'y trouve pas la description de la cystoscopie, ni celle de la séparation des urines ; le cathétérisme des uretères n'y figure pas davantage. M. Pillet pense avec raison que ces investigations précieuses, qui ont perfectionné si heureusement le diagnostic, réclament la main délicate et le jugement autorisé de ceux qui se sont consacrés à la spécialité. Il agit de même et pour les mêmes motifs à propos des opérations proprement dites. Aucune n'est décrite, mais les indications de chacune sont soigneusement données.

Par contre, les explorations usuelles et toute la « petite chirurgie urinaire » sont étudiées avec précision. Les explications préparatoires ne sont pas ménagées ; mais afin d'aider à bien comprendre les descriptions, sans les rendre plus minutieuses qu'il ne convient, des photographies prises sur des malades en cours de traitement aident à bien déterminer les points les plus importants des manœuvres instrumentales usuelles. Et c'est avec un soin spécial que tout ce qui permet de juger une situation morbide, de prévoir les accidents, de s'y opposer ou d'y remédier, est indiqué pour les principaux cas.

Le cathétérisme a été étudié avec l'attention qu'il mérite. Cet agent si essentiel devait trouver dans le

Guide clinique d'urologie la place très importante qu'il ne cessera jamais d'occuper dans le diagnostic et le traitement des maladies des voies urinaires.

Désireux d'être utile à ceux qui supportent les responsabilités journalières de la pratique, M. Pillet s'est placé en face de ces réalités. Il ne pouvait choisir un meilleur terrain.

Félix Guyon.

PRÉFACE DE LA SECONDE ÉDITION

Dans la nouvelle édition du *Guide clinique d'urologie*, M. le docteur Pillet est resté fidèle aux idées directrices qui lui ont permis d'être utile à ceux qui supportent les responsabilités journalières de la pratique. Guidé par la méthode clinique, l'auteur s'attache à mettre ses lecteurs à même de déterminer, à l'aide de l'observation, le but qu'il faut atteindre et ne pas dépasser.

Il insiste, comme il l'a déjà fait sur tout ce qui peut renseigner sur le malade et sur la maladie; il conseille de recourir, en connaissance de cause, aux explorations, aux divers agents du traitement local et aux opérations.

Les lecteurs de la nouvelle édition de l'ouvrage de M. Pillet trouveront l'étude plus détaillée des principales maladies de l'appareil urinaire; ses additions ont pour seul objet le diagnostic, le pronostic et le traitement.

Il y a joint la description des principales explorations urologiques et quelques observations instructives tirées de sa pratique ; la reproduction par la photographie de pièces opératoires précise les descriptions. Les exemples que fournissent les faits sont de ceux qui démontrent la valeur des résultats que permet d'obtenir l'emploi de moyens appropriés, judicieusement adaptés aux besoins de la pratique.

Félix Guyon.

PRÉFACE DE LA TROISIÈME ÉDITION

Mon élève et ami Pillet me demande de présenter au public médical la troisième édition de son *Guide clinique d'urologie*. Les éditions précédentes avaient eu la faveur de préfaces de notre maître à tous, le professeur Guyon.

C'est un plaisir pour moi, car cela me permettra de dire tout le bien que je pense de ce livre.

Le *Guide clinique d'urologie* est un BON livre. Il réalise en effet de la façon la plus claire, la plus précise et la plus complète la vulgarisation des notions d'urologie que tout praticien devrait connaître.

Du fait de la complexité des études médicales, peu d'étudiants ont le temps ou la faculté de suivre, ne fût-ce que pendant quelques semaines, un service d'urologie. Et cependant, combien il leur serait utile d'avoir au moins des notions indispensables de cette science!

Elles leur permettraient de dépister l'urinaire distendu qui va traînant et dépérissant, alors qu'il serait si simple au début de le remonter. Elles leur éviteraient de laisser évoluer jusqu'à l'inopérabilité une tuberculose rénale méconnue. Elles leur permettraient d'entreprendre quelques traitements faciles et heureux qui établiraient d'autant mieux leur réputation que les confrères du voisinage auraient échoué faute de ces notions.

Or, le livre de M. Pillet est précisément un BON livre parce que, sans entrer dans les détails de la pathologie urinaire, des explications et des interventions que seuls les urologues de profession sont capables de pratiquer, il donne ces notions si précieuses et si pratiquement utiles, en raison de la si grande fréquence des affections des voies urinaires.

Que de préceptes heureux dans chacun de ces chapitres! Que d'erreurs de diagnostic, de fautes de traitement, d'accidents si faciles à provoquer dans les manœuvres sur les voies urinaires, seraient évités si chaque praticien connaissait bien les préceptes contenus dans le chapitre ii, par exemple.

Que de malades pourraient être reconnus et facilement soulagés, si l'on savait la façon de conduire une exploration urétrale ou vésicale! Le chapitre que Pillet consacre aux conditions de l'exploration instrumentale la décrit dans tous ses détails en même temps qu'elle signale les écueils à éviter.

Dans la pratique des voies urinaires, il suffit souvent d'un petit détail pour que la thérapeutique réussisse ou échoue. C'est la solution qui est non convenable, c'est

quelquefois même la manière de l'employer. Combien
de médecins continuent à laver l'urètre et la vessie d'un
malade atteint de cystite blennorragique, et cela pour
son plus grand dommage, alors qu'il suffirait du nitrate
d'argent, et du nitrate d'argent en injection, pour juguler
en quelques jours la cystite blennorragique la plus
intense. Ce ne sont que des détails, et cependant ils
sont de haute importance. Tous ces détails sont donnés
et bien d'autres encore.

C'est pourquoi je termine, comme j'ai commencé;
« ce livre est un BON livre », que je ne saurais trop
recommander à nos confrères qui, faute de temps, n'ont
pu compléter leur instruction par l'étude des maladies
des voies urinaires avec lesquelles ils se trouvent journellement aux prises; à ceux qui, les ayant étudiées, ne
se sont pas tenus au courant des progrès réalisés dans
les explorations et le traitement de ces maladies qui
se modifient et se perfectionnent chaque jour. Ces con-
naissances faciles à acquérir dans un tel livre leur rap-
porteront, je puis leur assurer, profit et réputation.

G. MARION.

Guide clinique d'Urologie

médico-chirurgicale

PREMIÈRE PARTIE

CHAPITRE PREMIER

Aperçu anatomique des voies urinaires

L'*urètre*, étendu du col de la vessie au méat, sert à l'excrétion de l'urine et du sperme.

Au point de vue chirurgical, l'urètre est divisé par le sphincter membraneux en deux segments : antérieur et postérieur.

La courbure de l'urètre postérieur représente le tiers d'une circonférence de 6 centimètres de rayon. La courbure des cathéters métalliques sera calquée sur elle, pour qu'il y ait adaptation réciproque des instruments et du canal. Cette courbe n'est pas immuable. Les instruments droits (explorateurs métalliques, lithotriteurs) ont, en effet, réalisé un grand progrès dans la chirurgie urinaire.

Leur bec doit être recourbé pour permettre leur introduction.

L'urètre a été divisé, pour l'étude de ses rapports et

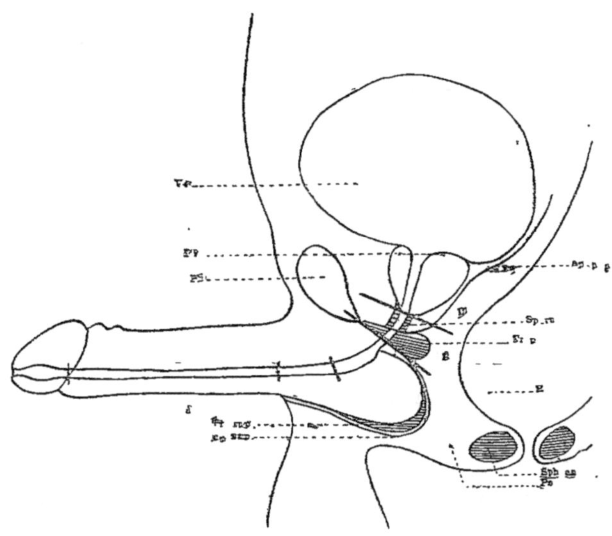

Fig. 1.

Urètre { A, spongieux. { p. naviculaire. / p. pénienne. / p. scrotale. / p. périnéo-scrotale. } B, membraneux. C, prostatique.

Ap. p. p., aponévrose prostato-péritonéale. — *Ap. sup.*, aponévrose superficielle. — *Te.*, périnée. — *Pr.*, prostate. — *Pu.*, pubis. — R, rectum. — *Sp. an*, sphincter de l'anus. — *Sp. ur*, sphincter de l'urètre. — *Tr. p.*, muscle transverse profond. — *Tr. sup.*, muscle transverse superficiel. — *Ve*, vessie.

la localisation de ses lésions (rétrécissements, etc.), en
trois portions :

A. L'URÈTRE SPONGIEUX, traversant la verge, s'étend du
méat au collet du bulbe. Il se subdivise en :

a) *Portion ou fosse naviculaire* : creusée dans le gland ;

b) *Portion pénienne* : dans la verge ;

c) *Portion scrotale* : limitée par les deux attaches antérieure et postérieure du scrotum ;

d) *Portion périnéo-bulbaire* : étendue de l'insertion postérieure du scrotum au bord inférieur du pubis. Elle loge le cul-de-sac du bulbe ; région pathologique par excellence (fausses routes, rétrécissements).

La totalité de l'urètre spongieux est assez superficielle pour qu'une boule olivaire, introduite dans son intérieur, puisse être palpée jusqu'à son extrême limite, sous le pubis. Elle sera ainsi exactement localisée.

B. L'urètre membraneux : étendu du collet du bulbe au sommet de la prostate. Il est entouré de nombreuses fibres musculaires lisses et striées, lui constituant un *sphincter* volontaire dont l'action est beaucoup plus énergique que celui des fibres éparses autour du col, qualifiées à tort de sphincter de la vessie.

Cette portion est la plus étroite de l'urètre ; une boule olivaire de 7 millimètres de diamètre y pénètre avec un frottement sensible à la main. Les plus gros dilatateurs ne doivent donc pas, à moins d'indications spéciales, dépasser 9 millimètres.

L'urètre membraneux collecte deux glandes du volume d'un pois, comprises dans l'epaisseur du muscle transverse profond et susceptibles de s'enflammer pendant la blennorragie : glandes de Cowper.

C. L'urètre prostatique, foré dans l'épaisseur de la glande, présente dans sa lumière une saillie oblongue : le veru montanum, où débouche l'utricule prostatique et les deux canaux éjaculateurs.

La longueur moyenne de l'urètre est de 16 centimètres,

soit 13 centimètres pour l'urètre spongieux, 1 centimètre pour l'urètre membraneux, 2 centimètres pour l'urètre prostatique.

Cette longueur varie essentiellement avec l'âge, la taille des individus et surtout la pathologie de l'urètre (allongement dans l'hypertrophie prostatique). On n'affirmera donc pas qu'une boule olivaire est parvenue dans l'urètre membraneux, parce qu'elle s'est enfoncée de 14 centimètres, mais bien parce qu'un doigt rectal l'y aura découvert. « L'urètre doit être examiné par régions et non par centimètres » (Guyon).

L'urètre présente deux dilatations particulièrement importantes : *Le cul-de-sac du bulbe et la fosse prostatique.* Les sondes se coiffent ici de la muqueuse et déchirent là le parenchyme. Ce sont les *deux régions dangereuses de l'urètre.*

La *paroi* supérieure est la *paroi chirurgicale de l'urètre.* C'est la paroi la plus courte, la plus fixe et la moins extensible. Elle n'est en rapport dans une grande étendue qu'avec la cloison médiane et cellulo-fibreuse séparant les deux corps caverneux (l'incision de l'urétrotomie s'y effectue donc presque à blanc). Le contact ininterrompu de la paroi supérieure de l'urètre conduit sûrement la sonde à la vessie.

La paroi inférieure est, au contraire, matelassée successivement par le tissu spongieux du bulbe et par la prostate.

La *prostate* est une glande en forme de châtaigne, enserrant le col de la vessie et dont la sécrétion dilue le sperme.

L'urètre affleure presque sa paroi antérieure, et cette mince couche de tissu prostatique rétro-pubien n'est pas modifiée par l'hypertrophie.

De riches plexus veineux intra et surtout périprostatiques expliquent, par des phénomènes de congestion et de décongestion, l'augmentation et la diminution rapide du volume de la glande.

. La *vessie* est le réservoir physiologique des urines dans l'intervalle des mictions. Sa capacité, variant d'un sujet à l'autre, est plus physiologique qu'anatomique.

Pleine, elle devient globuleuse et son développement s'effectue presque exclusivement aux dépens de sa paroi supérieure. La vessie remplie ne s'évacue pas comme un ballon élastique par rapprochement de sa circonférence vers son centre. Son évacuation s'effectue par affaissement de sa paroi supérieure sur l'inférieure ; elle revêt alors, sur une coupe verticale, la forme d'une « assiette creuse ». Aussi, la sonde trop enfoncée est-elle bientôt coiffée par la paroi supérieure.

Devant un obstacle urétral, sa musculature, comme celle des autres viscères (cœur, estomac...), soutient d'abord la lutte en s'hypertrophiant, puis se laisse forcer, distendre en une poche flasque, où stagnent des urines résiduelles.

Les *uretères* relient la vessie au rein. Ils mesurent de 25 à 30 centimètres et présentent deux rétrécissements : l'un au collet du bassinet (point où se brisent souvent leurs moulages) ; l'autre à l'entrée dans la vessie. Ils sont extensibles, se laissant facilement, pendant la néphrolithotomie, cathétériser de haut en bas avec une bougie (refoulement des calculs); ou de bas en haut à l'aide de la cystoscopie.

Le méat vésical, « gardien de l'uretère », ne devient

perméable à l'infection ascendante qu'en cas de distension vésicale.

L'extrémité inférieure de l'urètre peut être palpée chez l'homme par le rectum, où elle ne sera pas confondue avec l'origine des canaux déférents, et mieux, chez la femme, par le vagin. Le côté droit du bassin doit, comme en obstétrique, être touché avec la main droite et réciproquement. » Pousser le doigt le plus loin possible en arrière, puis tourner la pulpe en haut et en dehors, en refoulant la paroi rectale ou vaginale contre l'excavation pelvienne, on sent très bien ainsi rouler l'uretère induré et cette pression réveille la douleur » (Hallé).

Traversant les culs-de-sacs vaginaux antérieurs puis latéraux, l'uretère passe derrière la fossette ovarienne (où il peut être englobé par des adhérences) et surmonte les vaisseaux iliaques : *uretère pelvien*. Le coude décrit par cette portion est assez brusque pour faire souvent obstacle à la progression des sondes urétérales ou des calculs.

L'uretère croise ensuite le détroit supérieur, où il peut être facilement comprimé par le doigt, et rampe sur le psoas au contact du péritoine auquel il adhère : *uretère lombaire*.

La topographie de l'extrémité supérieure de l'uretère est beaucoup moins importante que celle de l'extrémité inférieure, tant elle est suceptible de modifications pathologiques.

L'uretère recevant ses vaisseaux nourriciers surtout à ces extrémités peut être libéré chirurgicalement dans une assez grande étendue sans danger de nécrose. Néanmoins son bout inférieur implanté dans la vessie ou le rectum s'atrophie souvent.

Le *bassinet*, en forme d'entonnoir courbe, concave en bas et en dehors, est logé mi-partie dans le rein, mi-partie en dehors.

Les vaisseaux et nerfs sont situés à sa partie antérieure laissant libre de tout rapport artériel volumineux sa face postérieure et son bord inférieur : indication de la pyélotomie.

En dehors, il est en rapport avec les gros vaisseaux et particulièrement la *veine cave*, très proche, la veine rénale droite étant très courte ; aussi la veine cave a-t-elle pu être intéressée pendant l'extirpation d'un certain nombre de pyonéphroses. A droite, il voisine en avant avec la deuxième partie du duodénum ; à gauche, avec le côlon descendant, notions importantes au point de vue opératoire.

Dans le bassinet débouchent deux ou trois *calices* : le supérieur vertical ; l'inférieur horizontal. Ce sont les grands calices (réceptacles possibles des calculs) et dans lesquels débouchent les petits, au nombre d'une dizaine.

Chaque petit calice entoure une papille comme un goulot de bouteille entoure son bouchon.

Les *reins* sont situés au plus profond des hypocondres. Par leur face postérieure, les reins sont en rapport de haut en bas avec le diaphragme (qui les sépare du cul-de-sac pleural), les dernières côtes et les muscles de la région sacro-lombaire devant lesquels passent les nerfs abdomino-génitaux, génito-crural (points douloureux du rein à leur émergence). Ces nerfs doivent être ménagés autant que possible dans les interventions sur le rein (section = atrophie ; pincement = névralgies).

Le cul-de-sac pleural entre en rapport avec la onzième et la douzième côte. Celle-ci peut être réséquée en grande partie, sans danger, surtout lorsqu'elle est longue, descendante, et que sa résection reste sous-périostée.

Depuis l'usage de notre *support rénal opératoire*, permettant facilement la découverte du pédicule rénal, nous n'avons presque plus réséqué de côtes pendant la nephrectomie.

Par leur face antérieure, ils répondent au foie ou à la rate, aux angles des côlons et au péritoine, qui, lorsqu'ils sont abaissés, les enveloppe presque complètement.

Normal et normalement situé, le rein n'est pas perceptible au palper.

CHAPITRE II

Principales erreurs à éviter
dans le traitement d'un urinaire

En urologie autant qu'en médecine et en chirurgie, le premier principe reste le *non noscere*. Voici, en effet, un certain nombre d'*erreurs* que la pratique nous a décelées comme étant les plus fréquentes et que tout praticien devra éviter soigneusement :

Examen extemporané des urines : Ne jamais négliger de regarder les *urines dans un verre* : degré de coloration, limpidité ou trouble. Tant de calculeux ou de tuberculeux sont soignés comme des albuminuriques; alors qu'il s'agit de *l'albumine du pus*.

Recherches, *albumine*, phosphates, *sucre*, urates, *pus*.

1° *Cathétérisme : Ne jamais avoir la prétention de commander à un urètre* ; mais lui *obéir toujours*. Le « cathétérisme forcé » (quelque proche de la vessie que puisse paraître la sonde) n'a jamais été qu'une *fausse route*. Celle-ci peut tuer rapidement un malade à urines infectées.

Dès qu'une *goutte* de sang apparaît au méat, il faut s'arrêter, présenter la sonde autrement ou mieux en changer. S'entêter avec les mêmes moyens, c'est se fermer une route facile pour le lendemain. Il est relativement facile au spécialiste muni de ses « rossignols » de passer dans un urètre difficile : mais si le praticien vient de faire une fausse route, force peut être d'ouvrir le périnée ou l'hypogastre.

L'usage de la *sonde en argent* est à interdire chez l'homme. Elle est délicate à manœuvrer, même pour le spécialiste. Elle est au contraire très utile (par sa facile stérilisation) chez la femme.

Une sonde en gomme ne reste pas aseptique, ni en bon état, par une macération prolongée dans un liquide antiseptique. Elle supporte généralement bien quelques minutes d'ébullition.

2° *Blennorragie : Ne pas introduire de sonde dans un urètre blennorragique*, c'est infecter l'urètre postérieur et les canaux déférents, c'est-à-dire le ou les testicules (orchite avec stérilité ultérieure), la prostate (abcès) et la vessie (cystite).

Ne pas recommander au malade des lavages avec une petite seringue; ils sont souvent faits à méat fermé, poussés trop énergiquement et si la solution prescrite est un peu forte (ce qui est encore de tradition), il n'en faut pas davantage pour infecter l'urètre postérieur et la prostate.

Les lavages ne seront confiés au malade qu'exceptionnellement, après apprentissage par le médecin et sous sa surveillance. En cas de complication, tout traitement urétral doit être suspendu.

Une blennorragie et une goutte ne se soignent pas sans contrôles microscopiques répétés.

Il ne faut pas donner de balsamiques au début d'une

blennorragie (c'est le moyen de la faire durer long-temps).

Ne pas prescrire de bougies médicamenteuses à introduire dans l'urètre; vieillies, elles risquent de fondre incomplètement et de remonter dans la vessie (où elles ne sont plus faciles à saisir avec le lithotriteur, nous en avons vu plusieurs exemples).

Une *orchite blennorragique* ne suppure pas.

Un *abcès* de la *prostate* provient presque toujours d'une injection abortive caustique poussée dans un urètre blennorragique. Il doit être ouvert par le périnée ou le rectum; ne pas le laisser crever dans l'urètre : évacuation insuffisante et interminable; donc ne sonder ces malades, toujours en rétention, qu'avec une sonde en caoutchouc.

C'est *un état grave réclamant une intervention d'urgence*, un certain nombre mourant de septicémie.

Ne permettre le mariage à un malade atteint de « goutte » qu'après épreuve de la bière et contrôle microscopique répété.

Ne pas croire qu'une blennorragie dure... des années et que c'est la même qui récidive. Presque toujours il y a eu réinfections.

3° *Rétrécis* : en cas de rétention aiguë, une *ponction hypogastrique* est bien *préférable* à des manœuvres urétrales prolongées ou irrégulières.

Un *incontinent* n'est pas un malade à vessie vide, mais *à vessie distendue*. Ces incontinents (parfois d'assez vieille date) peuvent guérir par l'*urétrotomie*.

4° En cas de *cystite chronique*, il est impardonnable de ne pas penser immédiatement à la *tuberculose rénale*, une cystite ne pouvant être qualifiée de « chronique » qu'après inoculation négative.

Une cystite intense (tuberculose avancée, par exemple) ne sera pas qualifiée « d'incontinence essentielle ».

Une *infiltration d'urines* dans le périnée réclame, sous menace de septicémie, une incision d'urgence.

Prostatiques : Tout prostatique consulte pour sa vessie; son médecin ne doit penser qu'à ses reins.

La prostatectomie sans ou avec cystostomie préalable a bien diminué les indications du cathétérisme.

Chez *un distendu à urines claires, une cystostomie est plus indiquée qu'un cathétérisme* (qui marquera le début de l'infection).

La rétention aiguë marque souvent le stade ultime d'une longue période de rétention chronique ignorée, et, malgré les cathétérismes, la vessie ne reprendra ses fonctions, qu'après prostatectomie.

Un distendu évacué sans asepsie rigoureuse ou complétement peut mourir, en quelques jours, d'infection ou d'hémorragie *a vacuo.*

En cas de doute sur l'association avec un calcul, ne pas examiner avec un instrument métallique, une prostate qui saigne.

L'hypertrophie ne succède pas à la prostatite chronique postblennorragique; c'est une néoformation (adénomateuse) due à l'âge.

Ne pas prendre pour un prostatique « jeune » un *tabétique* au début.

Tuberculeux : Le seul signe de certitude de la tuberculose urinaire, c'est l'*inoculation des urines au cobaye.* Celle-ci équivaut, à l'affirmation d'un *rein tuberculeux.* Cette *inoculation* doit être faite et renouvelée dans tous les cas de pyurie. C'est le rein tuberculeux, foyer primitif d'éclosion de la tuberculose, qui inocule par ses urines le reste des voies urinaires. Un rein tuberculeux ne *guérit pas médicalement*; le traitement médical peut être institué au début, par acquit de conscience et à condition qu'une exploration rénale soit faite avant que la vessie, trop malade, le défende.

Une cystite tuberculeuse ne guérit pas par des instillations médicamenteuses. Elle guérit au contraire spontanément après la néphrectomie. *Une cystite tuberculeusé ne se lave pas, et surtout avec du nitrate, encore moins à la seringue et sous pression.*

La tuberculose urinaire commence presque toujours par de la cystite.

Une cystite spontanée, chez un jeune, fera immédiatement penser à un rein tuberculeux.

Un *rein* tuberculeux n'est pas souvent palpable.

Le cathétérisme urétéral est le seul procédé certain de découverte du rein tuberculeux; il indique en même temps la valeur du rein sain.

Un tubercule rénal représente souvent le foyer primitif et longtemps unilatéral d'éclosion de la tuberculose dans l'organisme. La néphrectomie assure donc souvent une guérison complète à condition que les malades s'astreignent à une vie plus reposée.

Calculeux : Ne pas négliger de faire explorer un malade qui souffre ou saigne en marchant. Beaucoup de calculeux à urines claires sont latents. Tout malade ayant pissé des calculs urétraux a de grandes chances d'en avoir encore dans sa vessie ou ses reins : chercher le sang dans l'urine et radiographier.

Les *calculs de vessie* sont très *rares chez la femme*, très souvent ils sont développés autour d'un corps étranger.

Calculs de l'urètre ou corps étrangers : Ne chercher que

discrètement à les extraire avec des pinces (même uré-trales), dangereuses pour l'urètre. Mais :

1° Refouler dans la vessie, par le passage d'une grosse sonde, suivi de lithotritie ;

2° Extraction à l'urétroscope, sous le contrôle de la vue.

Tumeurs : Quand le toucher fait penser à une tumeur de vessie, ne pas la sonder dans son cabinet (hématurie parfois redoutable), faire encore moins une exploration métallique, mais envoyer le malade pour cystoscopie.

Une *tumeur de vessie* envoyée dès la première héma-turie peut être opérée par les voies naturelles, à l'aide du cystoscope opératoire.

Un *cancéreux du rein* qui commence à souffrir ou à saigner porte souvent, à son insu, un très gros rein.

Hématuries : Le cathétérisme urétéral et la radio-graphie ont fait justice des prétendues hématuries supplémentaires, hystériques, *a frigore*. *Un examen urologique complet doit être fait dès la première héma-turie.*

Pyurie : Tout pyurique doit être radiographié (calculs latents) ; suspecté de tuberculose (inoculation) ; exploré (origine vésicale ou rénale uni ou bilatérale).

En cas d'hématurie ou de pyurie, il faut découvrir rapi-dement leur origine et leur cause.

Pyélo-néphrite de la grossesse : Avec l'aide actuelle des antiseptiques rénaux, du cathétérisme urétéral, voire de la néphrotomie, l'avortement dit thérapeutique ne doit plus être que très exceptionnellement pratiqué. On parviendra tout au moins à l'*accouchement prématuré.*

En cas de *rupture traumatique de l'urètre, c'est le bistouri qu'il faut prendre et non la sonde.*

Toute plaie de la vessie, opératoire ou non, doit être suturée immédiatement et drainée.

Une *anurie* doit être opérée *d'urgence avant le cinquième jour*.

La plupart des abcès périnéphrétiques sont de cause appendiculaire.

Intervenir sur un rein sans exploration urétérale préalable, c'est s'exposer à intervenir sur le rein sain ou parfois sur un rein unique.

CHAPITRE III

Matériel d'exploration nécessaire à l'examen d'un urinaire

a) Une boîte de sondes souples ;
b) Une boîte d'instruments métalliques.

a) La boîte d'instruments souples comprendra :

1° *Les explorateurs à boule olivaire* : instruments de choix pour l'exploration de l'urètre (fig. 2). Ils se composent d'une tige flexible portant, à ses deux extrémités, un renflement olivaire ou conique. La première fournit des sensations à l'aller et au retour ; la seconde, au retour seulement : elle ramène sur son talon des sécrétions urétrales, parfois utiles pour le diagnostic microscopique.

La boule, ne distendant qu'un endroit localisé de l'urètre, surmonte avec un ressaut une bride cicatricielle, qui passerait inaperçue avec une grosse bougie, prenant contact avec toute sa surface.

Ces boules, calibrées à la filière, vont du n° 7 (petites) au n° 24 ; il faut avoir les 8, 10, 12, 14, 16, 20 et 21 (calibre normal).

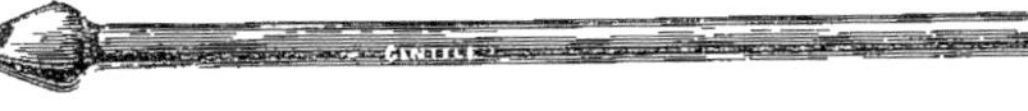

Fig. 2. — Sonde à boule olivaire.

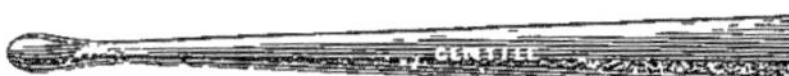

Fig. 3. — Bougie olivaire.

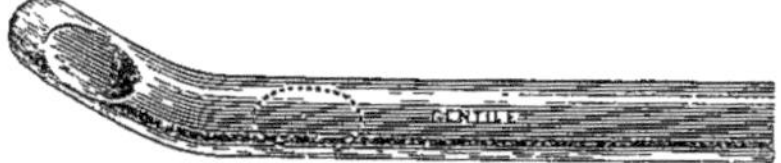

[Fig. 4. — Sonde à béquille.

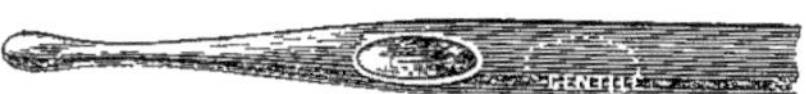

Fig. 5. — Sonde olivaire.

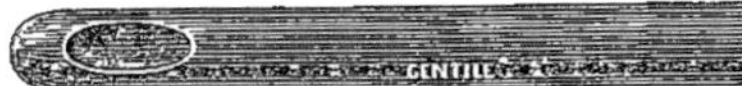

Fig. 6. — Sonde en caoutchouc.

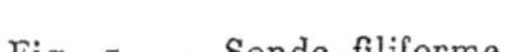

Fig. 7. — Sonde filiforme.

Fig. 8. — Filiforme armé d'un pas de vis.

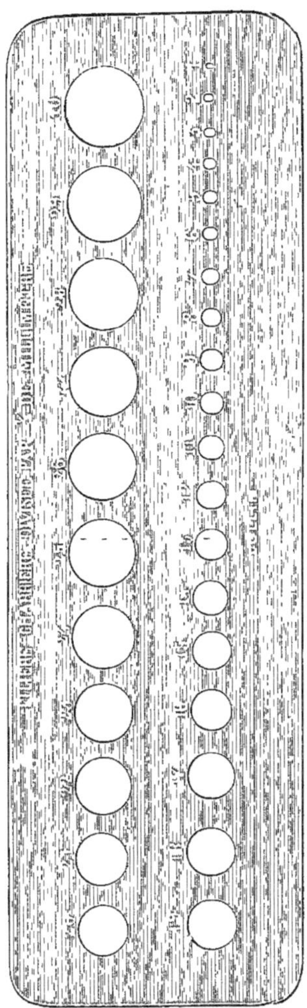

Fig. 9. — Filière Charrière.

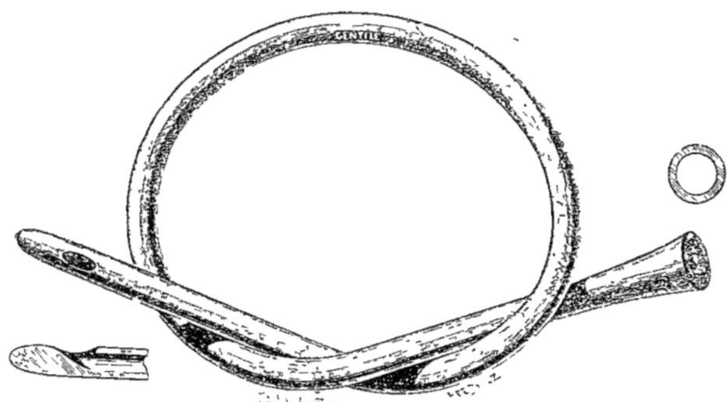

Fig. 10. — Sonde molle de Nélaton.

Pillet, *Urologie*, p. 16.

2° *Les instillateurs* sont des explorateurs à boule olivaire, percés dans toute leur longueur d'un fin canal (fig. 3).

3° *Les sondes semi-molles*, dites « sondes en gomme » (Lassere), ont réalisé un énorme progrès. Elles sont faites de soie tressée, recouverte d'un grand nombre de couches d'huile de lin lithargée. Jadis leur œil était ouvert d'un coup de tranchet ou avec une pointe de feu ; actuellement leur pourtour est tressé. Le pavillon évasé servant d'embout à la seringue a remplacé le bourrelet de cire rouge. Les sondes sont fabriquées sur un mandrin d'acier ; la tresse de soie, tissée sur ce mandrin à l'aide d'un métier spécial, est alors enduite d'huile lithargée ; tous les trois ou quatre jours, une nouvelle couche est appliquée et entre chaque application la sonde sèche dans une étuve à 70° ou 80°. Même enduit sur la face interne.

La forme de leur extrémité a une grande importance.

La coudure en « béquille » (fig. 4) est précieuse, car elle s'applique intimement à la paroi supérieure de l'urètre, vrai fil conducteur pour parvenir à la vessie ; elle aborde de son talon coudé l'obstacle de la paroi inférieure (relief prostatique) et le refoule ; à la béquille correspond, sur le pavillon, un losange doré, indiquant la position de la béquille disparue dans l'urètre ; avoir les n°ˢ 10, 12, 15, 17, avoir aussi quelques grosses sondes n°ˢ 23 et 25 en cas d'hématurie et d'aspiration des caillots.

L'extrémité renflée en boule olivaire facilite le cathétérisme d'un rétrécissement large (fig. 5) ; avoir les n°ˢ 10, 12, 15, 17.

Il faut posséder aussi quelques sondes à bout coupé, n°ˢ 16, 18 pour l'uretrotomie.

Les sondes de Nélaton (en caoutchouc rouge) (fig. 10) sont particulièrement inoffensives pour l'urètre : il faut en avoir quelques-unes, n⁰ˢ 14, 16, 18. Ce sont celles qu'on confiera de préférence au malade. Elles doivent, à cause de leur souplesse, être tenues au fur et à mesure du cathétérisme, très près du méat.

4° *Les bougies dilatatrices* sont composées de gomme ou de cire, dans une enveloppe de soie tressée.

5° *Les bougies filiformes* sont destinées à des rétrécissements très serrés. La forme de leur extrémité (en tire-bouchon, en baïonnette) est maintenue en les revêtant de collodion (fig. 7).

Elles sont dites non montées, si leur autre extrémité est libre ; montées, si elle est armée d'un pas de vis, extérieur ou intérieur, destiné à s'adapter à un Béniqué ou à un conducteur d'urétrotome (fig. 8).

Il existe, pour les bougies plus grosses, une série de numéros correspondant à la filière Charrière (fig. 9). Elles servent à la dilatation. On les utilise surtout des numéros 6 à 12, lequel correspond au plus petit numéro (24) des Béniqués, qu'on leur substitue. Plusieurs d'entre elles peuvent être à extrémités béquillées, pour commencer la dilatation chez les rétrécis prostatiques.

Employer l'étuve à trioxyméthylène « à froid », la stérilisation y est un peu plus longue, mais les sondes n'y sont pas détériorées.

Ces diverses sondes seront étagées sur les divers casiers de l'étuve à formol (fig. 21).

Une filière de Charrière (fig. 9), perforée d'une série de trous, servira à contrôler le calibre de toutes ces boules, sondes ou bougies, dont le numéro inscrit sur le pavillon ne tardera pas à s'effacer par l'usage.

b) La boîte d'instruments métalliques comprendra :

1° *Des mandrins* : tiges d'acier à introduire huilées

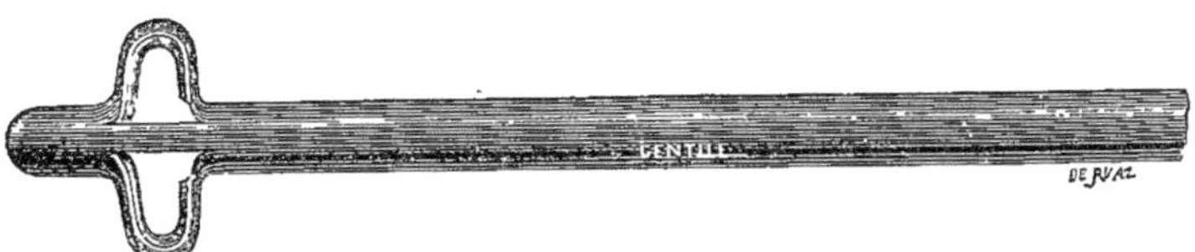

Fig. 11. — Sonde à demeure de Malecot.
(Introduction directe.)

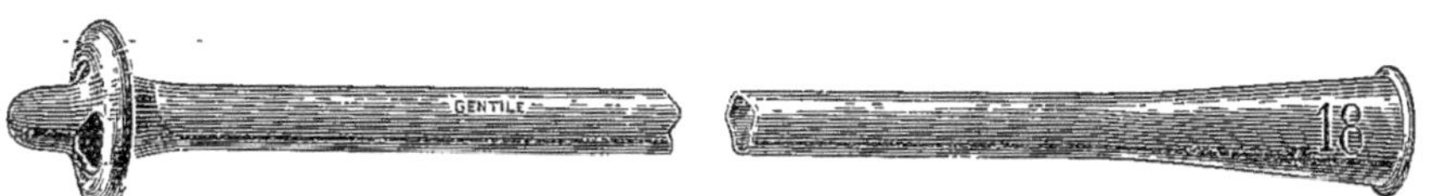

Fig. 12. — Sonde de Pezzer.

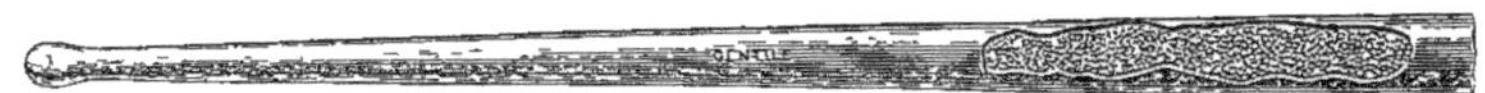

Fig. 13. — Bougie pleine, pour dilatation.

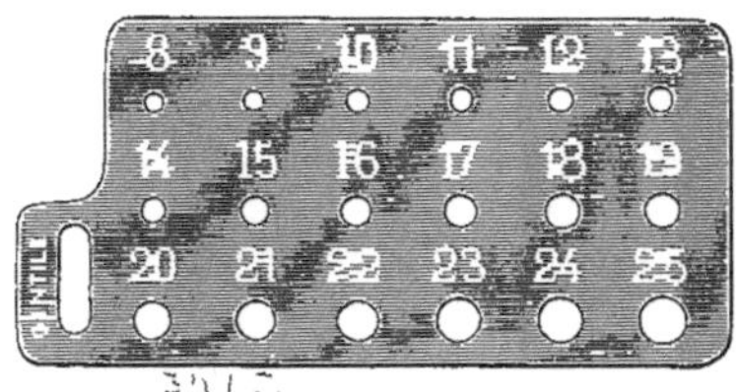

Fig. 14. — Filière urétérale de Pasteau.

Pille, *Urologie*, p. 18.

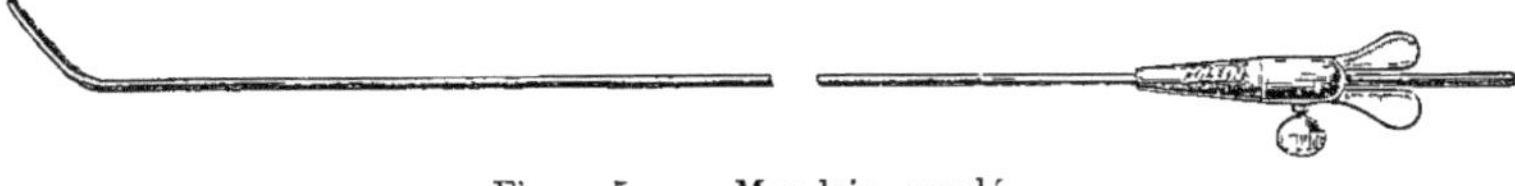

Fig. 15. — Mandrin coudé.

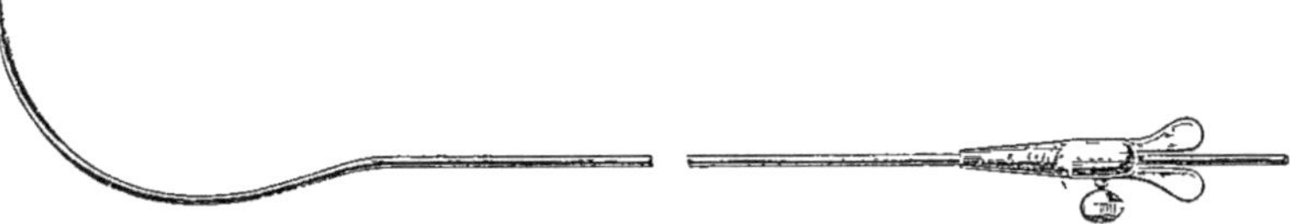

Fig. 16. — Mandrin courbé.

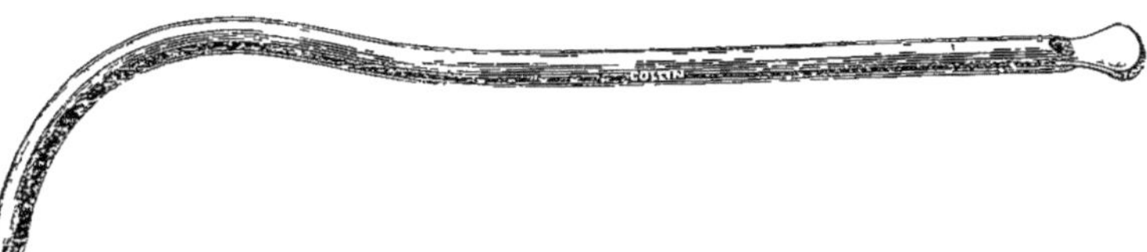

Fig. 17. — Béniqué.

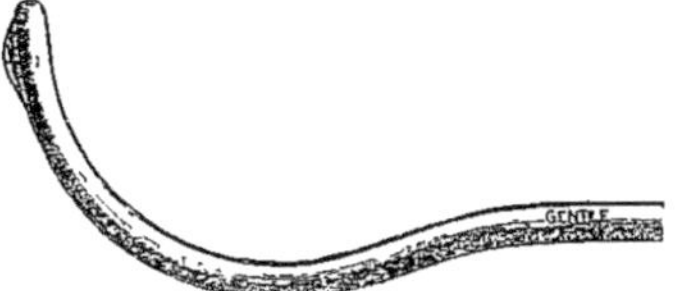

Fig. 18. — Béniqué tranchant.

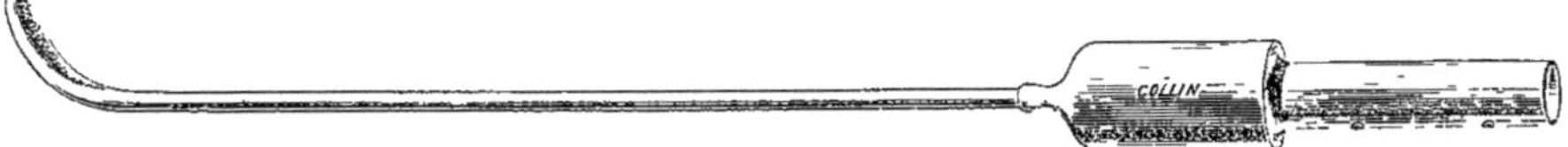

Fig. 19. — Explorateur métallique avec résonnateur.

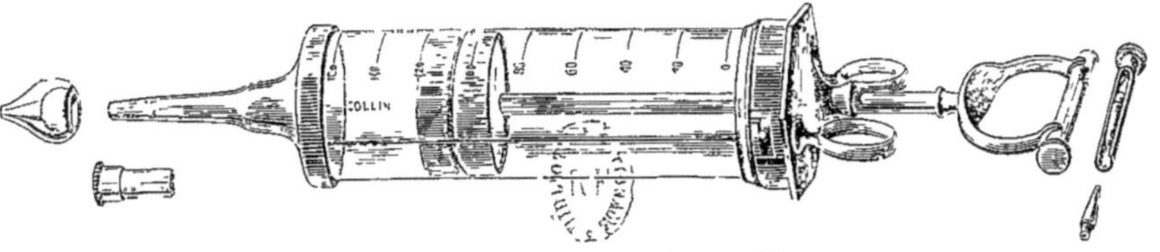

Fig. 20. — Seringue du professeur Guyon.

dans une sonde molle, à laquelle ils donnent leur forme.

Il en existe deux :

Coudé, dont l'extrémité formant un angle obtus ; peut servir à la manœuvre de « retrait progressif du mandrin ». (fig. 15).

Courbe, semblable à un Béniqué (fig. 16) ; plus souvent utilisé.

Ils ont pour but d'appliquer constamment le bec de la sonde sur la paroi supérieure de l'urètre, de courbure très exagérée chez le prostatique.

Les sondes montées sur mandrins donnent de vrais succès, là où toutes autres tentatives avaient échoué.

2° *Les bougies métalliques de Béniqué* forment une série allant du 24 au 60. On ne dépasse généralement pas le n° 55 (fig. 17).

3° *Des explorateurs métalliques* (pour calculs vésicaux), dont l'épaisseur de la tige et la longueur du bec augmentent avec le numéro ; il vaut mieux les prendre avec résonnateur, de 1 à 4 (fig. 19) : une graduation marquée sur la tige mesure avec précision la dimension d'une pierre.

c) *Des seringues :*

1° *Celle du professeur Guyon* avec piston de caoutchouc ou d'argent, et corps en verre de 160 grammes (fig. 20).

Deux anneaux permettent de les actionner facilement d'une seule main. *Leur piston doit être très doux.*

Les seringues d'ébonite sont toujours de mauvais instruments ; opaques, détériorées par l'ébullition, elles ne fonctionnent qu'à deux mains et parfois à vide.

Ces seringues seront munies d'embouts pointus (gros et fins, s'adaptant aux divers numéros des sondes) ou olivaires (permettant les lavages directs de l'urètre.)

D'une petite seringue à instillation (à piston d'argent)

pour ne pas être détériorée par les solutions concentrées de nitrate (fig. 25).

Les tubes de Pasteau (fig. 26) servant à huiler les sondes et Béniqués sont élégants et commodes. Nous les recommandons en nickel. Car, tenus avec la pince au-dessus du Bunsen, on y stérilise aisément l'huile ou la glycérine.

Les tubes doivent être assez larges pour admettre un cystoscope.

Des solutions stérilisées :

> De nitrate d'argent;
> D'oxycyanure de mercure;
> De permanganate de potassium.

Ces solutions mères seront au 1/100; 50 ou 100 centimètres cubes pris dans un verre gradué et versés dans un litre d'eau bouillie tiède fournissent des solutions à 1/2000, à 1/1000.

Elles sont diversement colorées et étiquetées, afin d'éviter toute confusion.

Ne pas verser au fond du bock de petits paquets de permanganate ou d'oxycyanure qui se dissolvent lentement et font à la fin du lavage des solutions trop concentrées et caustiques.

Enfin, on prendra une petite quantité de quelques solutions concentrées pour instillations :

> Stovaïne à 1/50.
> Nitrate à 1/100.
>
> Huile gaïacolée. { Gaïacol, 4 grammes.
> { Iodoforme, 1 gramme.
> { Huile d'olive stérilisée, 95 grammes.
>
> Huile gomenolée de 10 à 30 p. 100, à la fois anesthésique et antiseptique.

La vaseline graisse malaisément les sondes, bouche

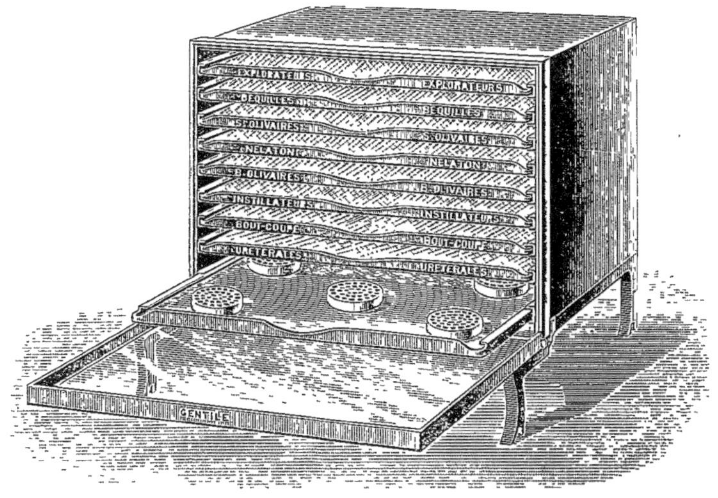

Fig. 21. — Étuve du professeur Albarran.

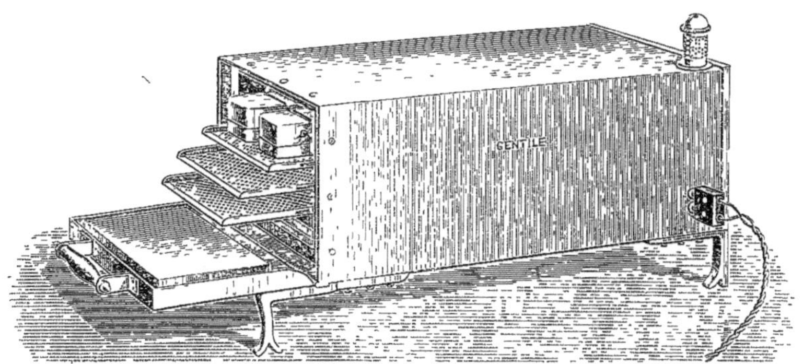

Fig. 22 — Étuve électrique du professeur Marion.

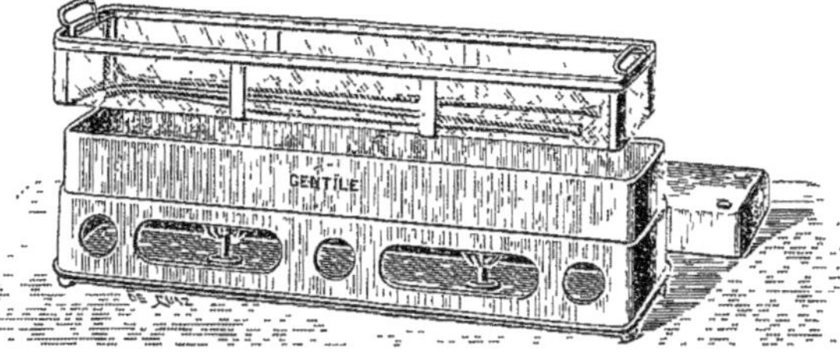

Fig. 23. — Petit bouilleur.

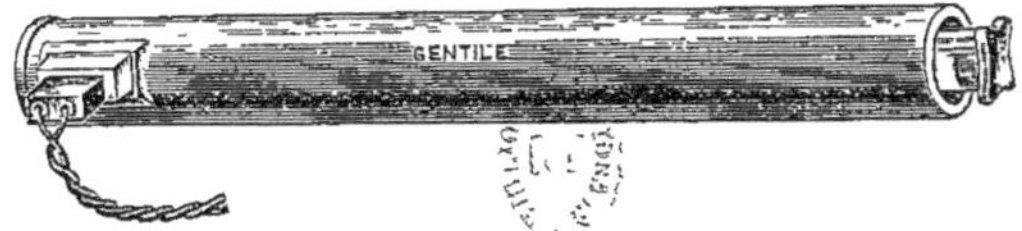

Fig. 24. — Étuve tubulaire du professeur Marion.

Pillet, *Urologie*, p. 20.

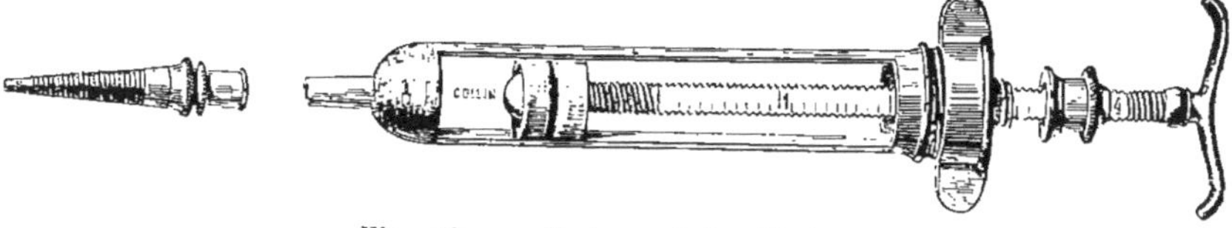

Fig. 25. — Seringue à instillation.

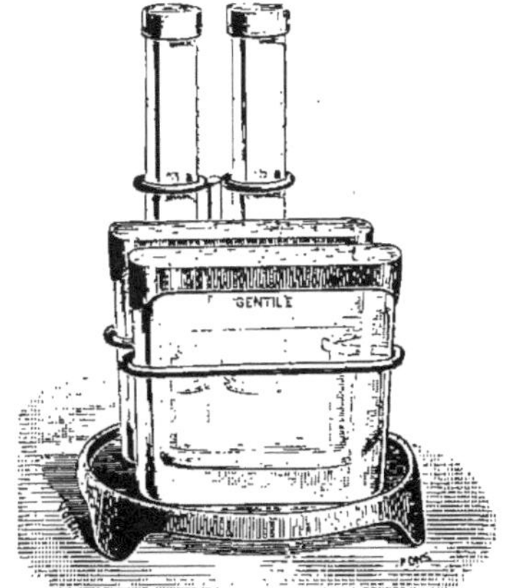

Fig. 26. — Tubes et vasquettes
de Pasteau.

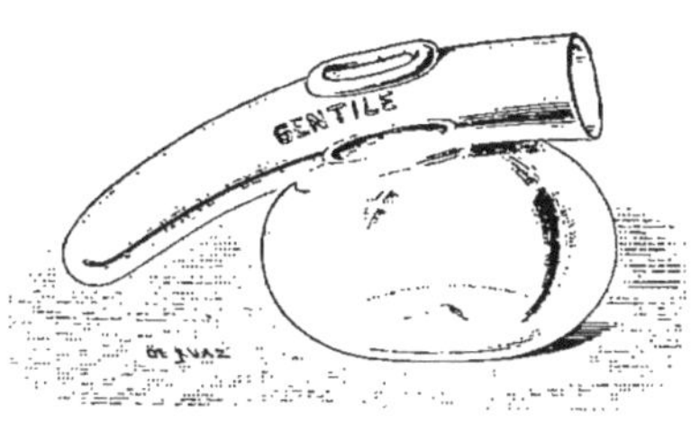

Fig. 27. — Urinal.

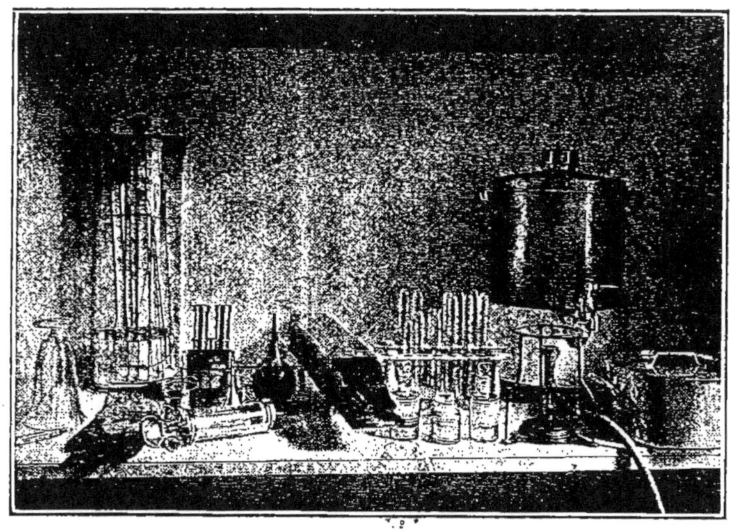

Fig. 28. — Nécessaire d'exploration.

leurs yeux ; tache les effets du malade, et s'enlève difficilement des gants après le toucher. Mieux vaut user d'une pâte au savon.

Doigtiers pour le toucher rectal.

Les gants de Chaput sont, une protection indispensable pour l'asepsie des mains, les urinaires étant souvent infectés.

Tampons bouillis. Verres coniques et gradués, fil de coton pour fixer les sondes.

Lavabo ou réserve d'eau bouillie.

La table de Pasteau est parfaite pour les examens variés d'urinaires.

Canule de Janet avec bock fixé sur une glissière.

Coussin dur et allongé; glissé sous le siège, il relèvera le bassin avant une exploration métallique ou un cathétérisme sur mandrin.

On possédera encore,

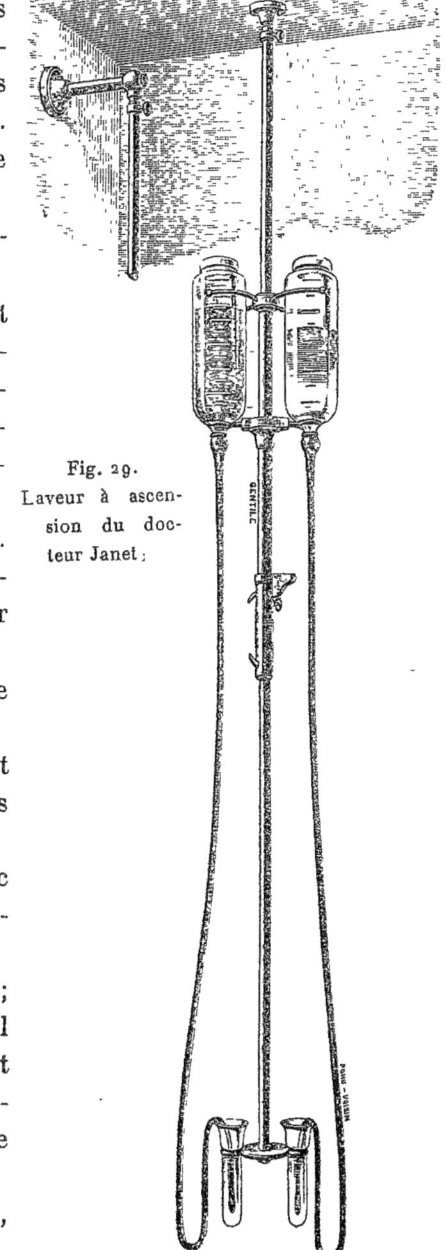

Fig. 29.
Laveur à ascension du docteur Janet.

pour les urinaires couchés, un urinal spécial (fig. 27) et un bocal gradué pour la mesure des urines des vingt-quatre heures. Celui-ci sera chaque fois rincé à l'eau bouillante; sinon, des fermentations rapides donneraient, en été, l'illusion d'urines purulentes (bocalite). Il sera recouvert d'un couvercle en argent, pour éviter son oxydation.

Il est indispensable d'avoir un microscope (recherche extemporanée de gonoc., etc.) avec lames, lamelles, bleu de méthylène, Gram, etc.

CHAPITRE IV

Stérilisations des mains, des instruments et du malade

L'asepsie absolue est la condition première de la sécurité dans la chirurgie urinaire; mais elle doit être complétée par l'antisepsie (M. Guyon).

α) Désinfection des mains. — La plupart des malades n'étant presque jamais infectés par l'air, mais par contage direct, on comprendra l'énorme importance d'une asepsie impeccable des mains, des instruments et du malade.

Les ongles représentant la partie de la main la plus difficile à désinfecter, leur taille mérite l'attention : assez courts et arrondis en leur milieu, ils doivent être très ras latéralement, ce qui fournit un dégagement facile aux poussières. L'usage répété du cure-ongle les décolle douloureusement. Il suffit de les emplir de savon par grattage et de les déterger doucement à la brosse. La rainure de chaque ongle sera ensuite ouverte, par pression du pouce, sous un filet d'eau. Il est plus sûr de porter les ongles ras. Les mains doivent être désinfectées l'une après l'autre avec du savon (qui mousse), de l'eau stérilisée chaude et une brosse bouillie. Les doigts seront frottés un à un dans leur longueur, sans oublier les espaces interdigitaux. La brosse fouillera, dans leur sens, tous les plis de flexion, passera sur les faces palmaires et dorsales. En frottant énergiquement, sur tout leur pourtour, les avant-bras avec la paume de la main opposée, on évitera un brossage pénible en cette région. Il faut insister sur le brossage du pouce et de l'index droits, toujours les plus actifs; alors que, tenant la brosse de la main droite, on a tendance à frotter longtemps les doigts gauches.

Le plus sûr, pour conserver des mains aseptiques, est de ne *jamais toucher de pus*. L'habitude de toujours porter des gants en caoutchouc avec manchettes (*gants de Chaput*) est donc excellente, pour garder des mains inoffensives pour les malades.

β) La désinfection du malade. — Elle comprend : un nettoyage sérieux du gland : complètement décalotté, il sera minutieusement nettoyé avec un tampon imbibé d'oxycyanure; puis, saisi, entre le médius et l'annulaire par le sillon balano-préputial, pendant que le pouce et l'index entr'ouvriront le méat, qui sera frotté énergiquement et lavé.

Il est de bonne pratique de laver à la seringue l'urètre antérieur, avant l'examen. Si les cathétérismes répétés apportent avec eux l'infection, c'est surtout parce qu'ils refoulent dans la vessie les microbes normalement contenus dans l'urètre antérieur.

C'est pour la même raison qu'il faut éviter de recueillir le premier jet, en cas de miction pour examen histologique.)

Stérilisation des instruments. — Toutes les sondes seront rangées sur divers étages d'une étuve à trioxyméthylène (fig. 21); elles y sont stériles après vingt-quatre heures de séjour.

Au moment de s'en servir, les essuyer avec un tampon

humide afin de les débarrasser des vapeurs de formol irritantes pour l'urètre.

Dès qu'elles ont servi, nous les soumettons à quelques minutes d'ébullition; elles sont ensuite placées dans une serviette où elles sèchent avant d'être replacées dans l'étuve.

Les instruments métalliques : Béniqués, explorateurs métalliques, etc., seront également bouillis de même que les tampons, gants, doigtiers, etc.

Toutes ces précautions de stérilisation doivent être prises avec rigueur chez tous les malades : ceux à urines limpides, pour ne pas les infecter; ceux à urines hématuriques (le milieu sanguin étant d'infection si facile); ceux à urines purulentes, pour ne pas provoquer d'accès de fièvre.

Les cystoscopes sont stérilisés dans l'étuve électrique à formol à 60°.

Le voisinage des glandes périurétrales, la disproportion entre le volume de la vessie et celui de son canal excréteur, les multiples logettes de la muqueuse vésicale, son abondant réseau lymphatique, constituent un terrain éminemment favorable à l'infection.

Il est donc capital de réaliser pour chaque cathétérisme une asepsie parfaite, et prudent aussi de *savoir établir un diagnotic avec un minimum d'exploration*; l'examen instrumental étant une faute toutes les fois qu'il est inutile.

CHAPITRE V

Aspect du malade

Dès l'arrivée du malade, un œil exercé peut découvrir des symptômes importants :

Y a-t-il du talonnement à la démarche? de l'inégalité pupillaire? C'est un tabétique.

Les *facies* : jaunâtre et pâle du cancéreux intoxiqué et saignant, inquiet du neurasthénique, angoissé du rétentionniste qui porte avec des plaintes les mains à l'hypogastre, font soupçonner leurs causes.

L'*âge* permet d'assez justes présomptions; une première blennorragie à dix-huit ans conduit au rétrécissement à vingt-cinq. Jeunes aussi, sont les tuberculeux. Des signes de prostatisme, à quarante-cinq ans, appartiennent à un « faux urinaire » tabétique. Le cancer est rare avant quarante-cinq à cinquante ans. Vers soixante ans, s'observent les prostatiques. Quant aux calculeux, ce sont des sujets d'âge moyen (calculs uriques), ou plus souvent des vieillards (calculs phosphatiques).

INTERROGATOIRE. — On ne peut éviter, sans mécontenter le malade, d'écouter « son histoire ». Parmi les détails pathogéniques fantaisistes, on dépistera vite le fait clinique important. Une série de questions précises lui sera posée, ne réclamant d'ailleurs qu'une observation grossière :

A-t-il pissé du sang ?

Combien de fois urine-t-il dans la journée ?

Remplit-il son vase la nuit ? (polyurie), et en combien de fois ?

Et non pas, a-t-il des urines troubles ? car il n'en peut juger. Bien des malades examinant leurs urines dans le fond d'un vase *et non par transparence dans un verre* les déclarent limpides, alors qu'elles sont troubles.

Prenons, par exemple, un rétréci : sa première blennorragie remonte à six ou sept ans ; suivie de goutte, elle a récidivé deux fois. Il se plaint maintenant d'être obligé de pousser pour uriner : sinon, son jet très diminué tombe presque verticalement sur ses bottines.

Un malade jeune, vierge de blennorragie, peut aussi avoir pissé du sang et maigri, soupçons de tuberculose.

Plus âgé, n'a-t-il pas rendu du sable rouge, adhérent au fond de son vase, ou de véritables graviers, accompagnés de violentes douleurs dans les reins ? Ou bien la marche provoque-t-elle des hématuries et des douleurs à l'hypogastre ? calculeux rénal ou vésical.

Les hématuries abondantes et spontanées, accompagnées de cachexie, chez un homme d'âge mûr, font penser à un cancer.

La fréquence et le retard nocturne des mictions appartiennent aux prostatiques. En ce cas, se sont-ils déjà sondés ? facteur important d'infection.

L'hématurie est, dans l'interrogatoire, un signe de valeur ; on peut croire le malade qui l'affirme, d'autant qu'elle le frappe vivement et le conduit vite à consulter.

La douleur varie, au contraire, avec la nervosité individuelle.

Étendons l'interrogatoire à l'état général ; s'il y a lieu de suspecter la *tuberculose*, on interrogera les *antécédents*. Personnels ; né à la campagne et nouveau venu dans une grande ville; otorrhée chronique pendant l'enfance, bronchites hivernales à répétition ; collatéraux héréditaires : parents morts de tuberculose pulmonaire.

La *syphilis* ne sera jamais oubliée et, après l'aveu d'un chancre, la découverte d'une cicatrice, on demandera le diagnostic porté par le médecin d'alors. Était-il mou ou dur? Est-il apparu quelques jours ou quelques semaines après le coït infectant? Le bubon du chancre induré suppure exceptionnellement, contrairement au second (on peut donc chercher une cicatrice dans l'aine). Le chancre induré est suivi d'accidents secondaires : roséole, céphalée nocturne, alopécie, plaques muqueuses. On comprend l'importance de ces investigations, la syphilis existant presque constamment dans les antécédents du tabes.

L'infection date souvent du *premier cathétérisme*, noter leur répétition. *Chez la femme*, noter les grossesses antérieures : pyélo-néphrites gravidiques, cystites *post partum* par sondages; affaiblissement de la sangle abdominale, cause du rein mobile, etc...

Traumatismes : rénaux, hypogastriques et urétéraux (interventions pelviennes).

Miction préalable. — On fera uriner le malade *dans un verre*, tranquillement, sans le regarder et en affectant pendant quelque temps de n'y plus penser, ou mieux, *en le laissant seul*. Sinon les malades émotifs n'urinent plus, ou du moins, vident incomplètement leur vessie, et il est impossible de mesurer exactement leur résidu.

Le malade, au moment de l'examen, ne doit plus ressentir de besoin.

Attitude préalable. — Le malade peut garder sa veste, il déboutonne son gilet et enlève son pantalon. Il est couché sur un lit dur et assez élevé; sa chemise, roulée sur elle-même, de dehors en dedans, jusqu'aux aisselles, afin de ne pas retomber à tout instant...

Les jambes seront légèrement fléchies et les talons rapprochés. Les mains, éloignées des régions aseptisées, en les croisant sous la tête.

On rassurera enfin le malade, en lui assurant qu'il n'aura pas à souffrir.

INSPECTIONS DES RÉGIONS DÉCOUVERTES. — Un prépuce long et froncé en avant du gland peut indiquer un phimosis. Le prépuce rabattu, on examine la surface du gland, son sillon balano-préputial, sur lesquels peuvent exister un chancre ou sa cicatrice.

L'examen du méat révèle une atrésie, un abouchement sur la partie supérieure (épispade) ou plus souvent inférieure (hypospade) du gland. L'hypospade, avec son large méat, est voué à la blennorragie ; en l'entr'ouvrant, on peut apercevoir et cathétériser avec une pointe de galvano, un fin diverticule para-urétral, cause parfois d'une goutte interminable.

Une tumeur, une fistule des bourses ou du périnée seront d'importantes découvertes.

Combien de malades nous ont été adressés pour fréquence des mictions, avec troubles digestifs, chez lesquels le palper abdominal faisait découvrir une vessie remontant à l'ombilic.

Donc, chez un urinaire, ne jamais oublier de rechercher à l'hypogastre le globe vésical de rétention chronique.

De même, une voussure sous-costale peut révéler une

grosse tumeur du rein, chez un malade consultant pour une première hématurie.

Une cicatrice de bubon, de gomme prétibiale, d'adénite bacillaire sont d'importants indices.

Donc, ne pas omettre de déshabiller et d'examiner complètement son malade.

Aspect des urines. — Les urines de malades médicaux offrent des colorations diverses dont nous parlerons ultérieurement. Ne parlons actuellement que celles des urinaires.

Certains apportent dans leur poche une bouteille d'urines. Souvent troublées par le refroidissement et l'ancienneté, c'est-à-dire, plus ou moins fermentées; elles sont inutilisables, à moins d'apparaître franchement hématuriques.

Le malade, laissé seul, urinera donc dans un verre à expérience dont le fond pointu permet un décantage facile.

Les urines se présentent sous trois aspects différents : limpides, troubles ou sanglantes :

A. Urines limpides. — La coloration plus ou moins pâle ou ambrée est déjà une indication pronostic. La quantité de chromogène (variable évidemment avec l'alimentation) indique grossièrement la proportion de matières extractives ; d'où l'aspect pâle et terne des « urines rénales » des brightiques, par exemple.

Les femmes émotives, au moment de l'examen n'éliminent que de l'eau.

Souvent dans des urines claires se soulèvent et tournoient des « filaments » minces, blanchâtres, longs d'un à deux centimètres, affirmant (contre l'assertion du malade une gonococcie ancienne. Ils ne seront pas con-

fondus avec les débris muqueux qui flottent dans les
urines troubles des pyélo-néphrites.

B. Urines troubles. — En ce cas, deux causes d'erreurs
grossières, d'ordre chimique, sont à éliminer :

1° Urines briquetées, épaisses et franchement troubles,
généralement apportées avec inquiétude par le malade
dans une bouteille. Il s'agit d'un excès d'*urates*, précipitant par refroidissement; il suffit de chauffer ces urines
pour voir réapparaître leur limpidité ;

2° Urines troubles et jaunâtres, ayant absolument
l'aspect du pus ; même prévenu, l'erreur est facile à com-
mettre. Acidifier les urines avec quelques gouttes d'acide
acétique et chauffer ; le trouble disparaît ; il s'agissait de
phosphates.

Les urines sont « louches » ou franchement purulentes,
suivant que l'infection est légère ou grave : dans la première catégorie se rangent bon nombre de calculeux, etc.,
dans la seconde les grandes pyuries rénales : pyonéphroses, etc.

C. Urines sanglantes. — L'hématurie des urinaires contient généralement assez de sang, pour qu'il soit inutile
d'en vérifier la présence par les procédés chimiques ou
microscopiques. Le malade consulte :

1° Dans l'intervalle de ses hématuries : le diagnostic
sera établi, grâce à l'interrogatoire avec ou sans exploration.

Pendant l'hématurie ; surtout si elle est abondante, et
que l'on ait quelque raison de supposer qu'elle est d'origine prostato-vésicale, il vaut mieux s'abstenir de toute
exploration au cabinet. Sonder chez soi un prostatique ou
un cancéreux qui saigne, c'est risquer pour la soirée une

hématurie formidable avec rétention par caillots vésicaux, etc.

Au contraire, si l'hématurie paraît de cause rénale, il
est important qu'elle soit adressée à ce moment au spécialiste, auquel le cystoscope indiquera le rein qui saigne.

Pyurique ou hématurique : Le malade doit être soumis
à l'épreuve des trois verres, qui contrôle les renseignements de l'interrogatoire et fournit souvent des indications sur le siège de la lésion.

Le malade commence à uriner dans le premier verre,
continue dans le deuxième et termine dans le troisième.

La coloration du premier jet est d'origine urétro-
prostatique ; celle du dernier d'origine vésicale (le sang
ou le pus colorant d'autant plus l'urine qu'il y en a moins
dans la vessie).

Si toute la miction est également colorée, l'origine
est rénale ; sang ou pus et urines étant mêlés à leur
source.

Donc :

Hématurie ou Pyurie.
{ Initiales, sont urétro-prostatiques.
{ Terminales, sont vésicales.
{ Totales, sont rénales.

Exception doit être faite pour les hématuries et pyuries
rénales abondantes, qui décantent dans la vessie et
paraissent terminales.

Cystoscopie, cathétérisme urétéral, radiographie, con-
trôleront ces données cliniques.

CHAPITRE VI

Conditions
de l'exploration instrumentale
Asepsie, douceur et méthode

L'exploration ne doit pas (à moins d'absolue nécessité) *s'effectuer à travers une zone infectée.* Pas d'exploration de l'urètre postérieur ou de la vessie à travers une urétrite gonococcique. Que d'orchites, de prostatites ou de cystites aiguës, provoquées par un sondage contre-indiqué ou un lavage refoulant.

Toute exploration doit être pratiquée avec une indication précise et effectuée avec un minimum de manœuvres : Une vessie distendue, par exemple, ne doit être évacuée qu'après avoir été palpée à l'hypogastre et que la prostate hypertrophiée aura été décelée par le toucher. Ce cathétérisme même pourrait être évité, si une cystostomie était rapidement réalisable. Une rétention aiguë ne sera sondée qu'après toucher rectal; car, en cas d'abcès prostatique, il faut sonder d'emblée avec une Nélaton molle, et, en cas de rétrécissement, avec une filiforme.

Cette règle de conduite s'étend à des recherches de plus longue durée (analyse, R. X...). Exemple : une jeune femme se plaint de cystite subaiguë : l'interrogatoire

révèle des antécédents bacillaires, de l'amaigrissement ;
avant de pratiquer des cathétérismes avec lavages,
demander l'inoculation des urines. Si elle est positive, ce
sont des instillations qu'il faut faire et non des lavages
douloureux et intempestifs.

Cette exploration doit comporter le minimum de
manœuvres. Exemple : un vieillard consulte pour douleurs et hématuries. Est-ce un calcul ou une tumeur de
vessie ? L'explorateur métallique (que beaucoup de praticiens possèdent) est le meilleur instrument pour explorer
une pierre, mais il est dangereux à promener sur une
tumeur prête à fournir une hématurie abondante. On
demandera donc d'emblée une cystoscopie.

Le spécialiste s'astreint d'ailleurs lui-même à ce principe de douceur et de précision dans ses explorations
urétérales, qui, *hors de nécessité*, sont malgré tout un peu
douloureuses et risquent de provoquer un mouvement
fébril chez les tarés.

a) Anesthésie locale : La douceur d'un chirurgien
réside plus dans sa connaissance des causes provocatrices
de la douleur que dans l'usage des anesthésiques.

La muqueuse urinaire n'absorbe pas ; ulcérée, elle
peut absorber trop.

Urètre. — Instiller 5 à 10 centimètres cubes de stovaïne
à 1/50 et fermer le méat, pendant quelques instants,
anesthésier ainsi successivement l'urètre antérieur, puis
postérieur (de beaucoup le plus sensible).

Vessie. — Elle reste peu sensible au contact, même en
cas de cystite. La sonde doit être fortement appuyée sur
sa paroi postérieure pour être sentie, il en est de même
de la traction qui peut être exercée sur le col par le lithotriteur. Au contraire, la vessie est extraordinairement
sensible à la moindre tentative d'accroissement de sa

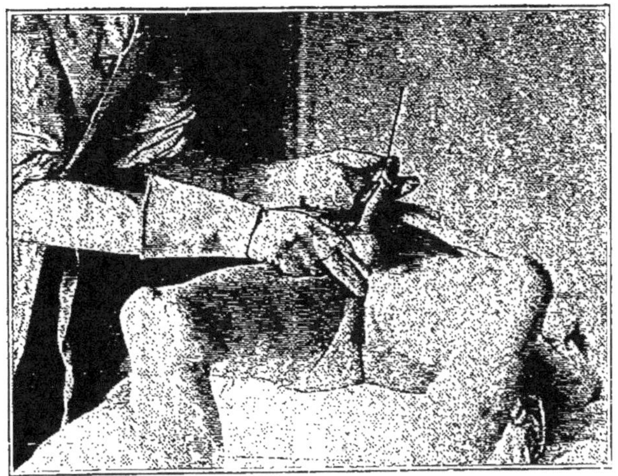

Fig. 3o. — Exploration de l'urètre à la boule olivaire.
Deux doigts périnéaux vérifient sa position par le palper.

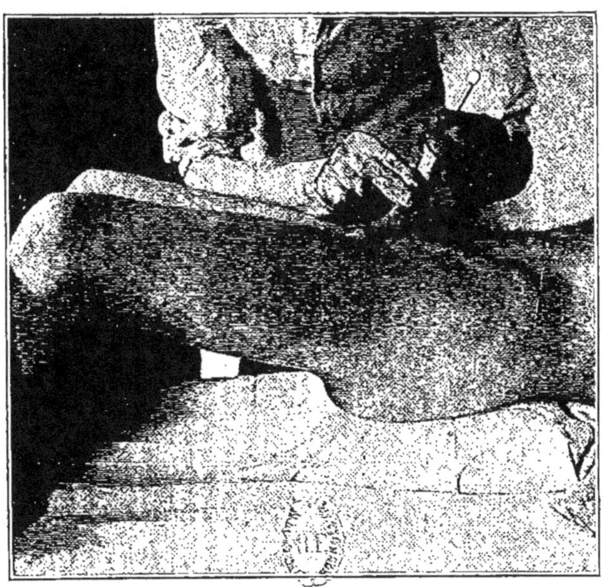

Fig. 31. — Palper de l'urètre sur Béniqué.
La main gauche tend la verge, la droite cherche les indurations de la périurétrite.

Pillot, *Urologie*, p. 34.

capacité, c'est-à-dire de distension. Cette sensibilité ne disparaît qu'avec une narcose profonde.

Prescrire : soit un lavement avec 1 gramme d'antipyrine et vingt gouttes de laudanum ; soit une piqûre de morphine ; soit, en cas d'hyperesthésie pathologique ou d'exploration instrumentale prolongée, une *rachistovaïnisation* (o,o5 centigrammes).

b) L'anesthésie générale : Ne sera que très exceptionnellement indiquée.

1ᵉʳ Temps. — Exploration de l'urètre.

Désinfection du gland et de l'urètre antérieur. — Saisir le gland de la main gauche, en maintenant son prépuce décalotté entre le quatrième et le cinquième doigt, pendant que le pouce et l'index entre-bâillent le méat. Celui-ci est énergiquement frotté et arrosé avec un tampon imbibé d'oxycyanure à 1 p. 100. Lavage urétral à méat ouvert avec la seringue montée d'une olive de caoutchouc. Cette détertion est très importante, l'urètre antérieur présentant normalement une flore microbienne abondante. C'est la cause fatale et rapide (quelle que soit l'asepsie réalisée) de l'infection vésicale après des cathétérismes répétés.

1° *Exploration de l'urètre à la boule olivaire* (fig. 3o). — L'urètre doit être exploré avant d'être sondé : la boule explore l'urètre ; la sonde explore la vessie.

Le mépris de ce principe expose à méconnaître la nature exacte de l'obstacle qui arrête la sonde (dont l'extrémité n'est pas aussi facilement sentie que la boule par le palper extérieur). Rétrécissement, cul-de-sac du bulbe, spasme, fosse prostatique ?

Il existe deux variétés de boule : olivaire ou conique.

En surmontant un obstacle, la première renseigne à l'aller et au retour ; la seconde seulement au retour, en butant de son talon.

Une boule n° 21 représente le calibre normal de l'urètre.

Après avoir franchi le méat, point normalement le plus serré, elle chemine doucement et lentement dans l'urètre antérieur ; une résistance légère, accompagnée d'une douleur constante, annonce son engagement dans le sphincter ; elle continue à frottement la traversée de l'urètre membraneux et prostatique. Une brusque sensation de liberté complète annonce son entrée dans la vessie.

La tige de l'explorateur est tenue entre le pouce et l'index droits, qui analysent leurs sensations, pendant que les doigts de l'autre main suivent la boule, le long de la verge, du scrotum, puis du périnée en vérifiant successivement sa position. L'exploration à la boule olivaire réalise donc un *véritable toucher intra-urétral, combiné au palper.*

Une boule sentie par le palper périnéal est encore dans l'urètre antérieur ; lorsqu'elle n'est plus sentie que par le toucher-rectal, elle est dans l'urètre-postérieur.

La boule est l'instrument de choix, pour l'urètre antérieur ; pour l'urètre postérieur, sa tige doit être recourbée afin de ne pas buter sur les obstacles de la paroi inférieure : cul-de-sac du bulbe, fosse prostatique...

Certains explorateurs sont munis sur leur tige d'une graduation en centimètres ; ce n'est pas au nombre de centimètres disparus dans l'urètre (de longueur variable chez chaque individu) que l'on peut juger de la position urétrale de la boule ; elle doit être contrôlée par le palper.

2° *Palper sur bougie* (fig. 31). — Un Béniqué étant introduit dans l'urètre, on palpe sur son axe fixe les nodosités ou indurations periurétrales. Cette exploration est particulièrement futile en cas d'urétrite tuberculeuse et surtout chronique, à trajets fistuleux, d'induration des corps caverneux, etc.

3° L'examen histologique de la miction après massage de l'urètre sur Béniqué. Pour l'urètre antérieur, massage puis récolte du premier jet. Pour l'urètre postérieur, massage de la prostate, puis récolte après lavage de l'urètre antérieur à méat ouvert.

4° *L'urétroscopie* constitue une exploration trop spéciale pour intéresser les Praticiens. Ses indications sont la persistance d'un écoulement purulent ou sanglant par l'urètre ou des douleurs localisées dans l'urètre.

Les deux urétroscopes les plus usités sont l'urétroscope de Goldschmit, permettant d'examiner l'urètre distendu par un courant d'eau, et le tube urétroscopique direct, avec lequel se pratiquent de petites interventions telles que cautérisations à l'anse galvanique, extraction de corps étrangers.

L'urétroscopie permet de découvrir et de traiter en particulier les *polypes de l'urètre*.

2° Temps. — Exploration de la vessie.

Palpation : 1° *Simple.* — Le malade, étendu sur le dos, étant en résolution complète, la main qui palpe l'hypogastre découvre un globe vésical dont le bord cubital limite le sommet (comme celui d'un utérus). Ce signe peut révéler une distension vésicale ignorée, c'est-à-dire *un état sérieux*.

2° *Palpation combinée aux touchers vaginal ou rectal.*

— Pratiquée sur la vessie vide, elle peut révéler un épaississement de sa paroi inférieure (tumeur infiltrée), ou un calcul (en particulier chez l'enfant). Sur la vessie pleine, elle permet d'apprécier la quantité d'urines qu'elle retient. Une quantité notable d'urines résiduelles peuvent échapper à la palpation et à la percussion dans une vessie flasque sous une paroi épaisse; elle est appréciée par le palper combiné au toucher sans qu'un sondage soit indispensable.

Percussion. — Elle n'est utile qu'en cas de globe de distension. Elle présente, comme pour le foie et la rate, une zone centrale de matité absolue et une zone périphérique de matité relative, produite par l'interposition des anses grêles. La vessie est donc plus grosse qu'elle ne le paraît.

Cathétérisme. — Passage d'une *sonde* dont le calibre et la forme (bout olivaire ou béquille) ont été indiqués par la boule qui a décélé un rétrécissement ou une prostate hypertrophiée.

Le résidu est la quantité d'urines stagnantes (inconsciemment) dans la vessie après la miction. Il révèle la présence d'un bas-fond dû presque toujours à un obstacle urétral : Rétrécissement ou hypertrophie prostatique), bien plus rarement une insuffisance du muscle vésical (tabes, neurasthénie, etc...)

Ces urines résiduelles seront recueillies dans un verre gradué, stérilisé. Un jet sans force, faisant croire à un résidu minime, coule parfois longuement et atteint dans une vessie flasque (prostatique) une quantité insoupçonnée.

Un résidu devient notable à partir de 3o grammes. On le voit atteindre 1oo, 15o grammes et plus encore, encore faut-il tenir compte de l'émotivité du sujet pour l'évacuation spontanée complète. Le résidu étant abondant, on examinera si les dernières gouttes, tombant dans le verre, ne sont pas troubles. Sa quantité sera notée et surtout sa qualité (clair ou purulent).

Retenir en passant que les dernières gouttes mélangées d'air sont projetées brusquement au dehors ; on peut être sûr, alors, que la vessie a expurgé tout son contenu. La pression sur l'hypogastre confirme l'évacuation complète. Un doigt obture le pavillon de la sonde, qui est retirée de l'urètre ; on lâche alors les dernières gouttes contenues dans son intérieur, parfois composées de sang ou de pus presque purs : Ce décantage de la vessie pourra être conservé pour l'examen microscopique.

SIGNIFICATION DU RÉSIDU : *Connaître la quantité et la qualité du résidu, c'est connaître le pronostic d'un urinaire.* — Le résidu indique, en effet, que la vessie commence à ne plus s'évacuer complètement ; très vite à l'insu du malade, elle pourra prendre un volume considérable et la distention gagnera insensiblement les uretères et les reins, d'où contre-pression, compromettant gravement la sécrétion rénale.

Le distendu est désormais voué à deux complications graves : *l'intoxication et l'infection.*

D'où la nécessité de dépister la rétention chronique à son début, alors qu'une intervention chirurgicale est encore réalisable dans de bonnes conditions. Elle constitue la principale indication de la prostatectomie, de l'urétrotomie ; commande l'urgence si les urines sont purulentes.

M. Guyon, dans son service, posait presque à chaque lit d'homme la question suivante : A-t-il du résidu ? et combien ?... les bons élèves savaient par cœur le chiffre de résidu de tous leurs malades !

L'anecdote fera retenir ce principe : *Le résidu fixe le*

pronostic d'un urinaire. Tous ces *malades ne se plaignent que de leur vessie, nous ne devons penser qu'à leurs reins.*

Prendre la *capacité vésicale,* c'est apprécier la quantité de liquide qu'il faut injecter dans la vessie pour provoquer le besoin d'uriner.

Elle doit être prise avec précaution, afin d'être exacte et

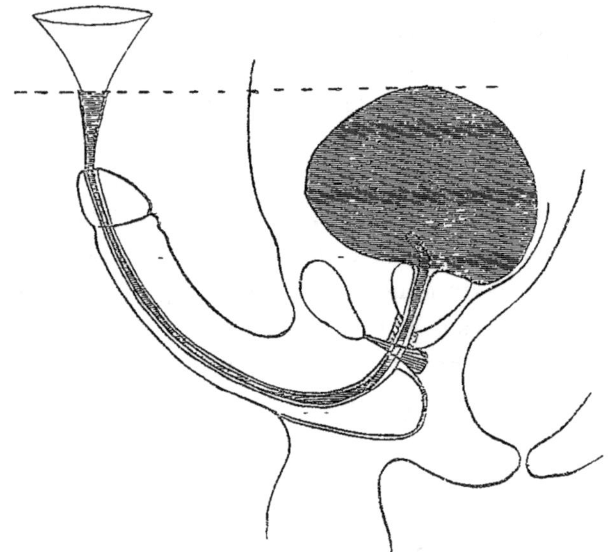

Fig. 32. — Prise de la capacité de la vessie.

de ne pas réveiller, à faux, la contraction vésicale. L'eau boriquée doit être tiède, l'injection lente. Voici comment on devra procéder : la sonde étant dans la vessie, on relève son extrémite inférieure, de manière à la tenir verticale, et l'on injecte goutte à goutte du liquide, qui disparaît au fur et à mesure, jusqu'au moment où la sonde débordant, le malade ressent le besoin d'uriner. La coup de piston, si léger soit-il, risque d'éveiller trop tôt la vessie ; aussi, à titre de démonstration pour les élèves, ou en cas de

vessie sensible chez les nerveux, peut-on conseiller
d'adapter au pavillon un petit entonnoir que l'on remplit
à mesure que disparaît le liquide, jusqu'au moment où
son niveau affleure, montant et descendant avec les mouvements respiratoires. On renverse alors la sonde dans
un verre gradué et la capacité est exactement connue.

On peut avoir la surprise de constater que la quantité
de liquide injecté est moindre que celle du résidu. C'est
que le liquide trop froid, trop chaud, ou poussé d'un coup
de piston un peu vif, a réveillé trop tôt la contraction
vésicale.

3oo grammes représentent la capacité moyenne d'une
vessie saine. Cette capacité vésicale est diminuée dans les
cystites, où l'inflammation pariétale provoque une rapide
contraction, qui la fait tomber à 8o, 6o grammes, devenir
presque nulle. Inversement, elle est très augmentée chez
les neurasthéniques et les tabétiques surtout, où, grâce à
l'insensibilité médullaire, 5oo grammes et plus peuvent
être injectés à la seringue, menaçant de rompre le vessie
sans l'éveiller.

*Retentissement de la tension abdominale sur la capacité
vésicale.* — Fonction surtout de la sensibilité de la vessie,
la capacité subit de nombreuses variations d'ordre pathologique ou physiologique. Nous ne parlerons que de ces
dernières et seulement de leurs causes extrinsèques ;
négligeant les compressions directes qu'exercent sur la
vessie toutes les tumeurs abdominales, nous examinerons
les effets de la *tension et de la déplétion abdominale sur
sa capacité.* Un fait clinique nous a souvent frappé, c'est
*la différence entre les capacités apparente, et réelle, de la
vessie chez les obèses* : chez un homme, en position horizontale, ne poussant pas et respirant superficiellement,
3oo grammes environ peuvent être injectés dans la vessie,

jusqu'à ce que le niveau du liquide affleure le pavillon relevé de la sonde. Prend-on dans les mêmes conditions la capacité chez un de ces obèses à ventre tendu et globuleux, on constate avec surprise que bien qu'une certaine quantité d'urines résiduelles se soit écoulée à l'entrée de la sonde, le moindre coup de piston est immédiatement regurgité. Devant une vessie aussi intolérante, on serait tenté de penser tout d'abord à de la cystite ; il n'en est rien, car on peut, d'autorité (ce qu'il ne faut faire en aucune autre circonstance), injecter dans cette vessie 100, 150 grammes et davantage, sans que le malade éprouve de douleur.

Tel est le fait clinique ; quelle en est l'explication ? Ce ne peut être évidemment que la pression exercée sur la vessie par le poids des viscères (graisse de la paroi, de l'épiploon, etc.) ou *la tension abdominale qui, chez ces malades, entrave tout palper, aussi bien vésical que rénal.*

Un autre fait corrobore le précédent : Si l'on évacue prudemment et doucement, à l'aide d'une petite sonde, une de ces énormes vessies de rétentionnistes (rétrécis ou prostatiques), on observe alors que le globe vésical occupe encore une large place dans l'abdomen qu'il distend, c'est-à-dire au début, que *l'inspiration exerce son action sur la pression du jet qu'elle renforce, tandis que l'expiration la diminue.* Dès que la vessie est en partie évacuée, c'est-à-dire qu'elle ne se trouve plus « à plein » dans l'abdomen, cette action de la respiration sur la pression du jet disparaît, la tension abdominale n'existant plus.

Toute observation clinique fournit généralement sa preuve et sa contre-épreuve. Nous venons de voir l'effet de la tension abdominale sur la réduction de la capacité vésicale ; voyons l'action de la déplétion abdominale sur son accroissement ; facile à déduire de la diminution de

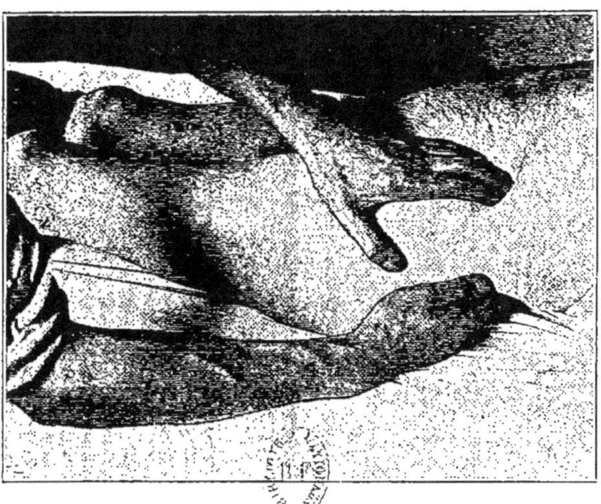

Fig. 33. — Palper du rein, dans le décubitus dorsal.

La résolution musculaire doit être complète. Les membres inférieurs ne sont pas fléchis, ce qui provoque la contraction des muscles de l'abdomen ; mais étendus, et au repos. La main antérieure progresse à chaque expiration. « Palper en mesure. »

pression du jet pendant l'expiration (temps de relâchement du diaphragme), elle est mise en évidence par l'accroissement fourni par l'examen vésical en position de Trendelenbourg (au moins dans les cas physiologiques) et en particulier par *l'aspiration de l'air atmosphérique qui, dans cette position, déplisse la cavité vésicale* et permet le cathétérisme des uretères, à sec, avec un simple tube endoscopique.

Pendant que la vessie s'évacue, on étudie sa *tonicité musculaire*. Le pavillon étant maintenu en position élevée, le jet est-il projeté en une trajectoire horizontale et longue? la musculature est énergique; abaissé, tombe-t-il verticalement par la pesanteur? elle est nulle.

L'adaptation de la sonde à un manomètre apprécie mathématiquement cette tonicité. Son étude est intéressante chez les neurasthéniques.

Le besoin d'uriner correspond à une colonne d'eau de 15 à 25 centimètres (Genouville). Les contractions vésicales peuvent atteindre une pression de 1 m. 50 (ainsi s'explique le reflux possible dans les uretères, en cas de cystite douloureuse, et l'on sait combien, dans ces cas, les reins sont forcés et infectés rapidement. La pression transmise par les muscles de l'abdomen atteint à peine 50 centimètres. Même disproportion entre la poussée utérine et celle de la paroi abdominale, dans l'accouchement.

Il est encore un procédé de choix : c'est *l'exploration au cathéter métallique*. Elle est indiquée dans deux cas :

Recherche d'un calcul;

Appréciation du relief intravésical d'une hypertrophie prostatique. (Voir ces deux chapitres.)

3ᵉ Temps. — Exploration des reins.

Le palper du rein constitue la recherche clinique fonda- *mentale.* — Un palper délicat ne s'acquiert que par une longue pratique ; il doit apprécier les légères hyper- trophies congestives, succédant à une colique néphrétique, à une poussée de néphrite aiguë, à une pointe de néphrop- tose ; déceler une bosselure de la face antérieure. On com- prend l'importance de cette découverte, lorsqu'elle s'ajoute à des troubles fonctionnels seulemeut vagues. Bien des tumeurs du pôle supérieur des reins (gauche surtout) à évolution thoracique restent longtemps impalpables.

Pour la recherche de ces finesses cliniques, il peut être nécessaire de varier *les positions d'examen : horizontale, latérale, assise et mieux verticale.* Le palper bi-manuel est le seul employé.

Quelle que soit la position adoptée, il est indispensable d'obtenir une détente musculaire complète : un coussin allongé passe sous les genoux et les fléchit légèrement. On occupe l'attention du malade en le faisant respirer profondément et lentement, en insistant sur l'expiration : « chassez l'air ». Une purgation aura évacué, si besoin, l'"intestin, un léger météorisme étant une gêne consi- dérable.

Il est enfin des enfants, des obèses ou des nerveuses en défense musculaire permanente, chez lesquels quelques minutes d'anesthésie peuvent être nécessaires.

Dans le *décubitus dorsal* (fig. 33), pour le rein droit, le chirurgien glisse la main gauche en arrière de l'hypocondre droit et enfonce ses doigts dans l'angle formé par la der- nière côte et le bord externe de la masse sacro-lombaire ; pour « agir dans l'aire du triangle costo-vertébral », placer

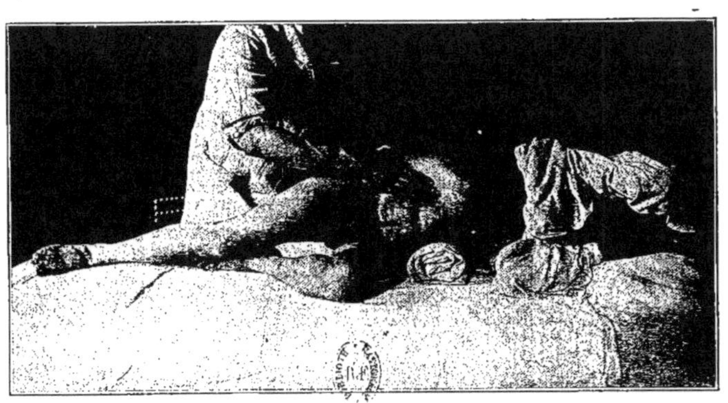

Fig. 34. — Palper du rein dans le décubitus latéral.

La cuisse est fléchie à angle droit ; la tête est soutenue par les mains ; grâce à ces deux points d'appui fixes, le tronc est immobilisé ; les contractions des muscles de l'abdomen sont évitées.

Cette position, si importante au point de vue opératoire, est maintenue immuable par notre Support mécanique du rein (chez Guyot).

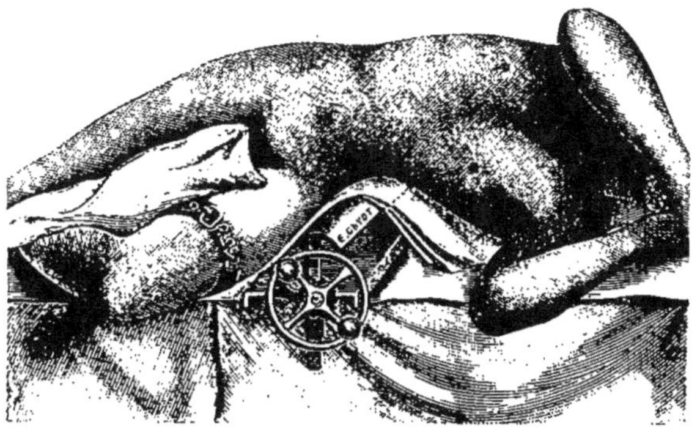

Fig. 35. — Support opératoire pour le rein, du docteur Pillet.

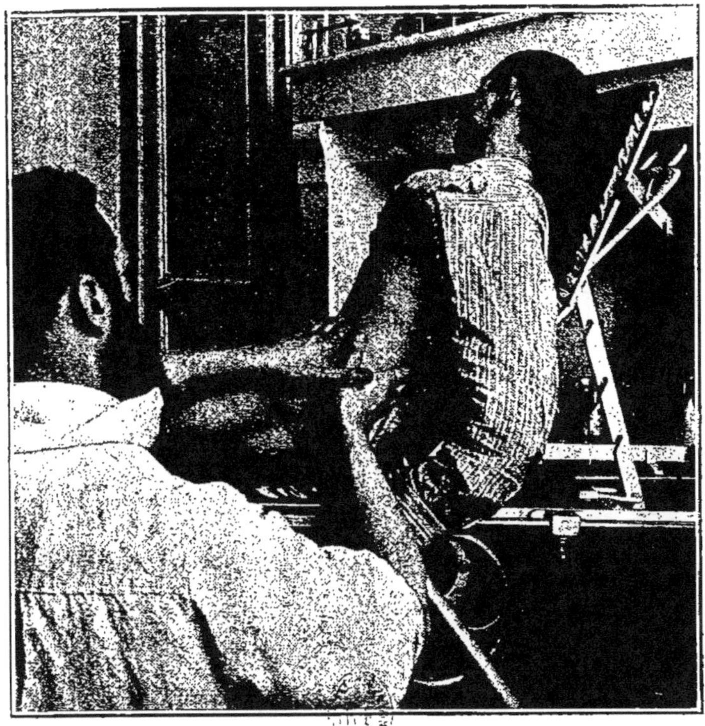

Fig. 36. — Palper du rein en position assise sur la table de Pasteau.

Pillet, *Urologie*, p. 44.

la main droite sur la paroi antérieure, le long du bord externe du grand droit; enfoncer la main antérieure en mesure, en profitant des expirations ; quand elle est parvenue à une profondeur suffisante, la main postérieure soulève, à petits coups, la paroi postérieure et projette le rein en avant. C'est le *ballottement rénal.*

Le rein normal et normalement situé n'étant pas perceptible, ce seul fait de sentir son pôle inférieur annonce qu'il est descendu et, probablement augmenté de volume, surtout chez l'homme. Quand, chassé par une inspiration profonde, le rein prolabé occupe une position basse, on peut pincer le flanc au-dessus de son pôle supérieur, c'est-à-dire au-dessous du rebord costal, et palper à loisir sa surface antérieure.

Lorsque le rein est volumineux, pendant que la main postérieure, immobile, le soulève, la main antérieure suit tout son pourtour : elle découvre son pôle inférieur débordant l'horizontale passant par l'ombilic : son bord interne atteignant la ligne médiane ; son bord externe prenant contact avec la concavité du flanc : profondément enfoncée au-dessous des côtes, elle passe enfin au-dessus de son pôle supérieur.

Le rein étant saisi entre les deux mains, on peut, avec quelque habitude, apprécier son excès d'épaisseur et d'un examen à l'autre ses variations.

Souvent le bord antérieur du foie prolabé vient s'interposer au-dessus du rein. Son bord tranchant et oblique sera délimité par la percussion légère de bas en haut ou par le palper ; puis refoulé, les doigts enfoncés plus profondément atteignent alors le rein.

L'examen dans le décubitus latéral, après avoir glissé une alèze roulée sous le flanc opposé, afin d'ouvrir l'angle costo-vertébro-iliaque au maximum, est généralement moins utile. Parfois, tel rein incomplètement dégagé jusque là pivote autour de son hile et devient ainsi plus accessible (fig. 26). C'est la position opératoire, et cet examen peut être particulièrement utile la veille d'une opération, afin de connaître la situation du rein par rapport à la paroi ; son pôle inférieur est-il perceptible au-dessous des fausses côtes ? (Un rein tuberculeux ne l'est pas toujours.) Est-il tout à fait luxé dans l'abdomen et par conséquent à pédicule allongé et devant être facilement amené dans la plaie opératoire ? L'aide devra alors le refouler de la fosse iliaque, afin de faciliter sa décortication par une fixation relative, On proportionnera ainsi l'incision à son volume (petit rein mobile, gros rein polikystique).

L'immobilisation en décubitus latéral est rendu facilement réalisable par notre support opératoire. On nous excusera d'y insister, car nous avons eu la satisfaction de le voir adopter par un certain nombre de chirurgiens urinaires.

Le palper en position assise est facilement réalisable sur un lit, une chaise-longue, ou sur le dossier relevé d'une table opératoire. Le tronc doit se rapprocher le plus possible de la verticale. Cette position est indispensable pour juger du degré de mobilité d'un rein. Il apparaît ainsi gros et abaissé, alors qu'il était impalpable dans les autres positions.

Le palper en verticale[1]. — Palper un rein en position verticale, c'est le palper pendant son maximum de ptose ; c'est apprécier bien plus exactement qu'en position horizontale le degré de sa chute et de son augmentation de volume ; c'est l'examiner dans la position physiologique

---

1. On nous excusera d'insister un peu longuement sur le *palper en verticale* qui nous est personnel.

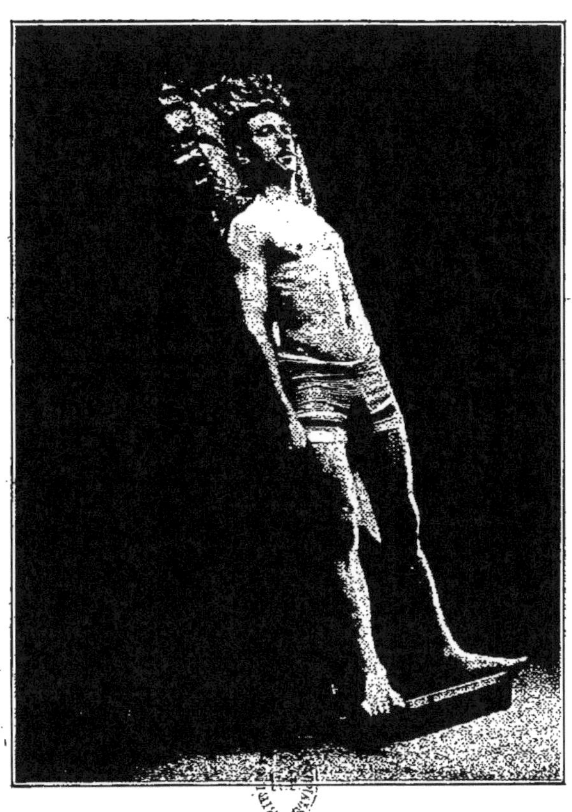

Fig. 37. — Palper du rein en verticale (Pillet).

Coussin sous la tête et jambes écartées pour la stabilité.

où il fonctionne seize heures sur vingt-quatre, ou dans la position pathologique qu'il tend à acquérir. *Nous avons souvent obtenu par le palper en position verticale des renseignements cliniques qui ne nous ont été fournis par aucune autre position.*

Un bon palper « suppose au-devant du rein, disait M. Guyon, un espace libre où il puisse se mouvoir »; cet espace s'ébauche en horizontale, il est plus net en décubitus latéral, la pesanteur luxant déjà le rein hors de sa loge. Il est maximum en position assise et surtout verticale, le rein tombe alors de son poids d'autant plus facilement qu'*il manque de la masse intestinale qui constitue son meilleur soutien.*

La position assise n'est pratiquement que *demi-assise* : un oreiller ou un traversin empêchant l'appui du sacrum contre le plan vertical ne permet pas d'obtenir le maximum d'avantages. Puis, chez les obèses surtout, le contact d'un gros ventre avec la face antérieure des cuisses entrave la chute complète de la masse intestinale.

La *position verticale* la réalise complètement. Elle seule permet de juger du degré de ptose des viscères. Un palper profond serait évidemment impraticable en position rigoureusement verticale, à cause de l'incessante contraction des muscles abdominaux destinés à assurer l'équilibre. Mais elle devient possible sur un plan légèrement incliné en arrière. Le dispositif est simple à réaliser chez soi : une planche avec un rebord inférieur pour caler les pieds, ayant à son extrémité supérieure deux crochets se fixant au mur ou un pied formant appui. La forme et l'inclinaison ressemblent à celles d'un pupitre à musique. Les jambes sont écartées pour la stabilité, un mince coussin soutient la tête et le malade s'abandonne sous la main (fig. 37).

Dans cette position, le ventre proémine en bas comme

un ventre de bébé, très différent du ventre creux de la position horizontale.

L'abdomen se partage alors en deux étages :

1° *Sous-ombilical*, rempli par la masse intestinale :

2° *Sus-ombilical*, vide et où s'isolent les viscères fixes : le foie, l'estomac, la rate et surtout les reins. *C'est vérita-blement la position de choix pour l'exploration de l'étage gastro-hépatico-splénique* et elle est à recommander *pour l'exploration d'une vésicule biliaire, d'un pylore ou d'une grosse rate. La position verticale a autant d'importance pour l'exploration d'une tumeur sus-ombilicale que la posi-tion de Treudelenbourg pour l'exploration d'une tumeur pelvienne. Dans l'une comme dans l'autre, on est complè-tement débarrassé de la masse intestinale.*

De fait, tous les reins que nous avons examinés compara-tivement en position horizontale et verticale ont toujours été beaucoup plus accessibles dans cette dernière position. Tel rein dont la pointe seule était soupçonnée en position assise, est devenu palpable déjà dans son tiers inférieur. Tel autre, dont on ne palpait en horizontale que les deux tiers inférieurs, laisse en verticale la main passer au-des-sus de son pôle supérieur, toute sa face antérieure glissant ainsi sous les doigts qui l'explorent. Ce n'est évidemment qu'une question de degré dans la ptose ; mais elle a son importance en permettant *de dépister un pôle de rein dans un syndrome fonctionnel obscur.*

Résultats pathologiques. — Nous avons tout d'abord contrôlé un fait qui, à la réflexion, nous avait paru discu-table, à savoir qu'un rein normal et normalement situé n'est pas perceptible. Or, *même en verticale, un rein à moyens de fixité normaux n'est pas senti.* Par contre, le plus léger degré de ptose est facilement apprécié.

Reins mobiles. — Exemple : M. X... nous consulte parce

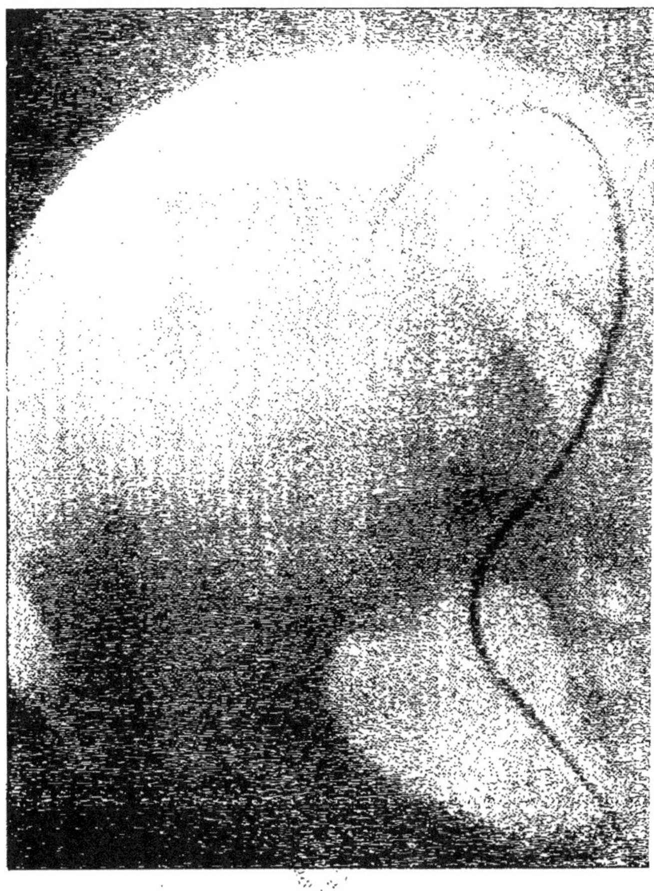

Fig 38. — Radiographie d'un rein mobile, en position verticale (vue latérale).
Une sonde opaque est glissée jusqu'au bassinet (Dr Billiard).

Pillet, *Urologie*, p. 48.

qu'il ressent une douleur légère ; mais constante sous les fausses côtes droites. Son médecin pense à des douleurs d'origine hépatique. Quoique bien portant. il a maigri. Nous avons eu la surprise de découvrir sous son foie le pôle de son rein droit qui, poussé par son diaphragme, descendit entre nos mains dans une inspiration profonde. Ces douleurs devaient donc être rapportées à ce rein droit (plus rarement ptosé que le rein gauche chez l'homme) et qui restait à peu près impalpable en décubitus.

Dans cette étude des degrés du rein mobile nous avons pu faire quelques constatations intéressantes : un rein ptosique ne descend pas graduellement ainsi qu'on le figure parfois en décrivant une circonférence autour de son pédicule comme rayon. Son hile finirait ainsi par regarder directement en haut ; ce qui supposerait que sa face postérieure n'abandonna pas la paroi abdominale postérieure. En examinant en verticale un de ces reins très mobiles et devenus iliaques, nous constatons que, sans que sa face postérieure quitte la paroi postérieure, il commence par appuyer son pôle inférieur sur la masse intestinale, et que, à un degré de plus, *il se couche de tout son long sur la masse intestinale dont le niveau est horizontal et sur laquelle il appuie par sa face postérieure.* Il la surnage, comme un bouchon sur l'eau. *C'est-à.dire qu'une coupe horizontale du tronc, au lieu de sectionner transversalement son hile, l'intéresserait alors dans toute sa longueur, de pôle à pôle. Si l'on pratique le palper dans cette position les deux mains antérieure et postérieure saisissent le rein de bout en bout par ses deux pôles, avant de le redresser contre la paroi postérieure.* Il n'y a donc pas seulement coudure, mais torsion de l'uretère.

Reins divers. — Tel tuberculeux urinaire présente un rein droit gros, dont tous les points sont sensibles. Vessie inexplorable. A gauche, le pôle inférieur du rein est découvert en verticale. Il ne s'agit donc pas : 1° d'un rein unique ; 2° le rein gauche peu augmenté de volume est probablement sain. Bien que ces constatations exigent un contrôle expérimental, elles ont cependant leur valeur.

Un homme d'âge mûr présentait des douleurs dans le flanc gauche et une hématurie, qui ne s'était pas reproduite. L'uretère du même côté était impossible à cathétériser par attraction de la corne vésicale dans une grosse hernie. Comment faire la localisation en l'absence d'une nouvelle hématurie ? L'examen en verticale fit apparaître nettement le pôle inférieur du rein. Nous pensâmes à un néoplasme probable, ce que l'évolution vérifia.

Atteindre un pôle du rein jusque-là introuvable ; explorer une plus large étendue de la face antérieure ou passer au-dessus du pôle supérieur hypertrophié par un néoplasme et qui ne se dégage qu'ainsi des fausses côtes, sont des constatations parfois utiles la veille d'une intervention.

Radiographies en position verticale. — Un rein mobile étant cathétérisé avec une sonde opaque :

L'ampoule étant placée d'avant en arrière, le bec de la sonde s'abaisse d'une vertèbre suivant que le malade est couché ou debout.

L'ampoule étant placée latéralement, on voit l'uretère décrire une longue courbe à concavité *interne et inférieure* (fig. 38). Les R. X suivant deux incidences se contrôlent mutuellement. La radiographie atteste nettement que *l'uretère suit aisément le rein dans ses déplacements*, même étendus et qu'il ne paraît pas fixé au moins toujours contre la colonne vertébrale, ce qui pourrait provoquer une coudure brusque. Tous les chirurgiens qui pratiquent la néphropexie savent bien qu'à telle mobilité très prononcée du rein ne correspond pas toujours une distension du

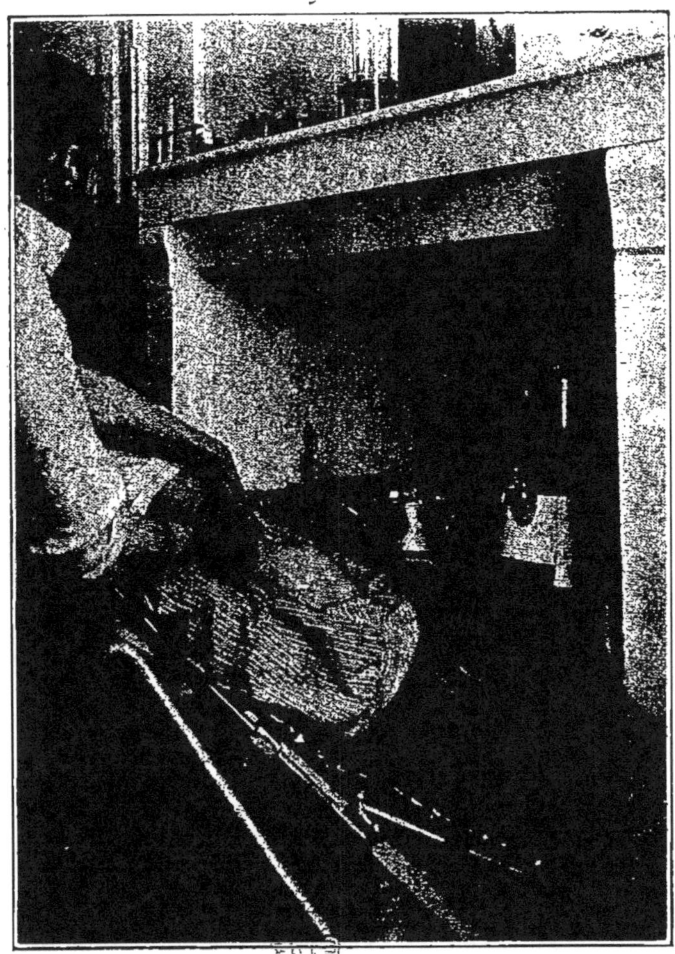

Fig. 39. — Palper de l'uretère et du rein en position de Trendelenburg.

Pillet, *Urologie*, p. 50.

bassinet. La douleur du rein mobile devrait donc être rapportée en grande partie à l'étirement des nerfs du pédicule (théorie de mon cher maître Lucas-Championnière).

Explorations fonctionnelles. — La sécrétion rénale séparée peut subir aussi dans les reins ptosés des modifications notables, dans le passage à la position debout, en particulier chez les rénaux à cœur fléchissant, faits bien connus des médecins de villes d'eaux.

Conclusion :

La position verticale sur un plan légèrement incliné est l'attitude de choix pour l'exploration des viscères de l'étage sus-ombilical et particulièrement des reins. Elle peut fournir des renseignements cliniques, qui dans les autres altitudes resteraient introuvables.

Le palper *en position de Trendelenburg* peut être utile pour juger du degré de réductibilité dans sa loge d'un rein prolabé. Elle permet aussi de rechercher la sensibilité urétérale en étant débarrassé de la masse intestinale.

Le palper, dans la position d'appui sur les coudes et les genoux, peut, aussi, rendre des services.

Dans les cas douteux, chercher encore le rein en se plaçant du côté opposé et en glissant l'avant-bras sous les lombes du malade.

La percussion comparée au palper n'est qu'une recherche très secondaires. Elle est utile en cas de différentiation d'une tumeur de l'hypocondre (droit angle du côlon, foie ou rein) gauche angle colique, rate, rein), car les tumeurs du rein possèdent un signe capital, leur sonorité, en avant, car, *elles sont prises 'en écharpe par le côlon.* Ce n'est que devenues très volumineuses qu'elles le refoulent et prennent alors contact avec la paroi antérieure. Cette sonorité antérieure affirme le siège rétro-péritonéal de la tumeur, elle manque rarement (côlon aplati et bourré de matières).

4ᵉ Temps. — Exploration de l'uretère.

Un rein malade et sans rétention est souvent impalpable et indolore, c'est le cas de bien des reins tuberculeux ; des reins calculeux, en dehors de la crise néphrétique. Par contre, leur uretère reste longtemps et constamment sensible. En pathologie rénale, *il ne faut donc jamais oublier d'interroger l'uretère*. Sa sensibilité s'explore :

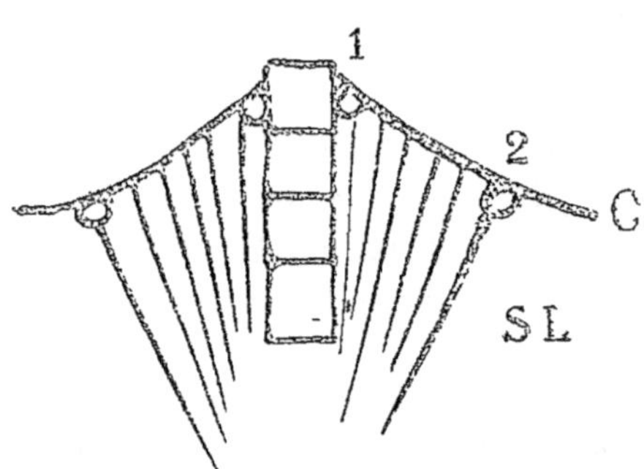

Fig. 40. — Points douloureux rénaux du dos.
C, 12ᵉ côte ; S L, muscle sacro-lombaire ; P, costo-vertébral ; 2, costo-musculaire.

1° En cherchant la sensibilité totale avec les doigts alignés sur son trajet comme on cherche un appendice au fond de la fosse iliaque. On trouve souvent ainsi un uretère sensible d'un côté et insensible de l'autre ;

2° En cherchant les *points réno-urétéraux*. — Ces points localisés correspondent aux points d'émergence des divers nerfs intercostaux ou du plexus lombaire, sensibilisés par l'inflammation du rein. Ce sont, en arrière, les points :

Costo-vertébral 1, à l'union de la dernière côte et de la colonne vertébrale. Le plus sensible et le plus constant.

Costo-musculaire 2, à l'union de la douzième côte et du bord externe de la masse sacro-lombaire.

En avant, les points :

Sous-costal, vis-à-vis l'extrémité antérieure de la dixième côte ; moins net à droite, où il peut être confondu avec celui de la vésicule biliaire.

Para-ombilical 4, à 1 centimètre en dehors de l'ombilic ; signe de pyélite pour Bazy.

Urétéral moyen 5, à l'intersection d'une horizontale passant par les deux épines iliaques, antérieure et supérieure, et d'une verticale élevée sur l'épine du pubis. Il permet parfois de déterminer le côté malade. Il correspond malheureusement à la région de l'appendice et peut prêter à confusion : « La douleur urétérale survit toujours à la douleur rénale » (Guyon).

Urétéral inférieur. — Le point où la pression réveille cette douleur et ce besoin d'uriner correspond à l'embouchure de l'uretère dans la vessie. L'*extrémité infé-rieure de l'uretère* est mieux explorée *par le toucher vaginal* chez la femme, que par le toucher rectal chez l'homme. En *cas d'induration tuberculeuse*, on réveille constamment à ce niveau une douleur avec réflexe mictionnel et l'*on sent l'uretère rouler en tuyau de pipe sous le doigt explorateur*. On pourrait déterminer ainsi le côté atteint, en cas d'anurie calculeuse (Legueu). Quand un seul rein est pris, on ne l'a que d'un côté ; quand les deux le sont, on l'a des deux côtés. Si la vessie est atteinte en même temps de cystite, on trouve un point constant au niveau du col.

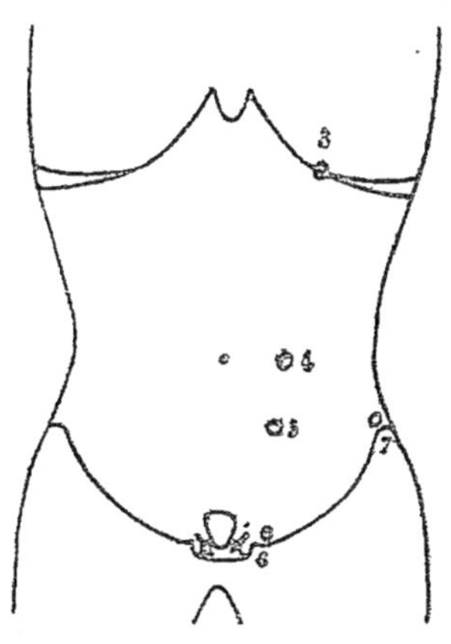

Fig. 41. — Point douloureux rénaux urétéraux de l'abdomen.

3, P. sous-costal; 4, para-ombilical; 5, urétéral moyen; 6, P.inguinal; 7, P.sus-intra épineux; 8, P. vaginal ou vésico-rectal.

Pasteau insiste encore sur d'autres points existant du côté malade, ce sont :

Le point *sus-intra-épineux* 7, « de tous le plus constant »,
en accrochant du doigt l'épine iliaque antérieure et supérieure (pression du fémoro-cutané).

Le point *inguinal*, au niveau de l'orifice externe du canal.
Il existerait toujours lorsque le point précédent est très
marqué et pourrait même se trouver seul.

Le point *sus-iliaque* externe, au-dessus de la crête
iliaque.

L'étude de ces points confirme, sans l'aide d'exploration
instrumentale, un diagnostic hésitant en cas de rein petit,
peu douloureux, avec paroi abdominale très épaisse, ou
dans un cas frustre. Nous les recherchons toujours, mais
tous ne nous ont pas parus constants.

4° Il n'est pas jusqu'au type de *la fièvre*, à l'*aspect des
urines* (polyurie trouble de Guyon) qui ne puissent mettre
en cause le rein.

5° L'*analyse séparée des urines* de chaque rein.

6° La *ponction* n'est employée qu'exceptionnellement
(mort rapide en cas de kyste hydatique). Elle devra toujours
être postérieure, c'est-à-dire sûrement extra-péritonéale ;

7° L'*incision exploratrice* est le dernier moyen d'inves-
tigation ; il est exceptionnel depuis le cathétérisme urétéral, les rayons X et la microscopie d'en être réduit à ce
moyen de diagnostic : le doute est cependant possible :
tumeur ou calcul du rein chez un obèse.

5ᵉ TEMPS. — Exploration génitale

La *prostate* est explorée, à vessie vide, par :

1° Le *toucher rectal*. — Le doigt, ganté et vaseliné franchit la résistance du sphincter anal, apprécie au passage
la résistance du périnée, puis atteint le bec de la prostate.

Celle-ci est facilement reconnue avec sa forme et sa consistance.

La pulpe du doigt dessine son contour, apprécie la fermeté normale de ses lobes, atteint sa base et mesure sa hauteur au-dessus de l'anus. En cas d'abcès, la prostate apparaît, au contraire, grosse et molle; dépressible (si l'abcès est évacué).

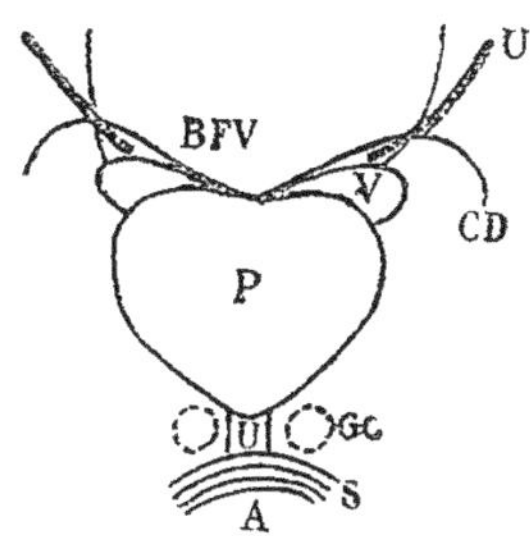

Fig. 42. — Paroi intérieure du rectum.

Au-dessus de la prostate, le doigt découvre sur la ligne médiane le *bas-fond vésical* (infiltré par une tumeur) et sur les côtés les vésicules séminales (tuberculose).

Si la prostate était mal explorée dans le décubitus dorsal, le malade croisant ses mains sous ses jarrets, pourrait fléchir fortement ses cuisses sur l'abdomen. Le palper est combiné au toucher en cas de prostate assez volumineuse pour que sa base déborde le pubis.

La prostate s'explore enfin par :

2° La *boule olivaire*;

3° Le *cathéter métallique* (voir *Hypertrophie de la prostate*).

On palpera ensuite les deux *testicules* normalement de consistance uniforme, les deux épididymes, de la queue à la tête, le canaux déférents et les veines du cordon.

On constatera par pincement l'intégrité de la *vaginale*.

Il est de nécessité absolue d'être renseigné par un examen méthodique et total de l'appareil urinaire, dont toutes les parties sont en connexions physiologiques et pathologiques étroites (calcul rénal devenu le noyau d'une pierre vésicale; tuberculose du rein ayant inoculé

Fiche d'un urinaire (*recto*)

Nom :   Adresse :

Profession.   Age.   Date examen :   Poids.

Histoire clinique.

Chancre $\begin{cases} \text{mou.} \\ \text{induré.} \end{cases}$ Blennorragie $\begin{cases} \text{1.} \\ \text{2.} \\ \text{3.} \end{cases}$

Sang : Hématurie (initiale, terminale, totale) ?

Sable :   Rétention :   Sondage :

Urines : $\begin{cases} \text{Albumine.} \\ \text{Sucre.} \end{cases}$ Pus.

Mictions $\begin{cases} \text{jour.} \\ \text{nuit.} \end{cases} \Big\{ \text{Combien ?}$

Reins D.

Points réno-urétéraux $\begin{cases} \text{c. v.} \\ \text{c. m.} \\ \text{urétéraux} \begin{cases} \text{supérieurs.} \\ \text{moyens.} \\ \text{inférieurs.} \end{cases} \end{cases}$

G.

Points réno-urétéraux $\big\{$

Uretères.

Épididymes $\begin{cases} \text{Droit.} \\ \text{Gauche.} \end{cases}$. Déférent $\begin{cases} \text{D.} \\ \text{G.} \end{cases}$ Testicules $\begin{cases} \text{D.} \\ \text{G.} \end{cases}$

Fiche d'un urinaire (*verso*)

Prostate.

Urètre.

Vessie :

$$\text{Résidu} \begin{cases} \text{C.} \\ \text{clair.} \\ \text{trouble.} \end{cases}$$

Cystoscopie :

$$\text{m.} \begin{cases} \text{D.} \\ \text{G.} \end{cases}$$

Cath. urétér. :

$$\text{Touchers} \begin{cases} \text{rect.} \\ \text{vag.} \end{cases}$$

Obs. gén. :   R. X :

Antécédents :   Inoculations :

la vessie; distension vésicale retentissant sur le fonctionnement rénàl, etc.).

Rien de ce malade ne doit rester inexploré.

On terminera par un examen rapide de l'état général.

Les appareils contenus dans le tronc et en particulier
l'*appareil respiratoire*; la tête et les organes des sens, les
membres supérieurs et inférieurs seront tour à tour
passés en revue.

On conçoit, en cas de pyurie suspecte, toute la valeur
d'une découverte telle qu'une cicatrice d'adénite cervicale, une tumeur blanche ou un mal de Pott, attestation de
l'entité tuberculeuse dont ce malade est la proie.

Nous donnons ci-dessus, à titre de résumé d'exploration, une fiche d'examen de nos urinaires.

CHAPITRE VII

Blennorragie aiguë

Un homme consulte, en montrant son prépuce et sa verge œdématiés ; le gland est rouge, le méat tuméfié. A' la suite d'un coït, une cuisson vive est apparue au méat. Il suffit d'enlever l'ouate 'qui bouche « soigneusement » l'urètre, pour que du pus épais, jaune, verdâtre s'écoule : *c'est une blennorragie.*

A la période d'état, les mictions s'accompagnent de douleurs, irradiant au périnée et à l'hypogastre. Les érections prolongées et pénibles, surtout la nuit, peuvent courber en bas la verge, retenue par l'urètre dur et inextensible (blennorragie cordée).

Le diagnostic n'est douteux, sans aveux, qu'au début. Une goutte de pus est alors exprimée de l'urètre et portée sous le microscope, qui décèle les *gonocoques.*

« S'il fallait classer les grands fléaux de l'humanité, écrit Janet, je n'hésiterais pas à mettre la blennorragie et la syphilis immédiatement après la tuberculose, avant le cancer. »

« Il n'existe pas de prostituée et de demi-prostituée qui ne soit pas syphilitique au bout de quatre ans et blennorragique au bout de quatre semaines ; autant dire qu'elles possèdent en permanence du gonocoque. »

Considérations préliminaires. — La blennorragie évolue comme une maladie cyclique ; le gonocoque a, en effet, la vie assez courte ; deux à six mois après l'infection primitive, on n'en trouve plus trace dans l'urètre, dont l'épithélium cylindrique possède un pouvoir phagocytaire considérable. Il est aidé dans cette lutte par le vieillissement de sa propre culture ; l'autovaccination du malade et la chasse urineuse.

Par contre, il persiste très longtemps dans les foyers extra-urétraux ; c'est la raison de sa longue persistance chez la femme. Il est impossible d'affirmer qu'une femme est guérie.

En tout cas, le médecin ne combat pas seul ; il suffit qu'il favorise (et surtout n'entrave pas) l'action de la nature curatrice. Car le gonocoque, malgré la profondeur de son envahissement dans certains organes, reste un microbe relativement fragile (comparé à certains autres, le coli, par exemple). Les « récidives sont donc des *réinfections successives* : il n'existe pas d'urétrites chroniques à gonocoques ».

Causes prédisposantes. — Prépuce long, méat largement ouvert et surtout *hypospade*. Ces derniers présentent souvent des blennorragies à répétition.

RECHERCHE DES GONOCOQUES. — Tout malade qui après un coït suspect constate l'apparition d'une goutte, doit, avant d'uriner, la récolter immédiatement sur une lame de verre (ou même une carte de visite). Le microscope décèlera le gonocoque et différenciera :

LES FAUSSES URÉTRITES. — Écoulements : par malpro-

preté due à un phimosis, à la balano-posthite ; par coït chez
une femme ayant ses règles ; par retour d'une ancienne
goutte à la suite d'excès vénériens ou alcooliques ; par
constitution insensible d'un rétrécissement.

Traitement

A. MÉDICAL. — Suppression de toutes les causes d'excitation et de congestion vénériennes, boissons alcoolisées
(bière en particulier), aliments épicés et faisandés ; thé,
café, bière, alcool. Pas de bicyclette, d'équitation, de
sports. Combattre la constipation.

Prescrire des boissons diurétiques : chiendent, queue de
cerise, lait coupé d'eau de Vichy (une demi-cuillerée à
café de bicarbonate de soude par litre). Un grand bain
chaud tous les deux jours.

Contre les douleurs et les érections nocturnes : lavages
de la verge et du périnée avec de l'eau très chaude. Trois
ou quatre cachets de 3o centigrammes de bromure de
camphre ; ou petits lavements à l'antipyrine. Continence
absolue. Au point de vue matrimonial, entretenir toujours
le conjoint qui consulte, dans l'idée que la maladie lui
est rigoureusement personnelle et spontanée... surtout
chez la femme.

Un père de famille doit faire attention aux éclabous-
sures de son vase de nuit, s'il a des fillettes.

B. URINAIRE. — *La blennorragie doit être traitée sous le
contrôle d'examens microscopiques fréquents.* Seuls, ils
indiquent avec certitude les périodes de la maladie et leur
traitement.

Examen de la goutte. — Au début : *diplocoques extra-*

cellulaires, en amas, situés entre les cellules épithéliales desquamées et les leucocytes.

A la période d'état : nombreux *diplocoques intra-cellulaires (gonocoques vrais)* entourant le noyau des polynucléaires. Les cellules ont disparu. Cet aspect est caractéristique.

Période de déclin : Les gonocoques intra-cellulaires ont considérablement diminué. Il en existe d'extra-cellulaires. Les cellules épithéliales ont reparu.

Examen des urines. — Si le malade ne consulte qu'à la fin de la première semaine, après s'être bourré de santal ou administré lui-même quelques injections, on s'informera d'une sensation de tension périnéale et de tenesme accompagnée de petites éjaculations purulentes. Celles-ci, ne pouvant s'être accumulées qu'au-dessus du sphincter, témoignent de *l'envahissement de l'urètre postérieur*. Ce fait étant important à confirmer pour le traitement, le malade urinera successivement *dans deux verres*.

Si le premier verre est trouble, le deuxième clair, il n'y a qu'urétrite antérieure.

Si les deux verres sont troubles, urètres antérieur et postérieur sont envahis : pour que le trouble du deuxième verre soit valable, il faut ne pas le recueillir le matin, à cause du mucus abondant de la nuit, et avoir lavé au préalable l'urètre antérieur.

Se rappeler que la prostate peut avoir conservé son volume normal tout en étant infectée et que sa sécrétion peut aussi, après massage, remonter dans la vessie.

Traitement abortif. — *C'est le traitement par excellence* et tous les malades devraient être instruits de la nécessité et de l'efficacité d'un traitement immédiat.

Dans les premières heures d'une blennorragie, le gonocoque est superficiel et limité à la fosse naviculaire. Il faut « employer une solution assez forte pour être immédiatement microbicide, et tuer instantanément tout bacille déplacé ».

L'incubation dure trois à cinq jours ; mais l'écoulement ne doit pas dater de plus de vingt-quatre heures ou du moins les symptômes inflammatoires être très minimes ; c'est-à-dire : que la sécrétion ne soit pas abondante, que le méat ne soit pas rouge et œdématié, que le malade ne souffre pas en urinant et que le deuxième verre soit tout à fait transparent.

Protéger les bourses avec de l'ouate et laver l'urètre antérieur avec un demi-litre d'argyrol à 2,50 p. 1000 ; bien exprimer l'urètre et garnir l'urètre antérieur avec de l'argyrol à 20 p. 100, en laissant échapper pour laver aussi la région pincée (enlever les taches d'argyrol sur le linge par quelques gouttes d'eau oxygénée). Renouveler ce traitement deux fois par jour pendant trois jours (Janet).

Quand cet abortif doit réussir, on ne retrouvera plus aucun gonocoque après le premier lavage. Sinon reprendre alors le traitement classique par le permanganate.

L'abortif fait précocement donne 50 p. 100 de succès.

Il peut être remplacé par une instillation faite avec le Samariter ou un lavage de l'urètre antérieur avec du permanganate à 25 p. 1000.

Période d'état. — Le malade consulte en pleine infection le prépuce et la verge sont œdématiés, le gland est rouge, le méat tuméfié ; du pus épais et phlegmoneux s'écoule de l'urètre ; les mictions sont pénibles ; les érections prolongées et douloureuses.

Le traitement par les lavages doit être immédiatement institué : tout au plus serait-il différé quelques jours en cas d'inflammation aiguë. Les lavages faits méthodiquement et prudemment abrègent beaucoup la maladie.

Technique des lavages. — Tous les antiseptiques proposés sont bons, mieux vaut employer les plus pénétrants, ceux laissant par exemple une tache sur la peau. Le permanganate en reste le type.

Cas aigus (ou après première tentative de passage dans l'urètre postérieur, dont il ne faut pas réveiller la sensibilité) 0,10 à 0,20 p. 1000.

Cas subaigus : 0,25 p. 1000.

Guérison apparente : 0,30 à 0,35.

A mesure que l'accoutumance se produit, augmenter progressivement et légèrement les doses, tout en ne dépassant pas 0,40 p. 1000, et, si l'effet n'est pas obtenu, abandonner le permanganate pour le protargol de 1 à 5 grammes p. 1000. On obtiendra souvent ainsi le résultat qui tardait à se produire en maintenant le même antiseptique.

Lavages sans sonde de l'urètre antérieur. — *Ne jamais passer de sonde dans un urètre infecté.* — Instrumentation : Un bock monté sur une glissière, 2 mètres de caoutchouc, une pince à bascule et une canule de Janet.

Le malade est couché et non assis. Le fond du bock est monté à 1 mètre au-dessus de la table ; la canule est garnie d'une forte bulle d'air qui sert d'index pour le passage du liquide. Par une série de mouvements de va-et-vient de la canule enfoncée ou non dans le méat, on lance dans l'urètre antérieur un jet faible aussitôt évacué. On arrête de temps à autre pour évacuer par pression périnéale le

bulbe, dont le liquide stagne aisément en position cou‑
chée. La distention de l'urètre dénote que le liquide
pénètre bien au delà de la fosse naviculaire. Les premiers
jets dans un urètre dont les parois sont œdémateuses et
collées par le pus pénètrent moins facilement que les
derniers.

Le prépuce peut gêner les lavages : phimosique, son

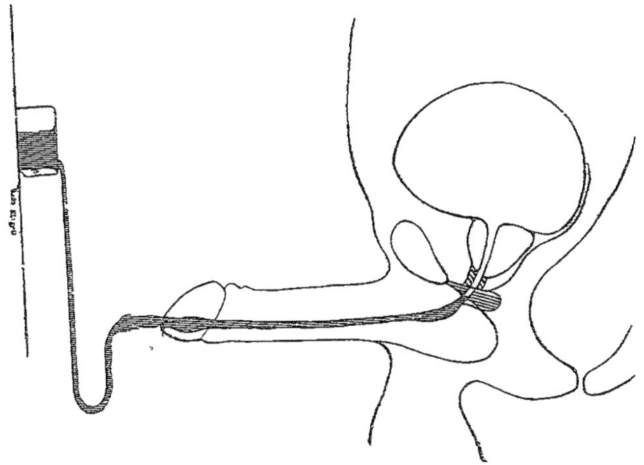

Fig. 43. — Lavage de l'urètre antérieur; à méat ouvert; bock à o m. 75.

orifice pourra être dilaté brusquement par l'ouverture
d'une pince ; difficilement décalotté, il peut en étranglant
le sillon pincer l'urètre.

Les lavages totaux des deux urètres. — Dans 5o p. 100
des cas, l'urètre antérieur seul est pris; dans 25 autres, il
se prend secondairement : on ne pratiquera de lavage
total qu'autant qu'il est envahi, ce qu'indique le trouble
du deuxième verre. *On franchira le sphincter non par
force, mais avec douceur et par surprise.* Il faut baisser le
bock (à moins d'un mètre), diminuer le titre de la solution,

qui doit être tiède. Tâcher de détourner l'attention du malade, lui ordonner de faire effort comme pour uriner et parfois attendre quelques jours avant de passer, jusqu'à ce que l'inflammation de l'urètre antérieur soit moindre. Essayer aussi à vessie pleine, en recommandant toujours un effort de miction et, en désespoir de cause, glisser dans l'urètre postérieur, une petite sonde

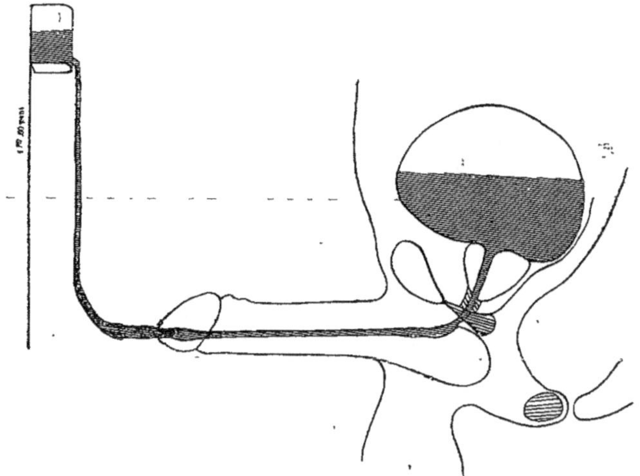

Fig. 44. — Lavage des deux urètres et de la vessie; à méat fermé; bock à 1 m. 5o.

molle de Nélaton. Une fois la vessie remplie, le malade expurge son permanganate, qui lave à nouveau son urètre.

Intervalle des lavages. — Ils doivent être d'autant plus rapprochés que l'acuité est plus grande. En période aiguë, deux par jour (pendant cinq à six jours), puis un par jour (y compris le dimanche). Combien de malades auraient guéri simplement, sans quelques irrégularités dans le traitement! Il ne faut donc pas commencer trop

tôt les intervalles de trente-six et quarante-huit heures
entre les lavages.

De l'arrêt du traitement. — Les lavages doivent être
suspendus dès que les gonocoques ont disparu de la
goutte ; continués trop longtemps, ils provoquent une
urétrite artificielle (suintement séreux plus abondant sans
gonocoques). Or, dans l'immense majorité des cas, tout
écoulement disparaît avec les gonocoques.

L'épreuve de la bière, consistant à faire absorber quelques
bocks la veille de l'examen de la goutte, ne devra être
faite que quand on est sûr qu'elle aura un résultat négatif.

Les balsamiques (santal en particulier) ne trouvent
leur indication qu'en fin de traitement. Prescrits précocement, ils ne donnent qu'un simulacre de guérison qui
disparaît dès qu'on diminue les doses.

Complications de la blennorragie

α) **Orchite.** — Au déclin de la blennorragie, un malade
consulte parce qu'à la suite d'excès alcooliques ou géné-
siques, d'injections violentes, concentrées, ou faites à
méat fermé et sans miction préalable d'un cathétérisme
intempestif, une douleur vive est apparue dans l'aine,
irradiant vers le cordon et le testicule.

Celui-ci est triplé de volume, dur, étranglé dans son
albuginée inextensible. L'épididyme est lui aussi volumineux, surtout au niveau de sa queue (localisation élective
du gonocoque). Testicule et épididyme sont surtout très
sensibles à la moindre pression ; aussi le malade redoute-
t-il tout examen.

C'est une *orchi-épididymite blennorragique.* Quelque

rouge et gros que soit le scrotum, *elle ne suppure et ne se fistulise qu'exceptionnellement.*

Souvent, en même temps que grossit le testicule, l'écoulement diminue ; il faut exprimer l'urètre pour amener au méat une goutte purulente. Mais celle-ci suffit à écarter l'idée d'orchite tuberculeuse aiguë.

A son apogée, vers la fin de la première semaine ; elle se résout vers la troisième, laissant pour longtemps des noyaux indurés, plus ou moins volumineux dans la queue de l'épididyme, dont le diagnostic avec la tuberculose peut être difficile.

TRAITEMENT. — Repos absolu au lit, testicules remontés sur un gros tampon d'ouate placé entre les cuisses. Pansement humide, avec des compresses très chaudes ou froides. Le stippage consiste à diriger un jet de chlorure d'éthyle sur un tampon d'ouate que l'on pose gelé sur les diverses faces du scrotum; il atténue beaucoup les douleurs.

La disparition des noyaux épididymaires chroniques est hâtée par quelques applications d'onguent gris et surtout par les grands bains salés (8 kilos par baignoire), épreuve thérapeutique qui peut les différencier des nodules tuberculeux.

β) **Cystite.** — SYMPTÔMES. — Au cours d'une blennorragie soignée à l'aide de lavages ou de sondages intempestifs, un malade présente :

1° *De la fréquence* : Mictions répétées et impérieuses ; rapprochées jusqu'à provoquer la fausse incontinence ;

2° *Des douleurs hypogastriques*, vives surtout aux dernières gouttes ;

3° *Des urines troubles*, dont les dernières gouttes sont purulentes.

Cette triade décèle la *cystite*.

La cystite blennorragique est généralement *légère* (cystite du col par contiguïté d'une urétrite postérieure).

Celle-ci, n'existant pas sans urétrite postérieure, est due au refoulement des colonies microbiennes. Fait paradoxal, il y a rarement dans la cystite blennorragique des gonocoques dans la vessie ; mais des microbes d'ordre banal (colibacilles, staphylocoques, streptocoques).

Examen des urines. — L'épreuve des trois verres suppose une quantité notable d'urines vésicales. Les deux premiers expurgent les urines troubles des urètres antérieur et postérieur ; le troisième, très purulent, répond au soulèvement par contraction finale du bas-fond. En cas de cystite intense, les dernières gouttes, souvent rosées, peuvent être franchement hématuriques.

Les commémoratifs unis aux symptômes sont assez caractéristiques pour dispenser de toute exploration physique.

S'il y a *rétention aiguë*, on se méfiera d'un début de *prostatite*. S'il y a *fièvre*, d'un début d'*orchite*, de *suppuration périprostatique ou périvésiculaire*, car la *cystite isolée* est généralement *apyrétique*.

TRAITEMENT. — 1° *Médical.* — Régime lacté mitigé, tisanes diurétiques : Contrexéville, Vittel (eaux sulfatées), à moins de grande fréquence.

Contre les douleurs, on emploiera les grands bains, compresses très chaudes sur l'hypogastre, lavements laudanisés, suppositoires belladonnés.

2° *Urinaire.* — Pratiquer des *instillations*. Celles-ci injectent dans la vessie, sans mise en tension, une petite quantité de solution concentrée.

L'huile goménolée, à la fois anesthésiante et antiseptique, sera prescrite avec une concentration croissante.

Le *nitrate* lui sera vite substitué de 2 à 5 p. 100. Il exagère la douleur dans les premières heures, mais améliore rapidement la cystite (généralement en une dizaine de jours). On peut aussi instiller quelques centimètres cubes d'électrargol à 4 p. 100.

La capacité redevenant notable, on pratiquera des lavages vésicaux, mais en évitant soigneusement la moindre mise en tension. La vessie sera donc lavée, avec une solution tiède, en laissant ressortir au fur et à mesure le liquide. La vessie sera plus vite guérie que l'urètre.

γ) **Abcès de la prostate.** — Un jeune homme consulte avec l'angoisse d'une *rétention aiguë*. Il présente une blennorragie encore floride, ou avoue, après un coït suspect, s'être administré énergiquement une injection caustique.

Des douleurs profondes et gravatives sont aussitôt apparues au périnée, irradiant vers l'anus ; exagérées par la marche ou la position assise, elles diminuent un peu dans le décubitus latéral. La dysurie a été progressivement croissante jusqu'à la rétention. Un ténesme violent, jusqu'à la sensation de corps étranger, rend la *défécation atrocement douloureuse.*

Symptômes généraux d'une grande pyrexie : frisson violent et prolongé. Température à 39 ou 40°.

Tous ces signes bruyants, en cas d'injection abortive, peuvent être absents en cas de prostatite suppurée, par fausse route, par séjour prolongé d'une sonde à demeure, ou par cathétérisme septique chez un vieillard atteint d'hypertrophie. Un peu de dysurie, une augmentation de la rétention et une pyurie initiale peuvent être ses seuls signes.

La rétention est tout d'abord évacuée avec une sonde

molle (la moins contondante pour l'urètre prostatique), et les douleurs sont immédiatement amendées par la suppression de la mise en tension.

Le *toucher rectal* est alors pratiqué, doucement, car il est très douloureux. Il décèle :

1° Un *abcès prostatique*. Prostate volumineuse, comme

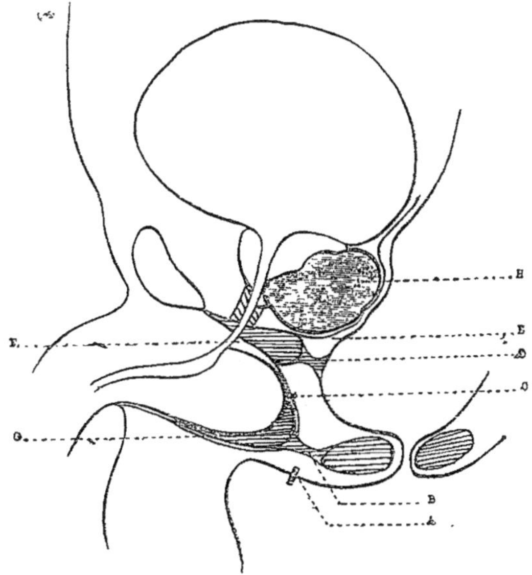

Fig. 45. — Abcès de la prostate : temps successifs de son ouverture (schéma). — A, incision de la peau. — B, incision du raphé ano-bulbaire. — C, point où doit être placée la pince réclinant en haut et en avant le bulbe. — D, incision du muscle recto-urétral. — E, espace décollable. — F, muscle transverse profond. — G, muscle transverse superficiel. — H, abcès de la prostate.

une noix verte, une mandarine, tendue et dure, dont la pression est extrêmement sensible ; à sa surface battent des vaisseaux congestionnés. Si l'abcès est en partie évacué, son centre dépressible simule « une toile tendue sur un cadre de bois » ;

2° *De la périprostatite* formant une plaque indurée à contours imprécis.

Cet abcès, évoluant spontanément, s'ouvrira :

1° Dans l'urètre ; du pus s'écoule en abondance et le malade se déclare très soulagé. Terminaison fréquente, mais défavorable, à cause de l'infection réciproque du canal et de la poche, et de l'évacuation toujours insuffisante ;

2° Dans le rectum (parfois) ;

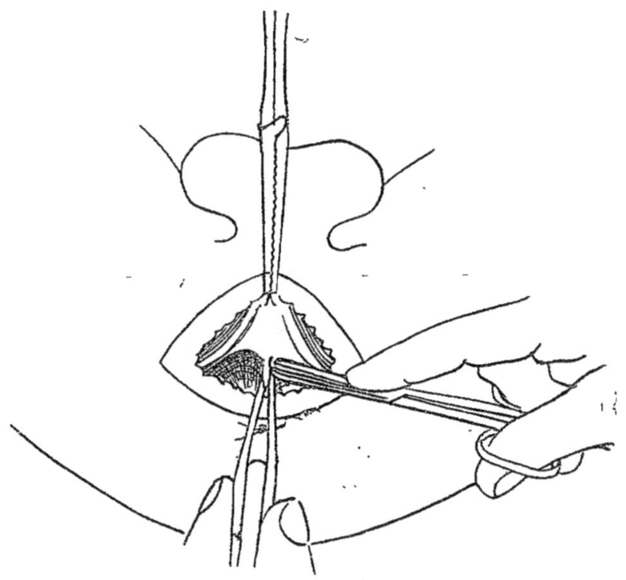

Fig. 46. — Ouverture d'un abcès de la prostate.
Le raphé superficiel ano-bulbaire a été sectionné, la pince de Kocher relève en haut le bulbe, les ciseaux vont sectionner le muscle recto-urétral.

3° Dans le périnée, où il fuse très tardivement, mais par où il doit être ouvert.

Le diagnostic est facile ; il suffit de penser à pratiquer le toucher rectal.

TRAITEMENT. — 1° *Médical.* — Évacuer la rétention, avec une sonde molle en caoutchouc.

Un abcès de la prostate doit être évacué d'urgence ; une septicémie secondaire étant toujours possible :

1° *Par le rectum,* après lavement à l'eau oxygénée, en ponctionnant, en un point où il n'existe pas de pulsations artérielles, le long d'un doigt rectal ou mieux sous le contrôle de la vue, après introduction d'une valve rectale ; infection périprostatique et fistules recto-urétrales sont peu fréquentes, mais l'ouverture peut être insuffisante ;

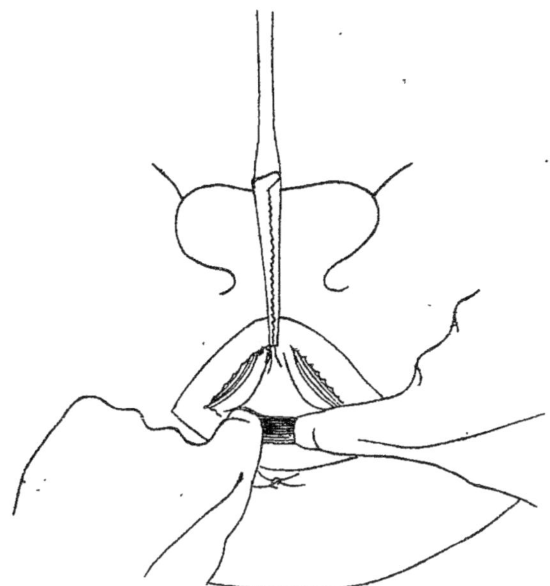

Fig. 47. — Ouverture d'un abcès de la prostate.
Discision aux index de l'espace decollable (d'après Proust).

2° *Par le périnée* et précocement (c'est la méthode de choix). Voie large, déclive, permettant l'effondrement de toutes les cloisons.

Découverte de la prostate : position de la taille périnéale, cuisses fortement fléchies, pour que le bassin soit relevé. On peut ou non s'aider d'un cathéter placé dans l'urètre.

Incision allant d'un ischion à l'autre, concave en arrière

et passant à deux travers de doigt en avant de l'anus. Sous la lèvre antérieure, apparaît une saillie, c'est l'extrémité postérieure du bulbe, avec lequel prennent contact les fibres les plus excentriques du sphincter de l'anus. Celui-ci, attiré en arrière, tend le raphé ano-rectal en une cordelette sectionnée à petits coups de ciseaux courbes. Le bulbe est ainsi isolé en avant. On dénude ensuite le bord postérieur des muscles transverses superficiels et profonds.

On aperçoit alors, sur les côtés, deux bandes musculaires antéro-postérieures, ce sont les muscles releveurs de l'anus. La section, dans la profondeur du petit muscle recto-urétral, est la clef de l'espace décollable, au fond duquel apparaît la prostate.

Généralement, avant d'être parvenu aussi profondément, le pus jaillit et les index introduits dans la plaie achèvent de disciser la poche.

On poursuivra les fusées purulentes :

1° Au devant de l'anus ;
2° Dans les fosses ischio-rectales ;
3° Dans la loge ischio-bulbaire.

Quelques ligatures, deux mèches mollement tassées et un drain assurent l'hémostase et le drainage.

Les dangers sont :

1° L'ouverture de l'urètre, facile à éviter.

2° L'hémorragie d'une périnéale superficielle : aussi ne faut-il pas couper, mais décoller transversalement le bord postérieur des transverses et les reporter en avant;

3° *L'ouverture du rectum*, plus à craindre à cause des adhérences inflammatoires du tissu cellulaire rétro-prostatique : inciser à très petits coups le long de l'urètre membraneux.

Un tamponnement sera maintenu en permanence dans la plaie pour éviter une fistule.

La voie périnéale, si elle constitue le procédé de choix, parce qu'elle est large et déclive, nécessite une certaine expérience chirurgicale.

Ces abcès prostatiques, d'origine gonococcique, s'observent surtout chez des surmenés, dont la suppuration est profonde et sans issue; d'où la septicémie parfois mortelle.

δ) **Prostatite chronique.** — A la suite d'une urétrite ancienne, vient-on, en l'absence de tout signe fonctionnel ou pendant la persistance d'une goutte aseptique, à toucher la prostate, elle apparaît dure, élastique, parsemée sur ses bords de petits « grains de plomb », et parfois rénitente. Après avoir lavé l'urètre et garni la vessie, on masse la prostate et fait uriner ; l'examen microscopique du *contenu prostatique* peut alors être pratiqué. Quelques cellules épithéliales et leucocytes sont normaux. Mais la prostatite peut être affirmée, s'il existe de *nombreux leucocytes*.

Cette prostatite chronique sera différenciée de la tuberculose, qui présente des îlots d'induration plus larges, associés à des nodules épididymaires susceptibles de ramollissement caséeux.

S'il y a, en même temps, bulbite et cowpérite, on observe de petites éjaculations de liquide lactescent.

Traitement. — Massages de la prostate suivis de la pose d'un des suppositoires suivants :

<pre>
Onguent napolitain . . . .   2 grammes.
Extrait de belladone . . . .   o g. o2.
Beurre de cacao . . . . ; . .   3 grammes.
</pre>

ε) **Cowpérite**. — L'inflammation de la glande de Cowper est le plus souvent aiguë et d'origine *blennorragique*. Elle débute par une douleur périnéale diffuse, exacerbée par la position assise et surtout la pression périnéale.

La cowpérite forme une petite tumeur latérale, du

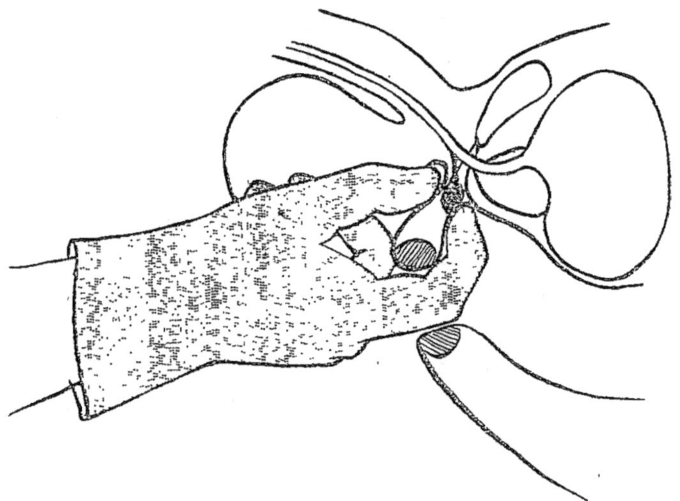

Fig. 48. — Expression de la glande de Cowper par pincement du périnée.

volume d'une noisette, que le toucher montre séparée du bec de la prostate.

La cowpérite chronique ne se confondra pas avec la cowpérite tuberculeuse ou avec un abcès urineux, médian, causé par un rétrécissement et à marche plus lente.

TRAITEMENT. — S'abstenir, à moins de rétention, de manœuvres urétrales. Massage et expression de la glande (fig. 48). *Incision large,* quand le pus est collecté.

Restent deux manifestations extra-urinaires de la blennorragie. Ce sont la conjonctivite et le rhumatisme.

ζ) **La conjonctivite** est due au transport du gonocoque, par les mains du malade, de ses organes génitaux à ses yeux.

Possible chez l'adulte non prévenu, elle est surtout fréquente chez le nouveau-né, dont les yeux s'inoculent au passage du vagin.

Sur mille *aveugles-nés,* huit cents *le sont du fait de la blennorragie ; sur* cent *aveugles quelconques,* trente *le sont encore de ses suites.*

TRAITEMENT. — En ouvrant les paupières, faire attention à la projection du pus. Retourner la paupière supérieure ou placer des écarteurs de Desmarres. Tremper un bourdonnet d'ouate monté sur un stylet dans une solution de nitrate d'argent à 1/5o et cautériser soigneusement les culs-de-sac.

Après quelques instants, ouvrir à nouveau les paupières, l'excès de nitrate s'évacue par les larmes.

Ce traitement est alterné une ou deux fois par jour, suivant la gravité (adulte) avec de grands lavages au permanganate ou à l'oxycyanure à 1/10 000.

Ces moyens sont suffisants en l'abscence d'ulcérations de la cornée (dépolie). Celles-ci seront adressées à l'oculiste.

η) **Le rhumatisme blennorragique** représente les localisations articulaires de la septicémie gonococcique.

Il éclate le plus souvent au cours d'une urétrite devenue chronique ; il se peut alors confondre avec le rhumatisme articulaire aigu.

Localisations rares, mais caractéristiques : temporomaxillaire, sterno-claviculaire.

Donc, en présence d'une crise de rhumatisme d'allures subaiguës, on ne manquera pas de pratiquer, chez l'homme, l'expression de l'urètre et de s'informer, chez la femme, d'une leucorrhée suspecte. La vulvite gonococcique n'est pas rare dans les hôpitaux d'enfants.

Le rhumatisme blennorragique :	Le rhumatisme articulaire aigu :
Envahit deux ou trois jointures (genou, coude et poignet) et s'y fixe pour longtemps.	Envahit de nombreuses jointures, immobilisées un jour, elles sont libérées le lendemain.
Les symptômes généraux sont atténués.	Les symptômes généraux sont très intenses, 37°, sueurs et urines fébriles.
C. viscérales ; absentes.	Très graves (endo-péricardite), pleurésie, rhumatisme cérébral.
Évolution : vers les adhérences plastiques et l'ankylose.	*Restitutio ad integrum.*
Peut suppurer.	Ne suppure jamais.
Traitement : inefficacité du salicylate.	Efficacité héroïque.

Le vaccin antigonococcique (Nicolle) est efficace contre les complications extra-urinaires, le rhumatisme en particulier.

CHAPITRE VIII

Urétrites chroniques. Goutte militaire

La persistance de quelques gouttes de pus s'échappant du méat, au réveil, est le reliquat constant de la blennorragie. Cette « goutte militaire » affirme son déclin, non sa guérison. L'urétrite devenue chronique constitue, en effet, une maladie des plus tenaces. D'où l'importance d'un traitement précoce et méthodique.

INTERROGATOIRE. — Cette goutte paraît-elle encore plusieurs fois pendant la journée, à la fin de la miction ou après la défécation, sous forme de petites éjaculations purulentes, accumulées dans l'urètre postérieur et laissant sur la chemise des taches légèrement empesées et jaune vertes (urétrite subaiguë)? Ou n'y a-t-il plus vraiment qu'une *goutte intermittente* agglutinant les lèvres du méat au réveil? Réponses qui indiquent la quantité et la virulence de la goutte.

Si l'urètre antérieur est toujours envahi, il n'en est pas de même de l'urètre postérieur. Son intégrité ou sa contamination jugent la curabilité de la goutte. Pour le savoir, on demandera donc au malade s'il a eu, au cours de ses blennorragies, une orchite ou une cystite, preuves d'infection profonde. Son envahissement peut être admis péremptoirement, si le malade a eu de nombreuses blennorragies.

On exprimera alors fortement, d'arrière en avant, les diverses portions périnéale, scrotale et pénienne de l'urètre, pour tenter de ramener une goutte au méat. On y parviendra rarement, le malade ayant déjà uriné et, par conséquent, lavé son canal.

A ce premier examen, on ne pratiquera aucune autre exploration du canal. Peut-être cette goutte contient-elle encore des gonocoques ? Donc pas de passage de boule exploratrice, ni de sonde. Ce serait risquer d'inoculer l'urètre postérieur jusque-là sain.

Deux lames seront confiées au malade, pour qu'il récolte sa goutte; il consultera le lendemain matin, sans avoir uriné.

On recherchera immédiatement si l'urètre antérieur seul, ou si les deux urètres sont envahis. Il existe deux procédés :

1° Celui des deux verres, selon que le premier seul ou les deux sont troubles;

2° Un moyen plus précis : le gland étant nettoyé avec de l'oxycyanure à 1/100, l'urètre lavé et la vessie garnie avec une solution à 1/2 000 :

Le premier jour, après massage sur Béniqué de l'*urètre antérieur,* recueillir le premier jet.

Le deuxième jour, après massage de l'urètre postérieur et de la prostate, recueillir le deuxième jet. Le microscope répondra.

Si le deuxième verre présente, au milieu d'urines claires, des *filaments* blanchâtres et allongés, qui se soulèvent et tournoient, en remuant avec un agitateur le fond du verre, ces moules muco-purulents des canaux excréteurs des glandes de l'urètre révèlent une urétrite déjà ancienne. Ils constituent le dernier vestige, d'ailleurs très tenace de la blennorragie, et en sont la signature. Ils ont la même constitution histo-bactériologique que la goutte et n'existent pas chez la femme (brièveté et largeur de l'urètre).

L'urètre exploré enfin, à la boule, présente-t-il quelques brides ou rétrécissements ? L'urétrite est non seulement ancienne, mais l'épithélium kératinisé.

On recherchera alors, par le palper de l'urètre sur le Béniqué, les petites nodosités ou infiltrations diffuses de la périurétrite. Manœuvres préliminaires du traitement.

Traitement des urétrites chroniques

Le microscope, par des examens histo-bactériologiques répétés, permet seul un diagnostic précis et un traitement méthodique.

L'examen de la goutte dénote-t-il des *gonocoques intra-leucocytaires* ?

De grands lavages seront faits au *permanganate*, ou mieux, à l'*oxycyanure au* 1/2 000, surtout s'il y a des bacilles associés (coli, staphylocoques, streptocoques).

On pratiquera ensuite des instillations ; elles ont pour but de déposer lentement une petite quantité d'une solution concentrée dans l'urètre postérieur. Elles se pratiquent à l'aide d'une seringue et d'un instillateur. La petite seringue en argent, à embout pointu, foré d'un trou fin, s'adapte au pavillon de l'instillateur ; son piston doit être poussé très lentement.

Commencer par faire uriner le malade, afin que l'urine ne dilue pas le titre de la solution.

La boule de l'instillateur, choisie un peu grosse, permet

d'apprécier exactement l'arrivée dans l'urètre postérieur. Une main de quelque expérience apprécie, en effet, la légère résistance du sphincter membraneux et s'arrête immédiatement derrière lui, c'est-à-dire juste à l'entrée de l'urètre postérieur. On vérifie la situation de la boule par la longueur approximative de l'instillateur restée hors du méat, ou mieux par le toucher rectal. On pousse alors 3 ou 4 centimètres cubes de solution de nitrate à 1/100, 1/200, et l'on augmente les jours suivants en tâtonnant jusqu'à 1/50. On habitue ainsi l'urètre à des solutions concentrées qu'il n'aurait pas supportées dès l'abord.

Le liquide ne doit pas refluer par le méat (preuve qu'il a été injecté en deçà du sphincter, dans l'urètre antérieur); pas plus que la boule ne doit s'égarer jusque dans la vessie.

Ces instillations seront renouvelées deux ou trois fois par semaine, le malade sera prévenu que, au début, ce traitement, loin de diminuer la goutte, provoque un peu de sécrétion. S'il était suivi d'un véritable écoulement mucoséreux, avec gêne au périnée, cuisson à la miction, le titre serait immédiatement diminué et les séances espacées.

Un nouvel examen ne montre-t-il que des diplocoques extra-cellulaires, mais nombreux, le doute est permis. Les recherches seront renouvelées à plusieurs jours d'intervalle et après suspension du traitement. Une urétrite légère sera provoquée par l'épreuve de la bière : après l'absorption de plusieurs bocks, le malade recueille sa goutte le lendemain et l'apporte. Un lavage prudent avec une solution de nitrate à 1/1 000 est plus sûr.

Les gonocoques persistent parfois avec une désespérante ténacité après un long traitement. Ils reparaissent chez un malade que l'on croyait guéri, après un coït ayant déterminé la rupture d'une glande en rétention. Tant qu'une glande reste infectée, la guérison n'est

qu'apparente (Jeanbrau). On se demandera si une malformation urétrale ne favorise pas cette répullulation
incessante : bride début d'un rétrécissement, méat étroit
(une méatotomie en ouvrant la fosse naviculaire sera très
utile), hypospade (malformation facilitant singulièrement
les récidives blennorragiques). Un fin stylet introduit
dans l'urètre antérieur y cherchera les diverticules para-
urétraux à ouvrir à la pointe du galvano.

Les cantonnements électifs du gonocoque
sont *le cul-de-sac du bulbe et les conduits
prostatiques*.

On pratique, pendant une quinzaine,
tous les deux jours, un grand lavage des
urètres avec garnissage de la vessie à
l'oxycyanure à 1/2000, on masse l'urètre
sur Béniqué n° 55 ; puis on laisse s'écouler
le liquide.

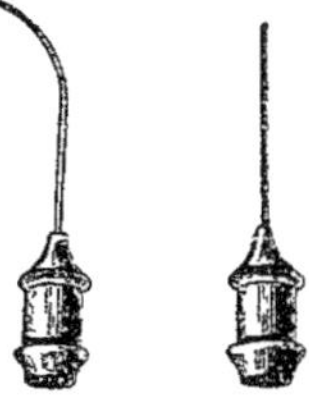

Fig. 49. — Canules
en platine iridié de
Janet.

Par contre, tant que le premier verre est trouble et *qu'il
existe des gonocoques*, il est formellement contre-indiqué
d'user de nitrate et d'introduire des Béniqués.

Les *bains locaux à l'eau oxygénée* seront enfin indiqués,
on injecte doucement deux fois par jour, dans l'urètre
du malade, 4 à 5 centimètres cubes de la solution suivante :

H^2O^2 à 12 volumes . . . . 5 à 10 grammes.
H^2O distillée . . . . 95 —

Le gland, pincé, est entouré d'ouate et une ligature, avec
un gros fil, placé dans le sillon balano-préputial. L'injection est ainsi gardée de une à trois heures.

Nous avons vu guérir par ce procédé, un peu douloureux il est vrai, des gouttes gonococciques ayant résisté
jusque-là à tout autre traitement.

Les *urétrites devenues non gonococciques* sont beaucoup

plus difficiles à guérir. Ces glandes prétendues « aseptiques », après injections irritantes ou mises en culture, décèlent des gonocoques. On voit, en ces cas, une goutte persister indéfiniment, s'exaspérer au moindre excès d'alcool ou de coït, au désespoir des malades (arthritiques), qui se croient incurables et tombent dans une véritable *neurasthénie urinaire* (à la suite de cet « échauffement » qui devait guérir en quelques jours)! La première indication est d'obtenir la suspension temporaire de toute espèce de

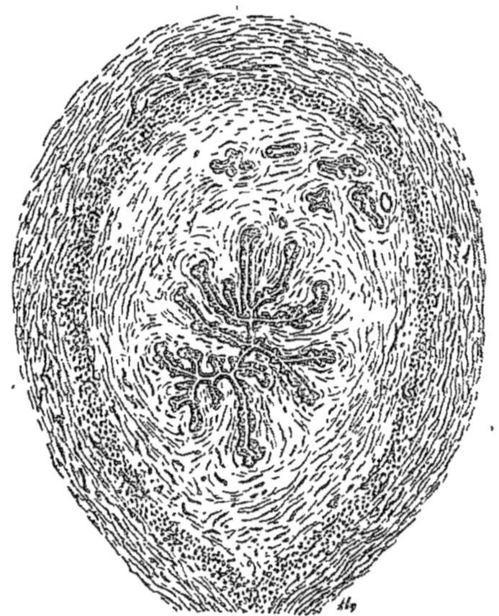

Fig. 5o. — Schéma montrant la multiplicité des glandes para-urétrales.

Fig. 5i. — Le même, en coupe transversale : nécessité des hautes dilatations pour distendre la lumière de l'urètre et évacuer ses glandes.

traitement. Celui-ci, dans l'attente d'une guérison hâtive, a été renouvelé d'une façon trop intensive. C'est ainsi que les instillations de nitrate provoquent des exfoliations de la muqueuse urétrale (un malade blennophobe émit un moule total de son urètre), inffisantes d'ailleurs par leur action éphémère, à s'attaquer aux épaisses strates de la kératinisation.

Si les urétrites non gonococciques peuvent s'observer à la suite d'un coït pendant la période menstruelle ou la grossesse, elles sont le plus souvent des reliquàts blennorragiques. S'il n'y a plus de gonocoques, c'est que ceux-ci sont digérés dans le pus des rétentions glandulaires ; on peut les retrouver, en effet, le lendemain d'un massage sur Béniqué.

Le traitement d'une urétrite chronique, pour être efficace, suppose, avons-nous dit, la connaissance de ses stades histo-bactériologiques ; la paroi urétrale présente en effet les transformations suivantes :

1° *L'épithélium cylindrique*, à un seul rang, de l'urètre normal, se *stratifie* en plusieurs.

2° Il se recouvre d'une, puis de *plusieurs couches de cellules plates cornées.*

Cette *kératinisation* forme une coque épaisse difficilement perméable aux substances chimiques. Les culs-de-sacs glandulaires distendus arrivent à être séparés de l'urètre par 1 centimètre parfois d'épaisseur. Cette muqueuse est devenue un tégument.

Donc les urétrites chroniques anciennes aboutissent :

1° A la kératinisation et non à l'ulcération ;

2° A d'épaisses infiltrations sous-épithéliales ;

3° A l'inflammation des glandes périurétrales.

Pour dépister la kératinisation : instiller du nitrate à

2 p. 100 et examiner le premier jet après six à douze heures. *Les cellules kératinisées prennent, par le picrocarmin, une teinte jaune paille caractéristique.*

1° Si l'épithélium n'est pas kératinisé, qu'il n'y ait pas d'infiltration périurétrale, que les glandes de Cowper, de Littre, le bulbe et la prostate ne présentent pas de foyers d'infection, les lavages et les instillations de nitrate donneront des guérisons définitives.

2° Si l'épithélium est kératinisé, on ordonnera des bains locaux avec la formule suivante, dont le titre sera progressivement augmenté :

Hermophenyl.	} ââ o gr. 5o ; o gr. 75; 1 gr.
Protargol.	
Glycérine.	3o cm².
Chl. de cocaïne	1 gr.
Eau distillée	1 litre[1].

3° S'il y a infiltration interstitielle de l'urètre avec granulations de folliculite, en grain de millet, siégeant sur la paroi inférieure et constituant de vrais repaires gonococciques, les bains locaux précédents ne seront administrés, qu'après dilatation avec un gros Béniqué et massage. L'introduction d'un Béniqué n° 55 ou 6o, produit à lui seul un automassage, puisque le lendemain on retrouve dans l'urètre de nombreux leucocytes.

4° S'il y a suppuration glandulaire : le massage digital, qui expurge les culs-de-sac infectés, doit être pratiqué et allié à la dilatation prudente et à la douche (appareils de Kolmmann, de Jeanbrau-Fournier, etc.). Le microscope

---

1. V. traitement des urétrites chroniques (Motz, *Ann. génito-urinaires*, 19o3). Exceptionnellement, l'urétroscopie permettra de cautériser de petits polypes, d'ouvrir un cyste avec l'aiguille électrolytique.

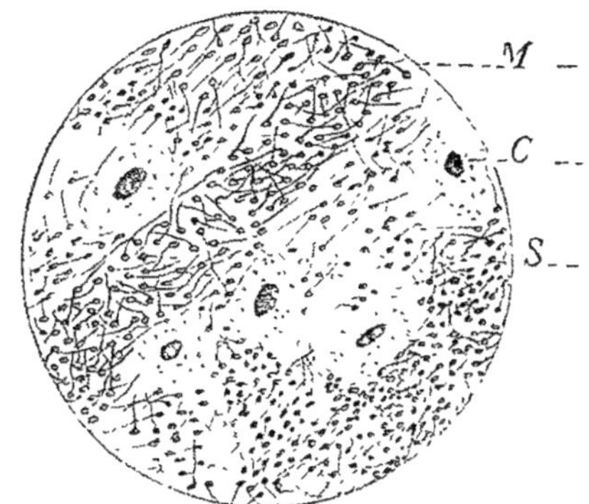

Fig. 52. — Sperme normal.

M, mucus. — C, cellule épithéliale. — S, spermatozoïdes.

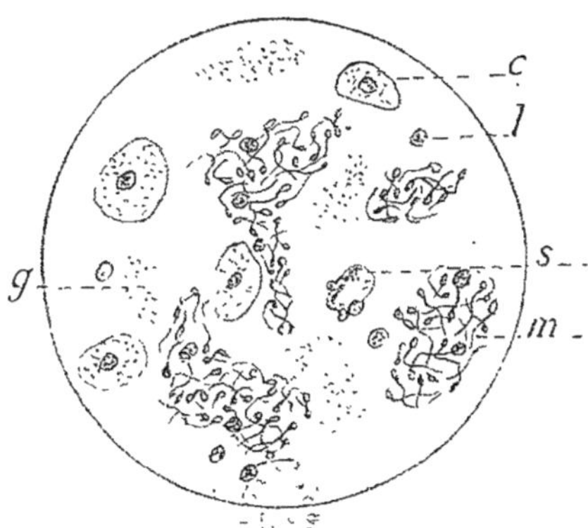

Fig. 53. — Stérilité.

c, cellule épithéliale. — l, leucocyte. — s. symplexion. — g, granulations. — m. îlot de mucus où sont agglutinés quelques spermatozoïdes à flagellum inerte, cassé ou coudé.

Pillet, *Urologie*, p. 86.

vérifiera, que le trouble du liquide de lavage est bien dû au pus et non à du liquide prostatique et à du sperme.

On se rappellera, enfin, qu'une goutte prolongée précède de quelques années les premiers signes de rétrécissement.

Enfin, contre les brides urétrales précédant le ¡rétrécissement, on emploiera les hautes dilatations, au besoin électrolytiques.

Le *mariage* peut être permis si,après les épreuves de la bière et du massage sur Béniqué, plusieurs fois répétés, on ne retrouve ni pus ni diplocoques, et si les filaments ne contiennent que très peu de leucocytes. Chez la femme, il est impossible d'affirmer leur disparition complète. Le coït doit être précédé, chez celle-ci, d'une injection de sublimé; et chez l'homme, d'une miction.

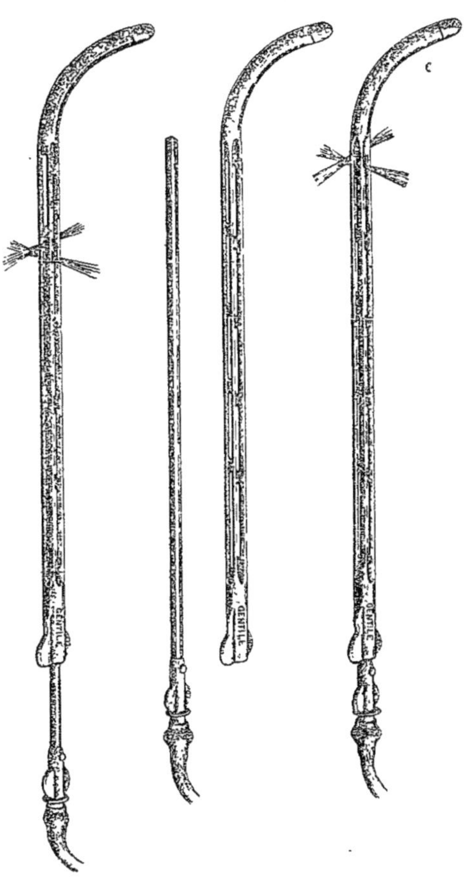

Fig. 54. — Masseur laveur de Jeanbrau.

Sur 475 blennorragiques, 41 p. 100 sont stériles par orchite double et 23 p. 100 par orchite simple.

Sur 1 000 *mariages stériles, il* y a 800 *fois azoospermie par obstruction blennorragique de la queue de l'épididyme.*

Donc ne pas proposer des pansements ou opérations gynécologiques à une femme sans s'être assuré auparavant de la fécondité du mari.

CHAPITRE IX

Les Rétrécis

Les rétrécissements, ou diminution de calibre de l'urètre, reconnaissent deux causes :

1° *La blennorragie*. — Rétrécissements multiples, exclusifs à l'urètre antérieur, d'autant plus serrés qu'ils sont plus profonds et à évolution lente ;

2° *Le traumatisme*. — Rétrécissement unique, pouvant siéger dans toute l'étendue de l'urètre, à évolution rapide. (Voir *Traumatismes*.)

Rétrécissements blennorragiques

Erreurs à détruire. — Croire qu'il existe :

1° Des rétrécissements congénitaux;

2° Des rétrécissements de l'urètre postérieur. (Tous deux exceptionnels.)

Tout urètre dans lequel on ne passe pas n'est pas fatalement rétréci (mauvaise sonde, mauvaise technique, cul-de-sac du bulbe, spasme, grosse prostate).

Les rétrécis sont, en général, des malades jeunes, de quelques années plus âgés que les blennorragiques.

Tel, ayant eu plusieurs blennorragies, dont la première

remonte à dix-huit ans, consulte pour rétrécissement à vingt-cinq. Ne fait pas un rétrécissement... qui veut ! Bien des malades ayant eu plusieurs blennorragies ne font pas de rétrécissement, alors que d'autres, avec un seul « échauffement », en font plusieurs. Le rétrécissement se constitue parfois très lentement : tel rétréci de cinquante ans reste surpris que l'origine de cet accident remonte à sa jeunesse.

Les rétrécis se présentent sous trois types cliniques :

A. Dysurie avec urines claires.

B. Rétention aiguë complète.

C. Infection, distension et incontinence.

A. Dysurie avec urines claires

Interrogatoire. — Le malade consulte parce qu'il urine depuis quelque temps avec des difficultés croissantes. Les mictions sont prolongées, pénibles, et nécessitant un effort abdominal. Le débit du jet, très diminué, a perdu toute force de projection, s'est réduit parfois au goutte à goutte. Les déformations du jet, tortillé, bifurqué (auquel le malade attache beaucoup d'importance), sont dues simplement à l'état du méat, étroit et sclérosé. Des *gouttes retardataires* mouillent la chemise à la rentrée de la verge; c'est que l'urètre distendu, en une poche passive, au-dessus de l'obstacle, laisse lentement filtrer l'urine à travers une filière rétrécie.

Le rétréci urine plus souvent le jour (action de la pesanteur); il doit pousser pendant toute la miction, contrairement au prostatique, qui ne pousse qu'au début, pour amorcer.

Complétons cette histoire par les questions suivantes :

Quelle est la date de la première blennorragie? (Géné-

lement, de sept à douze ans auparavant.) Combien y a-t-il
eu de récidives? Quel traitement a été institué? Le malade
a-t-il pris une injection caustique? A-t-il essayé de « rompre
la corde » (rétrécissement de cause mixte, à la fois traumatique et inflammatoire). Une de ces blennorragies a-t-elle
duré plus d'un mois et a-t-elle été suivie d'une « goutte
militaire » prolongée? La malade a-t-il été traité déjà pour
rétrécissement : dilatation, urétrotomie?

EXAMEN DES URINES. — On fera alors uriner le malade,
et on constatera des urines claires.

EXAMEN DU MALADE. — *L'exploration de l'urètre, à la
boule olivaire, confirme seule le diagnostic.*

On doit commencer avec une boule assez grosse, n° 18
ou 20, qui butera presque infailliblement sur le premier
obstacle, et jamais par une petite. Les rétrécissements
blennorragiques sont multiples et d'autant plus serrés
qu'ils sont plus profonds; ils ne dépassent pas l'urètre
antérieur, contrairement au rétrécissement traumatique
unique et siégeant indifféremment sur les deux urètres.

Cette grosse boule permettra de dépister les brides de
l'urètre antérieur, qui auraient été franchies insensiblement avec un petit explorateur.

La boule arrive sur le rétrécissement et bute, le plus
souvent, d'une façon absolue; il est inutile et dangereux
d'insister. Elle ne passera pas et risquerait, en déchirant
l'urètre, d'amorcer une fausse route.

On prendra, alors, une boule plus petite (de trois
numéros environ); elle franchit l'obstacle précédent, mais
bute, à son tour, sur un second, plus profond et plus
serré.

On peut être amené ainsi à descendre progressivement
jusqu'à la bougie filiforme, qui, seule, franchit l'obstacle.
Le rétrécissement blennorragique, si serré qu'il soit,

n'aboutit pour ainsi dire jamais à l'oblitération complète de l'urètre. Le diagnostic du degré est fait simultanément.

Si la boule a fourni quelques renseignements à l'aller, elle en fournit beaucoup plus au retour, en butant de son talon sur chaque obstacle : *On ne fait le diagnostic d'un rétrécissement qu'après l'avoir franchi* (Guyon).

Il n'existe qu'une cause d'erreur, c'est le *spasme*, qui s'observe chez les nerveux, redoutant l'examen et resserrant instinctivement leur sphincter (qui défend la sensibilité de l'urètre postérieur). Le sensation à la boule est aussi très différente : en cas de spasme, la boule bute sur une résistance dépressible, parce que, arrêtée sur le sphincter, elle met en jeu l'élasticité de l'urètre sain. En cas de rétrécissement, elle bute, au contraire, sur une résistance, donnant la sensation (devant une atrésie serrée), d'un véritable « mur », l'urètre, à son voisinage, étant rigide. Le point d'arrêt de la boule fixe aussi le diagnostic, le rétrécissement siégeant dans l'urètre antérieur, la boule est toujours retrouvée par le palper du périnée. Le sphincter étant derrière le pubis, la boule n'est plus retrouvée que par le toucher rectal. Tel spasme, infranchissable à la boule, cède immédiatement devant un gros Béniqué. Le spasme vaincu n'est plus retrouvé au retrait de la boule.

Une boule olivaire 8 ou 10 passe-t-elle ? C'est un rétrécissement large, qu'il suffira peut-être de dilater. Peut-être, car c'est pendant la dilatation seulement que l'on reconnaît qu'un rétrécissement est ou non dilatable.

Faut-il prendre un filiforme ? C'est un *rétrécissement serré*, qui commande d'emblée l'*urétrotomie interne*.

Le passage d'une filiforme n'est pas toujours chose facile : on pincera énergiquement, entre le pouce et l'index gauches, le sillon balano-préputial ; le gland, solidement fixé, est alors attiré en haut avec force : l'urètre tendu, rectiligne, jusque près de sa partie postérieure, se présente alors favorablement.

Le rétrécissement est alors cathétérisé avec une bougie filiforme, dont l'extrémité « en baïonnette » s'adapte mieux à son orifice excentrique (fig. 55). Dès qu'elle atteint l'obstacle, tournée en tous sens, elle le tâte, par une série

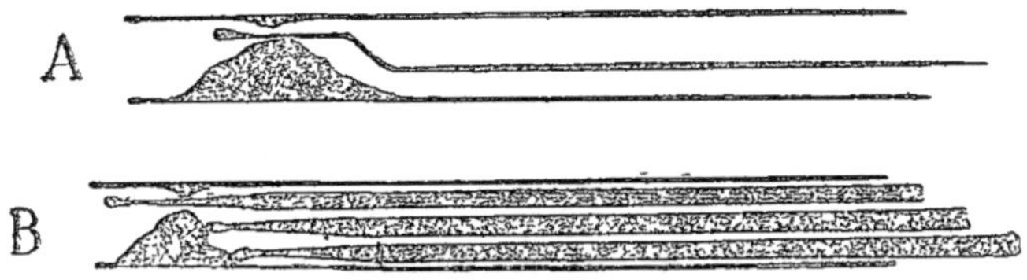

Fig. 55. — Orifice excentrique d'un rétrécissement.
Franchi par une filiforme en baïonnette (A), et par le cathétérisme en faisceau (B), « rossignol du rétrécissement ».

de petites pressions, suivies de retrait, jusqu'à ce qu'un enfoncement facile annonce sa pénétration.

Autant il faut de force dans la main gauche, qui tend la verge, comme pour soulever le bassin, autant il faut de légèreté dans la main droite, qui explore le rétrécissement à la pointe de la filiforme. Sinon, une sensation de lacération, suivie d'arrêt complet et de douleur, avec apparition de gouttelettes sanglantes au méat, annonceront une éraillure de la muqueuse, l'amorce d'une fausse route et un passage désormais plus difficile.

Si la filiforme a franchi un obstacle serré, même facilement, elle sera *fixée à demeure.* On ne tentera pas de passer à sa place une petite sonde, car non seulement elle ne franchirait pas le rétrécissement, mais la sensibilité du canal, mise en éveil, pourrait rendre impossible le passage de la même filiforme. Si le passage de la filiforme était le premier temps d'une urétrotomie d'urgence, n'employer d'emblée que des bougies armées.

Si la tentative a été infructueuse, on essayera le *cathétérisme en faisceau*. La première filiforme étant laissée au voisinage de l'obstacle et maintenue par un aide (pour ne pas s'enfoncer par frottement), on en passe dans l'urètre une deuxième; celle-ci, butant aussi, est encore maintenue, et on en présente une troisième. La lumière du canal étant ainsi déplissée, on tâtonne avec la première, la deuxième et la troisième, l'aide maintenant toujours les deux autres, pour qu'elles ne se barrent pas le chemin. L'une des trois franchit alors le rétrécissement. Une sensation de liberté complète, lorsqu'on enfonce ou retire la bougie, est le signe de pénétration dans la vessie (fig. 55 et 56).

On se rappellera, en effet, qu'une bougie ramollie ou vigoureusement enfoncée, se recourbe dans l'urètre en donnant une fausse sensation de cathétérisme, ménageant, à sa sortie, la surprise d'apparaître plusieurs fois repliée sur elle-même.

Si aucune filiforme n'a pu franchir l'obstacle, on ne s'entêtera pas à vouloir passer quand même, si le malade urine encore seul le jour où il est venu consulter. Après un bain chaud et prolongé, suivi de quelques heures de repos, une nouvelle tentative aura plus de chances de succès. (On a préconisé une instillation d'huile ou d'adrénaline au $1/1\,000$ au contact du rétrécissement.) Si le cathétérisme reste impossible, ponction hypogastrique.

Tout d'abord la filiforme à demeure obture complètement le rétrécissement, mais, à son contact, il ne tarde pas à se ramollir et laisse bientôt l'urine filtrer autour d'elle. On en préviendra le malade, toujours tenté de la retirer. Pendant la présence de la filiforme, le malade vide

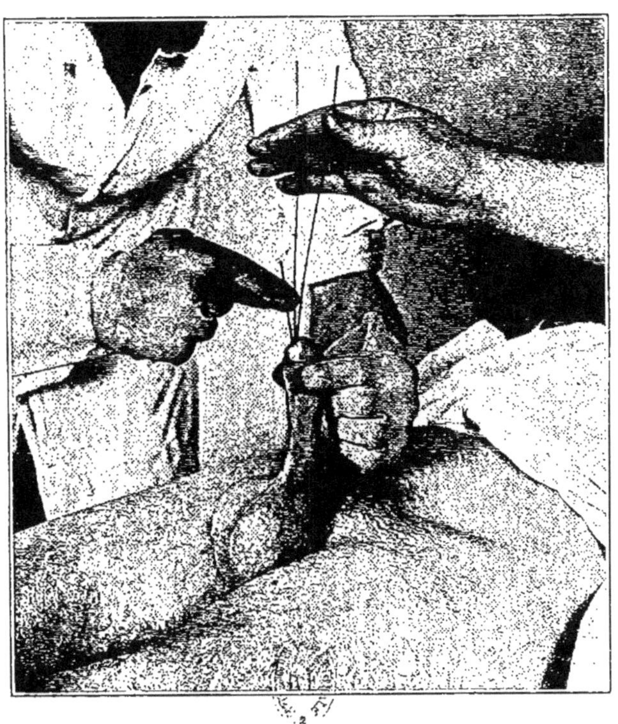

Fig. 56. — Cathétérisme en faisceau d'un rétrécissement très serré.

Trois filiformes distendent la lumière du canal. Deux d'entre elles sont maintenues par un aide pour ne pas barrer le chemin. La troisième a pénétré.

Pillet, *Urologie*, p. 94.

généralement, après cinq à six heures sa vessie, soit goutte à goutte, par filtration; soit par mictions.

S'il s'agit d'un rétrécis prostatique, il peut arriver que la filiforme n'évacue pas la rétention chronique (parfois considérable) qui persiste.

Vide-t-il sa vessie? Telle est l'importante question à poser en terminant l'examen. Elle juge l'état de la musculature vésicale en lutte permanente contre un obstacle chaque jour plus résistant. L'urètre n'étant pas ici perméable, il est impossible de mesurer à l'aide de la sonde, comme chez le prostatique, la quantité d'urines résiduales. On l'appréciera par *le toucher rectal combiné au palper hypogastrique* : le bord cubital de la main délimite rapidement la hauteur du globe vésical soulevé, au-dessus du pubis, par le doigt rectal et apprécie la quantité du résidu annonçant la *rétention chronique*. La distension est donc commençante, c'est une indication d'intervenir rapidement.

TRAITEMENT. — Si le *rétrécissement est large, la dilatation* sera commencée. Il n'y a d'ailleurs qu'une façon de savoir si un rétrécissement est dilatable ; c'est de le dilater. Si *le rétrécissement est serré*, non dilatable mais perméable à la filiforme, on pratiquera l'*urétrotomie interne*.

B. RÉTENTION AIGUE D'URINE

INTERROGATOIRE. — Le malade consulte, en racontant qu'il s'est réveillé la nuit avec l'envie d'uriner, sans pouvoir y parvenir.

Il a fait des *efforts* de plus en plus violents, a essayé toutes les positions, s'est accroupi, a tiré sur sa verge, sans émettre, depuis plusieurs heures, une seule goutte d'urine.

Les douleurs n'ont pas tardé à apparaître ; devenues

vives, elles provoquent une pénible angoisse du malade, qui s'avance courbé, le front baigné de sueurs, portant, avec des plaintes, ses mains à l'hypogastre.

Le globe vésical, facilement délimité par le palper, est parfois visible à jour frisant.

Le diagnostic de rétention aiguë s'impose ; reste à dépister sa cause.

C'est un malade jeune de vingt-cinq à trente ans, ayant eu plusieurs chaudepisses, dont la première remonte à sept ou huit ans. Il reconnaît l'existence de quelques troubles dysuriques préalables : miction avec efforts (retard des premières gouttes) et avoue qu'il a fait, la veille au soir, quelques excès d'alcool ou de coït, causes dynamiques (congestion, spasme) de sa rétention. Celle-ci reste un incident, dans l'histoire d'un rétrécissement ignoré.

Une rétention aiguë est généralement due, à vingt ans, à un abcès prostatique d'origine blennorragique; à trente ans, à un rétrécissement, et à soixante, à une hypertrophie de la prostate.

EXPLORATION. — Si l'on explore à la boule olivaire, qu'elle soit petite, la tentative unique et discrète. Le spasme surajouté au rétrécissement, étant très intense, s'exaspère au moindre cathétérisme et défend ensuite invinciblement le passage d'une filiforme.

TRAITEMENT. — Mieux vaut, si l'interrogatoire fait suspecter un rétrécissement, franchir l'urètre d'emblée et par surprise, avec une petite sonde en gomme qui évacuera lentement la vessie, ou une *filiforme laissée à demeure.* La filiforme serait au besoin passée, à l'aide du cathétérisme en faisceau. Tel rétrécissement paraissant, au début, très serré, sera franchi le lendemain, après la disparition du spasme, par une bougie n° 8 ou 9.

Il suffit dans certains cas heureux, mais rares, que la

sonde arrive au contact du rétrécissement, pour déclancher une miction spontanée. Certains malades ne se sondent ainsi que partiellement.

Le rétrécissement étant très serré et le spasme violent, le cathétérisme impossible, on prescrira un grand *bain chaud prolongé*, dans lequel le malade essayera de pisser ; puis, on se décidera à une *ponction hypogastrique*, surtout indiquée en cas de fausse route préalable. « On ne saurait mettre en parallèle les lésions si graves déterminées par le cathétérisme avec manœuvres prolongées ou irrégulières et une simple ponction de l'hypogastre » (Guyon).

Les mains de l'opérateur et l'hypogastre de l'opéré sont aseptisés à l'alcool et à la teinture d'iode ; une aiguille de l'aspirateur Dieulafoy est flambée

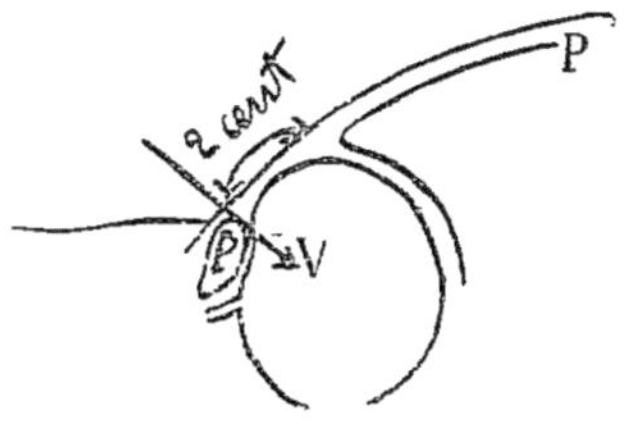

Fig. 57. — Ponction hypogastrique.

Le flèche représente l'aiguille. *P*, Pubis. *v*, Vessie. *p*, Péritoine.

ou bouillie. Il est important qu'elle soit assez fine, car on ne sait pas d'avance si les *urines* retenues dans la vessie sont ou non *purulentes*; il importe donc que la perforation vésicale soit presque capillaire. La ponction au trocart risque l'infection de la cavité de Retzius.

La vessie distendue (3oo grammes) vient prendre contact direct avec la paroi ; le péritoine s'écartant alors de la symphyse de quelques centimètres. Si parfois le péritoine adhère à la vessie et même à la symphyse, il est lui-même cloisonné et peu dangereux.

L'aiguille aseptisée est saisie de la main droite, sa grosse extrémité appuyant dans la paume de la main, l'index repère sur sa tige, suivant l'épaisseur des téguments, la profondeur (5 à 6 centimètres) à laquelle elle doit pénétrer

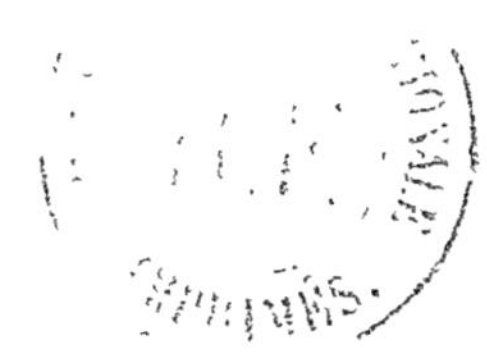

pour atteindre la vessie. L'index gauche, placé au ras du pubis, sur la ligne médiane, sert de repère. L'aiguille est alors enfoncée, bien perpendiculairement, au ras du pubis, en plein globe vésical. A mesure que l'écoulement d'urine se fait, la pointe est abaissée progressivement vers le petit bassin, afin de suivre le dégonflement vésical. Elle est retirée d'un mouvement vif, afin d'éviter au passage, l'inoculation de la paroi. Pansement avec de petits nuages d'ouate superposés et collodionnés.

A la faveur de la décongestion succédant à l'évacuation, le passage d'une filiforme deviendra souvent possible, ce qui évitera de recourir à des ponctions multiples.

RÉTRÉCISSEMENTS COMPLIQUÉS. — 1° *Dégoutte*. — Ils s'observent chez les malades dont la première blennorragie est assez ancienne pour avoir déjà sclérosé le canal et dont la dernière récidive est assez récente pour garder encore quelque virulence. On procédera à une recherche microscopique. Généralement, il existera encore des filaments, mais plus de gonocoques.

Si le rétrécissement est assez large pour admettre la boule d'un petit-instillateur, on traitera d'abord la goutte, afin que les éraillures de la dilatation n'inoculent pas l'urètre et ne provoquent pas une rechute.

Si le rétrécissement est trop serré, on se contentera d'un lavage de l'urètre perméable, en faisant suivre la dilatation, dès qu'on le pourra, d'une instillation. La goutte, en ce cas, est entretenue par le rétrécissement; les hautes dilatations les guérissent simultanément. La dilatation électrolytique est alors particulièrement utile.

2° *D'hypertrophie de la prostate.* — Il est fréquent de voir un rétrécissement contre lequel luttait efficacement une musculature vésicale hypertrophiée, donner signe d'existence, lorsque l'âge venant surajoute un deuxième obstacle : l'hypertrophie.

C'est au hasard d'une exploration chez un malade étiqueté prostatique, que la boule se heurte à des brides ou anneaux multiples et plus ou moins serrés. La boule, portée sur une tige droite, bute infailliblement, comme les bougies, dans la fosse prostatique; aussi devra-t-on commencer la dilatation avec des bougies béquillées de Pasteau.

C. Infecté, distendu et incontinent

Erreur à détruire : « *Les incontinents sont des malades à vessie vide.* » *Leur vessie garde toujours un résidu, souvent énorme.*

Interrogatoire. — C'est un retréci âgé, dont la première blennorragie remonte à vingt ou trente ans. Il a donc un retrécissement ancien, ignoré ou négligé, pour lequel il n'a jamais été dilaté, pas du moins d'une façon complète et prolongée.

Cette vessie, en lutte permanente, contre un obstacle urétral toujours croissant, fléchit et se distend lentement; après la miction stagne dans son bas-fond un peu de résidu. Cette vessie ne se vide plus; il y a rétention chronique, d'abord *sans*, puis *avec distension. Toute urine qui stagne est vouée à la fermentation. Si la distension est la cause première de l'infection, le cathetérisme est la seconde.* L'infection spontanée, hématogène est possible chez un urinaire, mais rare auprès *du contage direct apporté par la sonde,* refoulant (quelle que soit l'asepsie employée) les microbes habituels de l'urètre antérieur. D'où l'importance de cette question de l'interrogatoire : Quand avez-vous été sondé pour la première fois? Combien de fois vous sondez-vous par mois, par semaine ou par jour ?

L'infection se traduit par la *purulence des urines* (examinées par transparence dans un verre et non dans le vase). La cystite aiguë est rare chez le rétréci ; « c'est un incident plutôt qu'une complication » (Guyon). Il est donc rare que la purulence s'accompagne de douleurs et de fréquence.

Chez le rétréci à résidu infecté, la formation de *calculs phosphatiques secondaires* n'est pas exceptionnelle. La sensation de frottement éprouvée par la sonde au contact d'un vieux rétrécissement scléreux sera différenciée du frottement calculeux, toujours plus net. Les petits calculs urétraux se calent facilement derrière un rétrécissement.

Toute cystite étant apyrétique, l'apparition de fièvre révèle une infection périprostatique ou ascendante. — L'atrésie progressant, des accidents graves d'infection et de distension peuvent éclater (après quelques mois seulement dans les rétrécissements traumatiques) après des années dans les rétrécissements blennorragiques. Ces rétrécis, obligés au traitement par leur dysurie croissante ou leurs crises de rétention aiguë, ne présentent le plus souvent, qu'âgés, ces graves complications : infection prolongée provoquant la réaction de la vessie, jusque-là indifférente : mictions impérieuses que le malade n'a pas le temps de satisfaire proprement ; c'est la *fausse incontinence* : le malade urine *involontairement, mais consciemment*.

Puis la sensibilité de l'urètre postérieur et de la vessie s'étant émoussée, l'avertissement de la mise en tension disparaît. La vessie, énormément distendue, ne ressent plus le besoin de miction ; quelques gouttes sont régurgitées à travers son sphincter *involontairement et inconsciemment* : *incontinence vraie* ou *rétention chronique avec distension*. Cette dernière rend possible l'ascension urétéro-pyélo-rénale de l'infection, jusque-là vesicale. Aussi l'anorexie, la langue sèche, blanche au centre et rouge sur les bords, « langue des urinaires », l'atteinte de l'état général sont-ils des signes alarmants, dont l'entourage doit être prévenu.

Traitement. — Plusieurs fois, des malades d'âge mûr nous ont été présentés à la campagne comme incontinents, qui, trouvés rétrécis, ont guéri par l'urétrotomie. *Un vieux rétréci, infecté et distendu, présentant de la fièvre, doit être urétrotomisé d'urgence.* La sonde à demeure, en permettant de copieux lavages au nitrate et en drainant largement la vessie, est la chance ultime, mais non certaine, de sauver le patient d'une septicémie foudroyante.

Le passage préalable d'une filiforme est-il impossible (rétrécissement très serré, malade plusieurs fois urétrotomisé), pratiquer, en toute hâte, une *urétrotomie externe*, ou une *cystostotomie.*

Chez ces grands infectés, si la sonde à demeure ne donne pas de succès, la cystostomie n'en donnera pas davantage. Dans plusieurs cas, l'électrolyse nous a paru réaliser un moindre choc.

Urétrotomie interne

C'est une opération consistant à sectionner par l'urètre, à l'aide d'une petite lame triangulaire, un rétrécissement serré.

Indications. — 1º Rétrécissement serré n'admettant qu'une filiforme ou dont la dilatation commencée ne progresse pas au-dessus d'un petit calibre.

2º Accès de fièvre urineuse chez un rétréci à urines purulentes : urétrotomie d'urgence et de pronostic grave.

Contre-indications. — Rétrécissement dilatable.

Coexistence d'un abcès urineux (l'ouvrir d'abord).

Impossibilité de cathétériser l'urètre même avec une filiforme (indication de l'urétrotomie externe).

Instruments. — L'instrumentation de Maisonneuve est la plus simple ; elle comprend :

1° Une bougie filiforme armée d'un pas de vis ;

2° Une tige métallique droite striée se vissant sur la filiforme et servant de conducteur à la sonde à bout coupé ;

3° Un conducteur cannelé.

4° Des lames n°s 1, 2, 3 ; petites flammes triangulaires coupant à l'aller et au retour, à sommet mousse ;

5° Des sondes à bout coupé n° 16 ou 18 (ni plus grosse, ni plus petite).

Préparation du malade. — Passage d'une filiforme à demeure vingt-quatre ou quarante-huit heures avant l'opération (voir cathétérisme dans le rétrécissement).

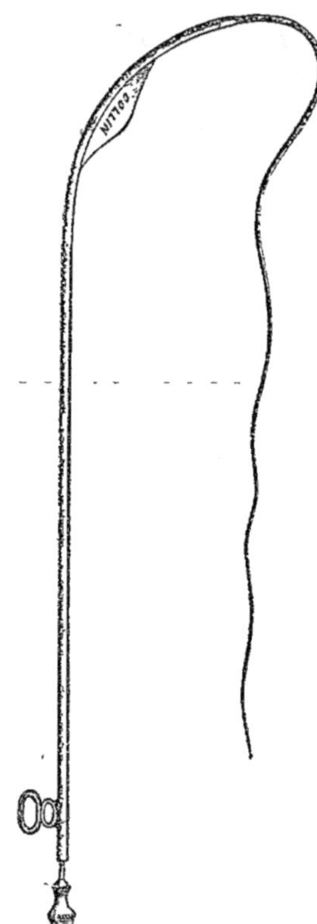

Fig. 58. — Urétrotome de Maisonneuve.

Serrée dans le canal le premier jour, elle le ramollit après quelques heures pénibles (qu'une piqûre de morphine aide à passer) et doit glisser facilement dans sa lumière au moment de l'opération.

Si le premier cathétérisme a été difficile, mieux vaut placer d'emblée une filiforme armée, qui n'aura pas à être changée au moment de l'opération ; laver l'urètre en injectant du nitrate autour de la filiforme deux fois par jour.

Lorsque l'urètre paraît suffisamment souple, on peut

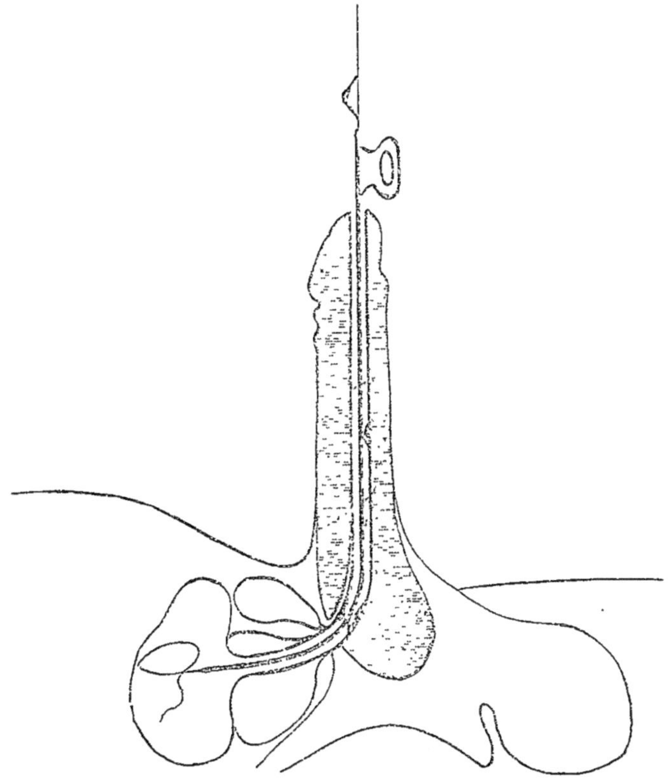

Fig. 59. — Le conducteur placé verticalement fait éviter une section
trop profonde du tissu spongieux.

opérer après vingt-quatre heures, mieux vaut généralement attendre quarante-huit heures, sous peine d'éprouver des difficultés à passer la sonde à bout coupé dans un urètre inassoupli.

Malade couché horizontal, coussin sous les fesses.

Le chirurgien se place à droite; l'aide à gauche.

Visser sur la filiforme la tige métallique, s'assurer qu'elle tient bien après l'armature et enfoncer le tout dans l'urètre; ce qui doit se faire facilement. On est alors certain que la filiforme a bien cathétérisé le rétrécissement et est entrée dans la vessie, sans s'être enroulée devant lui dans l'urètre.

Visser à la place de la tige droite le conducteur courbe et cannelé de Maisonneuve, préalablement huilé; vérifier la solidarité de la bougie et du conducteur. Cathétérisme fait « à la suite », comme par un Béniqué avec ses trois temps. L'introduction doit être faite à fond, l'anneau de l'instrument descendant entre les jambes du malade; il est ensuite ramené à la position verticale (fig. 59).

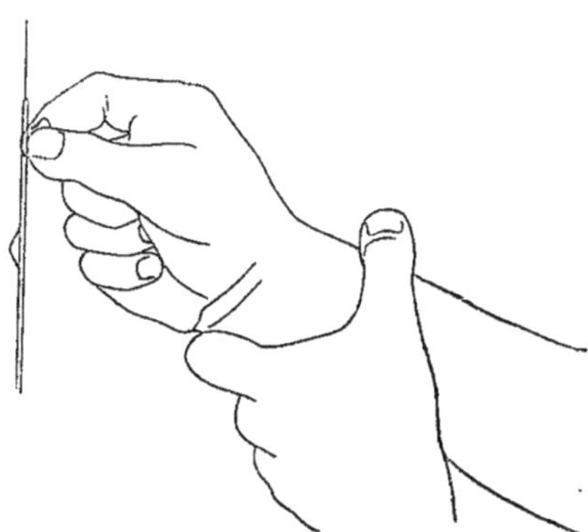

Fig. 60. — Position des mains de l'aide.
Elles immobilisent complètement le conducteur en position verticale.

L'aide saisit l'anneau du conducteur et l'immobilise absolument en position verticale (fig. 60). La lame tenue de la main droite est insinuée dans la rainure, et la verge saisie de la main gauche.

La lame est poussée jusqu'à fond de course puis retirée. La main compte ainsi les multiples ressauts des rétrécissements sectionnés.

Il est parfois nécessaire d'enfoncer la lame avec fermeté. La manœuvre ne doit pas être répétée.

Dévisser le conducteur courbe, revisser la tige droite,

vérifier toujours sa solidarité et glisser sur elle une sonde à bout coupé n° 16 qui dépasse de quelques centimètres l'armature de la filiforme. Saisir entre le pouce et l'index le pavillon de la sonde et la tige métallique et enfoncer le tout jusqu'au contact du rétrécissement. L'aide prend alors la tige et l'immobilise pendant que maintenant la verge de la main gauche le chirurgien pousse d'un mouvement rapide la sonde à travers le rétrécissement jusque dans la vessie (fig. 61).

Retrait de la tige et de sa filiforme.

Lavage copieux de la vessie au nitrate, surtout si les urines étaient purulentes.

Mise au goutte à goutte et fixation de la sonde.

Repos absolu au lit et prise de la température deux fois par jour.

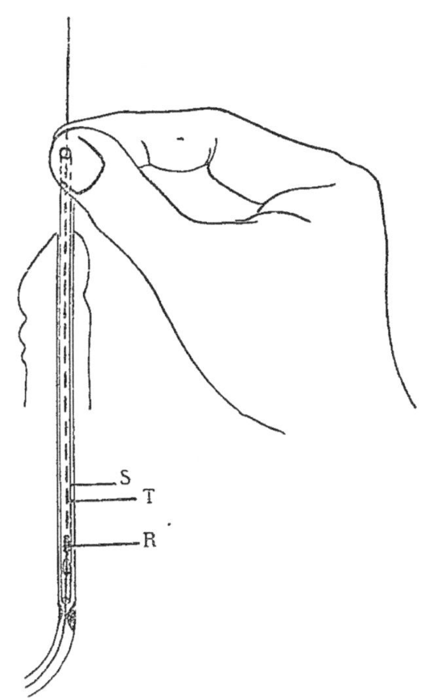

Fig. 61. — La sonde à bout coupé dépassant un peu l'armature de la tige est amenée jusqu'au contact du rétrécissement urétrotomisé.

La sonde est enlevée (à moins de fièvre) après quarante-huit heures.

Urétrotomie avec l'urétrotome de Jeanbrau (fig. 62). — Il y a parfois avantage surtout chez les malades déjà urétrotomisés ou présentant un rétrécissement de l'urètre antérieur (si difficilement maintenus), à faire porter la section sur les différentes parois de l'urètre, ce qui est alors facilement réalisable. Cet urétrotome se compose d'une partie rectiligne, dans laquelle peuvent glisser plusieurs lames, et d'un bec recourbé, monté à vis sur la partie rectiligne : L'instrument, étant uniquement destiné à l'urètre antérieur (c'est-à-dire aux rétrécissements blennorragiques), doit être incliné à 45° sur l'horizontale, au lieu d'être tenu vertical comme le Maisonneuve.

Les sections peuvent ainsi porter successivement sur les parois supérieure, inférieure et latérale. Encore faut-il se rappeler que celles-ci sont doublées d'une épaisse couche de tissus spongieux à ne pas ouvrir sous peine d'urétrorragie abondante (ces parois ne devraient pas être incisées à plus d'un millimètre de profondeur).

Le bénéfice de l'urétrotomie est illusoire, si après dix à douze jours on ne commence la dilatation aux Béniqués. Celle-ci est alors possible et rapide.

ACCIDENTS ET COMPLICATIONS. — *Rupture de la filiforme ou de son armature.* — Si elle reste dans l'urètre antérieur, extraction avec la pince à corps étrangers de Collin. Si elle est dans la vessie, passer une seconde filiforme sur laquelle on effectuera l'urétrotomie. Dilater ensuite et extraire le plus tôt possible la filiforme avec un petit lithotriteur. Ces accidents, absolument exceptionnels, ne sauraient se voir qu'après un

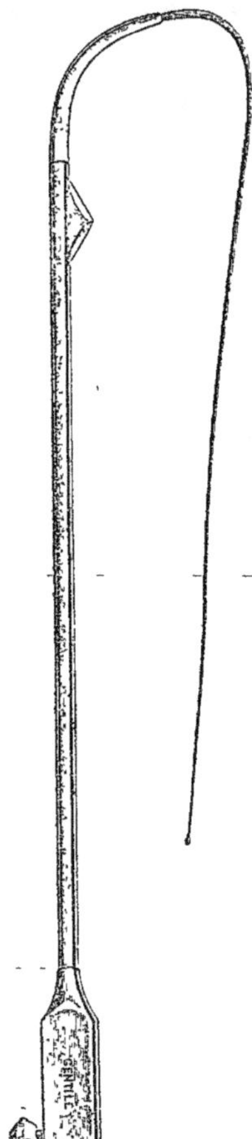

Fig. 62. — Urétrotome à lame tournante de Jeanbrau.

mouvement brutal ou avec des filiformes trop usagées.

2° L'hémorragie, après l'opération, est très minime, mais réapparaît si l'on retire trop tôt la sonde à demeure ou si l'on commence trop tôt la dilatation, le malade urinant encore avec efforts.

3° Impossibilité d'introduire la sonde à bout coupé. Généralement, faute de technique : filiforme repliée dans l'urètre antérieur, sonde trop grosse, urètre insuffisamment préparé. Ne pas mettre de sonde après urétrotomie est un pis aller dangereux.

4° Fièvre : absence de sonde à demeure ou enlèvement trop précoce. Sonde trop grosse : l'urine filtre alors sous pression entre la sonde et le canal. Faire de grands lavages dans l'urètre et la vessie avec la solution de nitrate au 1/1 000.

Si l'urétrotomie a été pratiquée chez un rétréci prostatique, fermer la sonde avec un fausset vaseliné ou un robinet en argent, pour n'évacuer la vessie que partiellement.

En cas d'urètre scléreux, déjà urétrotomisé, comme on en observe chez les vieux rétrécis, user des *Béniqués tranchants* de Guyon, armés d'un petit onglet (fig. 18).

Ils réalisent de petites urétrotomies complémentaires, par incision de la paroi inférieure.

Introduire ces Béniqués, comme des Béniqués conduits, appuyer légèrement sur leur convexité au passage du périnée, ils se heurtent à une résistance qui cède avec un petit craquement. Ils peuvent être alternés progressivement avec les Béniqués ordinaires.

Tout rétréci infranchissable relève de *l'urétrotomie externe*. C'est une éventualité rare pour une main exercée.

La Dilatation

La dilatation est indiquée dans deux cas :

a) Dans un rétrécissement assez récent pour être dilatable.

b) Après l'urétrotomie, pour obtenir une guérison durable.

La dilatation doit être commencée seulement huit ou dix jours après, par crainte d'hémorragie ou d'infection.

Avant toute tentative, lavage de la portion perméable de l'urètre.

Supposons un rétrécissement admettant une boule olivaire n° 6.

PREMIÈRE PÉRIODE. — *Dilatation aux bougies molles.*

La dilatation est commencée avec des bougies semi-molles, en gomme n° 5, passées avec les mêmes principes que les filiformes (fortes tractions sur la verge et douceur dans la progression). Elles peuvent être confiées aux malades éloignés. Elles sont calibrées au 1/3 de millimètre.

DEUXIÈME PÉRIODE. — *Dilatation aux cathéters métalliques de Béniqué.*

Ceux-ci sont calibrés au 1/6 de millimètre.

Au n° 12 des bougies molles correspond le plus petit Béniqué (n° 24). Il n'en est pas moins prudent d'atteindre les n° 15 ou 17 en bougies, avant de passer le premier cathéter métallique :

Les Béniqués, excellents instruments de dilatation, peuvent, entre des mains inexpérimentées, causer des *accidents:*

A. MÉCANIQUES. — 1° *La diminution de calibre du rétrécissement*, qu'on a tenté de forcer par une dilatation trop rapide ; ne jamais passer plus de trois ou quatre Béniqués

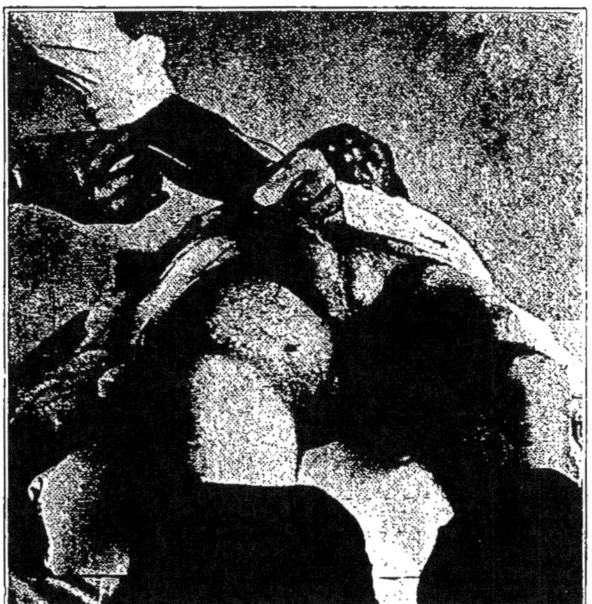

Fig. 63. — Cathétérisme avec les instruments métalliques (Béniqués,
sondes sur mandrins).

Le Béniqué tenu parallèle au pli de l'aine, franchit l'urètre antérieur. Il n'est pas enfoncé
dans le canal ; c'est la verge qui est attirée sur lui. Il ne pourra donc « se coiffer » dans
le cul-de-sac, tendu du bulbe.

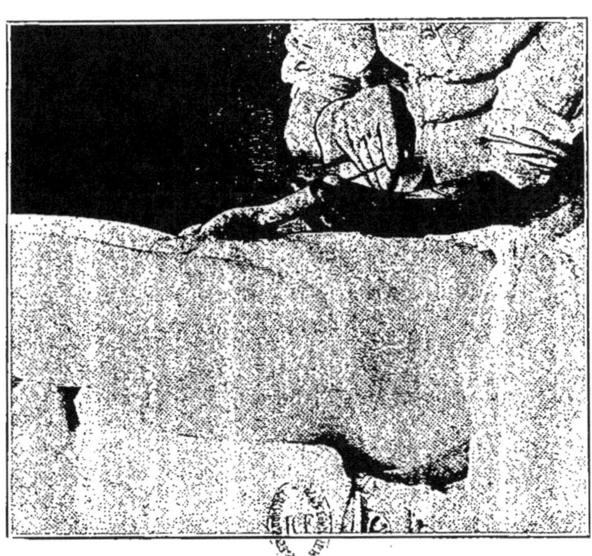

Fig. 64. — La pointe du Béniqué, appuyée sur la paroi supérieure de l'urètre, est
« engagée » sous le pubis, dans l'urètre membraneux.

Pillet, *Urologie*, p. 108.

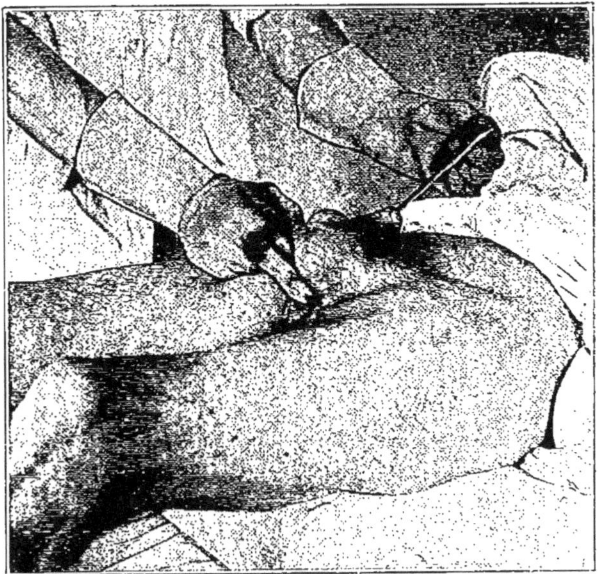

Fig. 65. — Deux doigts périnéaux maintiennent le contact de la pointe du Béniqué contre la paroi supérieure et aident à sa progression.

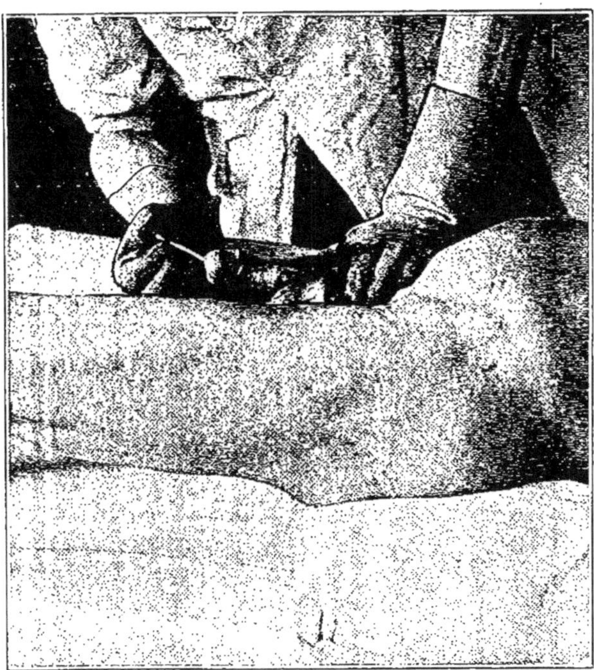

Fig. 66. — Manœuvre prépubienne. — La main gauche appuyant avec force sur l'hypogastre refoule les tissus préprostatiques. Le Béniqué doit s'abaisser de lui-même.

Pillet, *Urologie*, p 108.

de suite, l'éveil du spasme peut maintenir ce recul pendant plusieurs semaines.

2° *La rétention d'urine*, et même l'anurie (quarante-huit heures dans un cas), réflexes aussi d'une dilatation trop rapide.

3° *Les fausses routes*, dilacérant par une manœuvre violente la paroi inférieure de l'urètre. Elles *saignent beaucoup* étant faites en plein tissu spongio-vasculaire. Aussi faut-il arrêter toute tentative, dès qu'une goutte de sang apparaît au méat. Outre qu'elles rendent beaucoup plus difficile les cathétérismes ultérieurs, elles restent une menace d'infection périurétrale, en cas d'urines purulentes.

B. INFECTIEUX. — Les rétrécis, tous plus ou moins distendus et soumis à des manœuvres urétrales, ont souvent des urines infectées. Sans escompter la résistance de leur jeunesse, il faut redoubler de précautions aseptiques ; lavages urétraux très chauds avant et surtout après dilatation quand l'urètre a saigné. Sinon, accidents d'infection :

1° Locale : abcès urineux, prostatite, *orchite* (suppurées), *cystite* ;

2° Générale : Fièvre urineuse.

On se rappellera que les résultats de la dilatation, dynamiques et non mécaniques, sont dus au simple contact de la bougie et non pas au forcement du rétrécissement. C'est ainsi qu'une filiforme à demeure, serrée le premier jour, parvient le deuxième à jouer librement dans le canal. Le rétrécissement est si notablement élargi par l'automassage d'une fine bougie à demeure, que le malade urine aisément et se félicite de sa guérison. Mais ce ramollissement n'est qu'éphémère.

Retenons donc que les pressions excentriques et violentes du cathétérisme forcé, en éveillant le spasme, diminuent parfois pour plusieurs jours, le calibre du rétrécissement. En certains cas, la dilatation, même lente, ne progresse pas, le canal revenant sans cesse sur lui-même; la richesse de l'urètre (comme de l'aorte) en fibres élastiques explique ces « rétrécissements élastiques ».

Temps d'introduction des cathéters curvilignes (Béniqués, sondes sur mandrin):

PREMIER TEMPS. — *Traversée de l'urètre antérieur* (fig. 63).

Le gland étant solidement saisi par la main gauche, le Béniqué tenu de la droite, est présenté au méat, parallèlement au pli de l'aine. Le méat et le collet du bulbe sont les zones les moins extensibles de l'urètre. Si le méat est étroit, il faut le débrider largement. On doit moins enfoncer le Béniqué dans l'urètre, qu'attirer l'urètre sur le Béniqué. Il faut « pouiller » (habiller) le cathéter avec la verge. La fin de ce premier temps est marquée par son arrivée dans le cul-de-sac du bulbe où il bute.

DEUXIÈME TEMPS. — *Passage du cul-de-sac du bulbe.*

La traction sur la verge étant très forte, le cul-de-sac tendu forme un plan sur lequel glisse aisément la pointe du Béniqué, sans se coiffer.

TROISIÈME TEMPS. — *Engagement dans l'entrée de l'urètre membraneux* (fig. 64 et 65).

Le secret de sa réussite est d'assurer un contact intime avec la paroi supérieure. Verge et cathéter étant ramenés sur la ligne médiane, la pointe de ce dernier est relevée sous le pubis.

QUATRIÈME TEMPS. — *Traversée prostatique* (fig. 66).

La main gauche fortement appuyée sur l'hypogastre, puis abaissée jusqu'à la racine de la verge, en refoulant avec force les tissus préprostatiques, redresse la courbure

urétrale sous-pubienne. C'est la « *manœuvre prépubienne* ».

Le Béniqué s'abaisse presque de son propre poids entre
les jambes du malade ; il ne doit pas être poussé, par crainte
de fausse route. Cet abaissement a pour but de lui faire
franchir l'urètre prostatique et non de l'engager dans
l'orifice membraneux. Il suit l'engagement, mais ne doit
pas, sous peine d'échec, le précéder.

La profondeur à laquelle est enfoncé le cathéter, sans

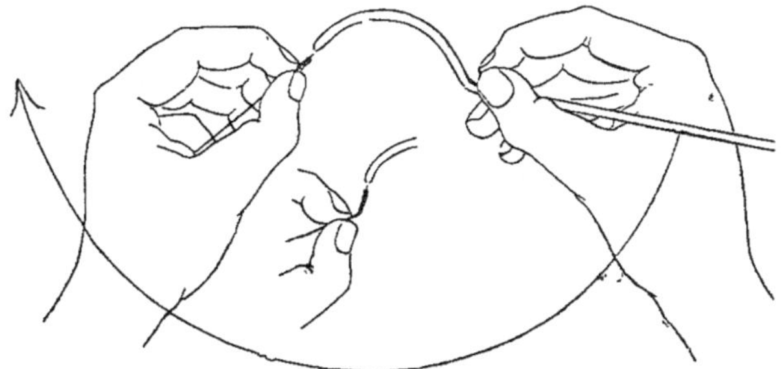

Fig. 67. — Cathétérisme à la suite.

L'armature de la filiforme est saisie tout près de son pas de vis, par la main gauche
immobile ; le Béniqué, tenu comme une plume, est vissé par de grands mouvements
circonférentiels. La filiforme, saisie au-dessous de l'armature, risque de guillotiner son
pas de vis dans le Béniqné.

rebondir, pour ainsi dire, à l'extérieur, confirme l'entrée
dans la vessie. Elle s'est réalisée sans à-coups, « le fameux
sentiment de résistance vaincue » n'a jamais été que la
production d'une fausse route.

Le cathétérisme a été fait méthodiquement, chaque
temps étant poussé à fond, pour préparer le suivant.

Pour sortir le Béniqué, ramener sa palette en haut et la
faire basculer autour du pubis, en renouvelant, en sens
inverse, les temps du cathétérisme.

Dans les cas difficiles, on commencera par placer un
coussin sous le siège du malade, ce qui diminue la cour-

bure de l'urètre prostatique. Puis on s'efforcera de surmonter les deux principaux obstacles :

1° Se coiffer avec la muqueuse lâche du cul-de-sac du bulbe (ce qui est assez aisé chez les gens âgés);

2° S'égarer dans les reliefs de la paroi inférieure de l'urètre prostatique.

Dès que l'on bute, il faut d'abord se dégager, c'est-à-dire ramener doucement le bec de l'instrument à quelques centimètres en arrière de l'obstacle dans l'urètre antérieur. On le présenterait au besoin en se plaçant successivement à la gauche, puis à la droite du malade.

Une main, appuyant sur le Béniqué à travers le périnée, maintient plus intime son contact avec la paroi supérieure et aide à sa progression. Un doigt introduit dans le rectum peut, immobile, appliquer l'instrument contre la paroi supérieure; ou mobile, progresser simultanément avec son bec.

Les plus petits Béniqués sont les plus contondants pour l'urètre. Donc au début, ou toutes les fois que le Béniqué éprouvera quelque difficulté pour passer, on pratiquera le *cathétérisme à la suite*.

En règle générale, et quelque habitude que l'on ait du cas particulier, on ne passera pas de *Béniqué sans conducteur*.

Le rétrécissement est franchi avec une filiforme dont l'extrémité externe est armé d'un pas de vis; on saisit entre le pouce et l'index son armature, tout près du pas de vis, et on la maintient solidement immobile. La main droite visse sur elle la pointe du Béniqué, creusée d'une filière. On s'arrête lorsqu'on sent la filiforme tourner sur elle-même, entraînée par le Béniqué serré à fond; puis on vérifie la solidité du pas de vis, en cherchant à séparer la filiforme du Béniqué. Si, en effet, la main gauche fixe la filiforme au-dessous de son armature, pendant les mouvements circonférentiels du serrage du Béniqué, le pas de vis peut se guillotiner à son intérieur et, après cathétérisme, le Béniqué donne la désagréable surprise de ressortir seul, laissant la filiforme dans la vessie. Force est d'aller l'y rechercher avec un petit lithotriteur, mais l'accident est d'autant plus désagréable qu'il s'agit d'un urètre peu perméable.

Éviter, une fois le pas de vis serré à fond, de donner encore un tour au Béniqué : la filiforme pouvant se tordre et s'enrouler dans l'urètre, faisant obstacle à l'enfoncement.

Parfois la pointe de la filiforme s'enroule dans une vessie vide en formant un véritable nœud qui s'oppose à son retrait. Maintenir la vessie déplissée soit par de l'urine, soit par de l'eau.

Chez le rétréci prostatique, la filiforme peut être arrêtée, dans l'urètre prostatique, coudée en béquille à son extrémité, ou passer avant une bougie solitaire à extrémité béquillée qui « ouvre » la route.

Le Béniqué, bien que monté sur conducteur, doit être introduit méthodiquement avec ses divers temps. Il n'est pas laissé dans l'urètre plus de deux à trois minutes. Plus il reste, plus il est serré (spasme) et son retrait douloureux.

Dès qu'un Béniqué est passé, sans retirer de l'urètre la filiforme, on visse sur elle un numéro plus élevé.

On pratiquera trois séances par semaine, en montant chaque fois de trois numéros. Le dernier numéro de la séance précédente deviendra le premier de la suivante. On ne les poussera jamais jusqu'au frottement serré. On suspendra la dilatation en cas de saignement et on pratiquera quelques lavages, en cas d'écoulement urétral, même léger.

On fera ainsi passer, en trois semaines à un mois, toute la série des Béniqués.

Avant et après la dilatation, faire un lavage chaud et abondant; ce qui préserve des orchites, prostatites, cystites, etc.

Électrolyse circulaire. — Si l'on dispose d'une boîte ou d'un tableau électrique, l'électrolyse circulaire (Desnos et Minet) constitue un procédé rapide et efficace.

Avec la dilatation simple, un mois est nécessaire (à raison de trois numéros par séance) pour atteindre le 55. L'électrolyse circulaire permet de monter chaque fois de cinq à six numéros environ.

Faire passer sur un Béniqué réuni au pôle négatif, pendant que le positif est appliqué sous la fesse, un courant de 5 à 15 milliampères (au maximum). Le Béniqué, qui butait sur le rétrécissement, le franchit bientôt en s'enfonçant comme dans la cire.

Pas d'hémorragie, pas d'infection (sous réserve d'une désinfection soignée de l'urètre avant et après la séance). Et surtout pas de spasme (ce qui est constant après la dilatation simple). L'électrolyse circulaire ne dilate pas mécaniquement l'anneau rétréci, mais « pelure » superficiellement la muqueuse dont les lambeaux sont éliminés par les lavages ou la première miction. Les résultats en sont durables.

Si le rétrécissement est dur et la dilatation pénible, on peut intercaler dans la série quelques Béniqués tranchants également électrolysés.

L'électrolyse circulaire nous a été particulièrement utile dans bien des cas.

M. D..., soixante-cinq ans, souffre depuis quelque temps de douleurs lombaires unilatérales ayant débuté brusquement et demeurées depuis permanentes et atroces, sans rémissions par la morphine. Nous suspectons un cancer du rein, mais un palper attentif décèle à peine son pôle inférieur. Jamais d'hématurie. Ces souffrances ininterrompues et si vives commandent une intervention hâtive. Un cathétérisme urétéral destiné à nous renseigner sur la valeur de l'un et l'autre rein est rendu impossible par la découverte d'un rétrécissement ignoré du malade, qui avoue cependant s'être passé jadis dans l'urètre des bougies médicamenteuses. Première séance de dilatation électrolytique du n° 28 au 40. Huit jours plus tard, deuxième séance, du 38 au 5o. Immédiatement après, cathétérisme de l'uretère.

M. D..., porteur d'un calcul vésical, présente un canal qui admet à peine un n° 18. Ce malade, auquel une taille avait d'ailleurs été proposée, ne consent pas docilement au traitement urétral suffisant.

Endormi, le lithotriteur bute. Immédiatement, nous passons quelques gros Béniqués électrolysés, puis le lithotriteur qui broie un calcul de 2 centimètres et demi. Ce malade est ensuite vérifié au cystoscope.

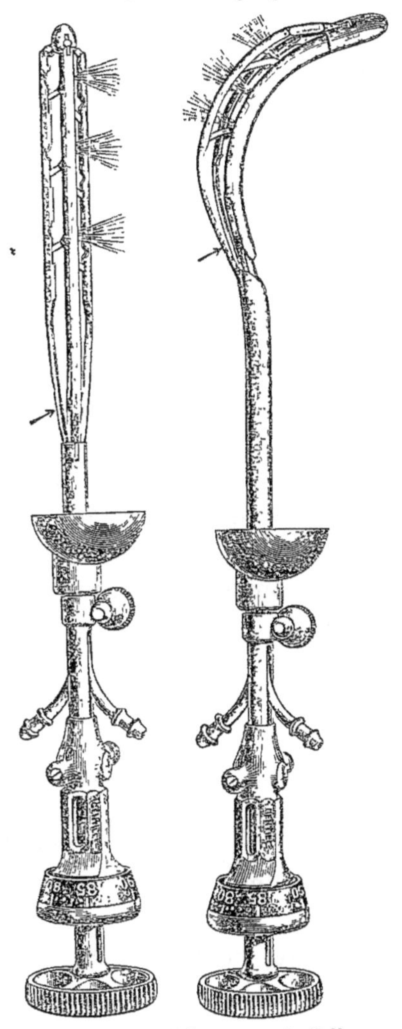

Fig. 68-69. — Dilatateurs de Kollmann, droit et courbe.

La dilatation peut être effectuée avec le *dilatateur laveur de Kollmann*. Mais le volume de l'instrument, la possibilité de réaliser vite de hautes dilatations rendent son maniement délicat. Aussi ne doit-il être employé qu'en période franchement chronique. Son emploi exige beaucoup de prudence et de méthode, sous peine de traumatiser l'urètre (rétrécissement revenu sur lui-même, orchites).

Mieux vaut n'employer que le *Kollmann* droit, assez efficace contre les rétrécissements de l'urètre antérieur, si élastiques et si difficilement maintenus élargis.

Après lavage de l'urètre, introduire le Kollman (droit ou courbe) comme un Béniqué ; l'ouvrir en suivant les degrés parcourus par l'aiguille sur le cadran, faire avec le volant quelques mouvements de va-et-vient pour tendre et relâcher l'urètre, ce qui exerce un véritable massage sur sa paroi ; puis, faire un grand lavage du canal avec un antiseptique faible, qui expurge la sécrétion glandulaire et qui, très chaud, est relativement anesthésique. On atteint vite le n° 5o, puis, très lentement, le n° 6o.

L'électrolyse linéaire peut rendre des services, en cas de rétrécissement peu serré, chez des pusillanimes ou des malades auxquels les travaux de la campagne ou la modicité des ressources interdisent le séjour à la maison de santé. Les séances ultérieures de dilatation sont indispensables.

Enfin dilaté, électrolysé ou urétrotomisé, le malade sera prévenu qu'il est atteint d'une maladie chronique et qu'il doit être dilaté à nouveau tous les six mois et parfois davantage, suivant la nature de son rétrécissement. Chez la majorité des malades, après deux ans de traitement, les résultats restent assez durables. Ordre leur sera donné de revenir dès que réapparaîtra de la gêne mictionnelle.

CHAPITRE X

Infiltration d'urine

Interrogatoire. — Un malade, *porteur d'un rétrécissement ignoré*, mais certifié par l'aveu d'une ancienne blennorragie, et par l'existence de quelques troubles dysuriques ; plus rarement atteint de fausse route ou même de rupture de l'urètre, éprouve, après quelques troubles dysuriques, une sensation de gêne et de tension au périnée.

Examen : Après quarante-huit heures, le périnée examiné dans la position de la taille, les cuisses relevées, apparaît gros, mou, œdémateux ; bien que la peau ait conservé sa coloration normale, le doigt, qui la presse, y imprime son godet. C'est la *première période, d'œdème blanc et indolore.*

Très rapidement, l'œdème gagne le scrotum, qui déplissé, luisant et rosé, acquiert le volume d'une tête de fœtus ; la verge est déformée, le prépuce extraordinairement distendu. Endigué par l'aponévrose moyenne, engainant le transverse profond, cet œdème respecte la région anale et la face interne des cuisses, il se propage au contraire aux aines, à l'hypogastre et jusqu'aux fosses iliaques. Le périnée, alors devenu dur, douloureux, sillonné de traînées lymphangitiques rosées, est soulevé par une tumeur médiane, étendue de la racine des bourses à l'anus. C'est la *deuxième période d'œdème rosé et douloureux.*

Le diagnostic s'impose : *infiltration d'urine* ou mieux *périurétrite diffuse.*

Si l'on n'intervient pas, des phlyctènes gonflées d'une sérosité roussâtre apparaissent, une crépitation fine témoigne de la gangrène profonde, la peau se marbre de taches cuivrées, puis noirâtres, qui s'escarrifient en de larges pertes de substance, provoquant la hernie des testicules, la destruction de la verge et d'interminables fistules... dans les cas heureux.

Etat général : La fièvre minime, au début, monte vite à 39°, 40°, avec l'apparition de l'œdème périnéal. Un ou plusieurs frissons, des nausées, des sueurs profuses, l'adynamie profonde, la langue rôtie annoncent une septicémie rapide et souvent mortelle.

L'infiltration d'urine ne saurait guère être confondue qu'avec l'œdème de l'anasarque ; mais celui-ci est toujours généralisé, en particulier aux malléoles.

Penser à un phlegmon superficiel serait méconnaître singulièrement la pathologie de la région.

Nous ne croyons plus, aujourd'hui, qu'un rétentionniste déchire, dans un effort de miction, la poche urétrale susjacente à un rétrécissement et « pisse dans son périnée ». Car la théorie microbienne nous a démontré que, dans un urètre distendu au-dessus d'un rétrécissement et traversé par des urines infectées, la moindre érosion devient cause d'infiltration, c'est-à-dire *de phlegmon diffus péri-urétral.*

Traitement. — *L'infiltration commande d'urgence, sous menace de septicémie, une incision immédiate et très large.*

1° *Inciser d'urgence le phlegmon périnéal* (fig. 65).

Le malade étant placé dans la position de la taille, la

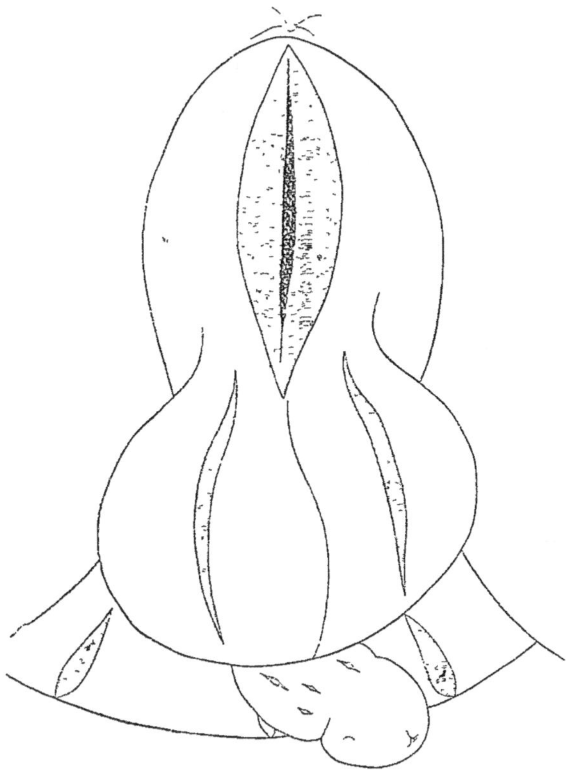

Fig. 70. — Infiltration d'urine.

Incision périnéale médiane, longue (de la racine des bourses à l'anus), « véritable vulve » et profonde (aucun danger d'intéresser l'urètre séparé du bistouri par la nappe de sérosité).

Incisions superficielles du scrotum, des régions inguinale et hypogastrique. Mouchetures sur la verge ou incision médiane dorsale et décollement de la peau avec la sonde cannelée.

région périnéo-scrotale rasée, savonnée et aseptisée ; l'anesthésie obtenue par quelques gouttes de chloroforme les mains gantées, on pratique sur la ligne médiane, même si l'abcès proémine d'un côté, une longue incision allant de la racine des bourses à l'anus : ce doit être « *une véritable vulve* ». Le bistouri, après avoir incisé 4 à 5 centimètres de tissus cellulaires lardacés, ouvrira largement l'aponévrose superficielle. Il n'y a pas danger de blesser l'urètre, car il est toujours séparé du bistouri par la nappe de sérosité ; il vaut même mieux ne pratiquer aucune manœuvre urétrale. Le pus, maintenu sous pression à travers les interstices musculo-aponévrotiques, gicle à distance ; il est d'odeur infecte.

Le doigt, introduit dans la poche, détruit les brides celluleuses qui la cloisonnent et constate souvent qu'elle est latérale. « Peu importe l'épaisseur des tissus gonflés par l'œdème infectieux qu'il faille traverser, peu importe encore que, la collection étant devenue superficielle, le pus s'écoule au premier coup de bistouri ; il faut aller plus loin, arriver à l'urètre et mettre largement en communication avec l'extérieur le foyer juxta-urétral » (Albarran).

L'incision médiane étant très longue, inutile de faire des contre-incisions au périnée. On s'assurera cependant qu'il n'existe pas de fusées antéro-latérales ou ischio-rectales. Deux incisions seront encore menées superficiellement sur le scrotum. Elles ne doivent pas intéresser la vaginale, sous peine de hernie des testicules. Les mouchetures évacuent la sérosité de la verge ; d'autres incisions seront faites au-dessus du pubis, intéressant peau et tissu cellulaire ; ou n'entamera pas l'aponévrose, car les traînées lymphangitiques sont toujours superficielles.

Il vaut mieux pécher par excès que par défaut. On évitera cependant les vaisseaux périnéaux et on ne rapprochera pas les incisions au point de provoquer le sphacèle des ponts intermédiaires. Les tissus congestionnés

saignent abondamment, quelques ligatures auront facilement raison de cette hémorragie.

Des drains seront passés avec un clamp d'une incision
à l'autre, et les plaies tamponnées à la gaze mollement
tassée et sèche, à cause du suintement sanguin. Une
épaisse couche d'ouate hydrophile les recouvre, le malade
émettant ou non des urines par la plaie périnéale.

Un large pansement humide sera
fait dès le jour suivant. Quatre à cinq
jours plus tard, les plaies rosées et
bourgeonnantes sont en voie de rapide cicatrisation ; d'où l'importance
des longues incisions laissant aux décol-
lements profonds le temps de se com-
bler avant la réunion de l'épiderme.
Autant la stagnation et la pénétration
sous pression des urines dans un foyer
fermé déterminent d'accidents locaux
et généraux, autant le simple passage
d'urine même infectée, dans une plaie
ouverte, entrave peu une cicatrisation
hâtive.

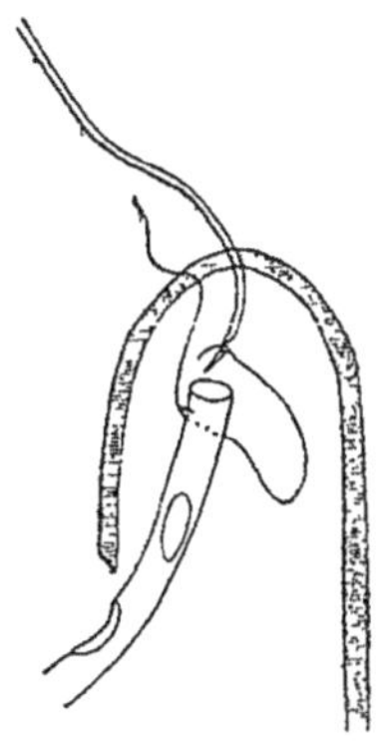

Fig. 71. — Technique
du drain « au pla-
fond ». Fond de la
poche. Aiguille. Drain
suspendu par le crin.

Si la poche périnéale est volumineuse et unique, on
pourra fixer « un drain au plafond ». Un crin étant préalablement lié à l'extrémité d'un gros drain, l'index gauche
est introduit dans le fond de la poche, l'aiguille courbe
est enfoncée près de la branche ischio-pubienne et sa
pointe ramenée dans la poche sur l'index. Un des chefs
du crin est ainsi chargé, puis ramené à l'extérieur, le
deuxième est passé à un centimètre plus loin et les deux
chefs tirés à l'extérieur et liés sur un bourdonnet suspendent le drain au « plafond » de la poche (fig. 71).

2° *S'occuper de l'urètre :*

Si l'infiltration constitue une urgence pour l'incision, le rétrécissement en reste la cause. Les accidents septicémiques périnéaux et généraux peuvent évoluer très vite chez des surmenés ou des tarés même avec rétrécissement large. *S'il est contre-indiqué* (à moins d'urgence) d'explorer le canal, à plus forte raison *de pratiquer l'urétrotomie au moment de la tuméfaction périnéale*, par crainte d'ouvrir une brèche urétrale au milieu d'un foyer septique, il est formellement recommandé de le faire cinq ou six jours après, sous peine de fistule périnéale ou de récidive.

Abcès urineux

Un ancien blennorragique présente une petite tumeur périnéale, médiane, généralement symétrique, du volume d'une noix verte, plus adhérente à l'urètre qu'à la peau ; plus rénitente que fluctuante, car elle soustend l'aponévrose superficielle.

Les symptômes généraux graves de l'infiltration sont ici atténués : *c'est un abcès urineux*. Il est à celle-ci ce qu'est le phlegmon circonscrit au phlegmon diffus. Il y peut verser, comme l'annonce l'œdème précoce du scrotum, mais s'ouvre souvent dans l'urètre, donnant lieu, après l'incision, alors trop tardive, à une fistule urineuse parfois assez tenace.

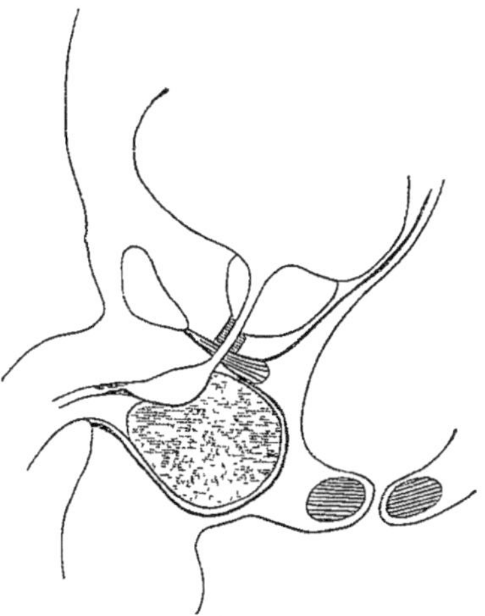

Fig. 72. — Abcès urineux développé autour de la poche de distension, sus-jacente à un rétrécissement.

Ces abcès urineux sont le plus souvent des bulbites, cowpérites ou littrites suppurées.

Le diagnostic n'est à faire qu'avec l'abcès de la marge de l'anus : sans connexion avec l'urètre, il est situé en arrière de la ligne bi-ischiatique, et plus ou moins saillant dans l'ampoule rectale.

TRAITEMENT. — 1° Une incision médiane, précoce et longue ;

2° Après quelques jours, urétrotomie.

CHAPITRE XII

Périurétrite chronique
ou tumeur urineuse

Certains malades, chez lesquels l'abcès urineux a été ouvert, sans que le rétrécissement soit traité, gardent une fistule urineuse interminable. Son trajet s'indure, s'épaissit en des masses fibreuses et élastiques, d'une dureté parfois ligneuse, creusées d'une cavité centrale, elles débouchent à l'extérieur par un ou plusieurs orifices, difficiles à cathétériser avec des bougies fines.

Observés surtout sur l'urètre pénien, ils ne sauraient être confondus avec des nodules tuberculeux, dont ils n'ont ni le siège, ni l'évolution caséeuse.

Traitement. — Rétablir par une urétrotomie interne ou externe la perméabilité de l'urètre.

Une urétrectomie partielle reste la meilleure ressource en cas de rétrécissement infranchissable avec nodosités et fistules périurétrales : elle sera suivie d'un méat périnéal temporaire ou définitif, selon qu'il sera indiqué ou non de reconstituer l'urètre par une opération plastique.

CHAPITRE XIII

Des cystites chroniques

L'étude de ces cystites est importante; car c'est avec cette étiquette que nombre d'urinaires se présentent au médecin. Presque toujours cette cystite est consécutive à une cause ignorée : *tuberculose, calcul, tumeur, prostate,* contre lesquels le traitement banal d'une cystite chronique est absolument insuffisant.

Les types les plus fréquemment rencontrés sont les cystites d'origine blennorragiques ou intestinales. Un blennorragique ancien qui, à intervalles irréguliers, a été successivement instillé, urétrotomisé et dilaté plus ou moins complètement pour *urétrite et prostatite chronique,* consulte pour une *fréquence* croissante des mictions, se répétant toutes les heures, toutes les demi-heures et davantage, la nuit comme le jour; accompagnées de douleurs cuisantes, surtout au moment de la crampe marquant l'évacuation finale du bas-fond. On en conçoit tous les ennuis au point de vue social (spectacle, promenade, etc.). Cette fréquence peut aller jusqu'à la fausse incontinence; elle se maintient la nuit, empêchant tout repos. Cet état vésical résistant depuis un certain temps à des traitements variés indique une *cystite chronique.*

Depuis les formes curables jusqu'aux formes rebelles, tous les degrés peuvent s'observer.

Chez la femme, la vessie, un rein et parfois les deux se sont infectés grâce à la constipation des grossesses ; les urines contiennent alors des colibacilles.

Tout le problème tient dans la découverte *de sa cause*. L'*interrogatoire* peut immédiatement fournir de précieuses indications :

Y a-t-il eu hématurie? (Tuberculose, calcul ou tumeur). Émission de sable ou de graviers? Les douleurs sont-elles exagérées par la marche? (Calcul).

On tiendra compte aussi de l'âge et des antécédents (bacillaires).

Exploration : Une miction dans un verre montre des *urines purulentes*, à réaction alcaline ou ammoniacale, l'*urètre* présente une ou plusieurs brides de rétrécissement; dans les cas anciens, il peut être sclérosé en tuyau de pipe presque d'un bout à l'autre.

La vessie (après miction tranquille) montre un *résidu* notable, sa *capacité* est toujours très réduite : 8o, 6o grammes et moins encore. Ce sont de ces vessies qu'on ne devrait garnir qu'à l'entonnoir; elles seront garnies de moins de liquide encore que n'en indiquait le résidu. Leur palper bimanuel par les touchers rectal ou vaginal est aussi douloureux. Insistons, en passant, sur ce fait : *une vessie incontinente n'est pas une vessie vide, mais une vessie qui a besoin d'être sondée, toujours elle conserve un résidu parfois considérable et qui perpétue l'infection.*

La prostate scléreuse peut présenter plusieurs noyaux indurés. Les reins seront cherchés (comme toujours), sans être sentis, à moins de rein mobile ou d'infection rénale coexistante.

La *cystoscopie*, toujours gênée à cause de la diminution de capacité, montre l'absence de calcul et de tumeur, mais des ulcérations variées. La vessie, semée de plaques verruqueuses ou leucoplasiques, peut prendre même l'aspect d'une plaie à bourgeons ecchymotiques. Les méats urétéraux, dont l'inspection renseigne si utilement sur l'état du rein correspondant, sont souvent difficiles à découvrir, au moins des deux côtés; leur cathétérisme devient problématique, et c'est là une condition fâcheuse, quand cette cystite est entretenue par une infection rénale.

Les cystites chroniques peuvent présenter diverses complications : poussées aiguës, formations de calculs secondaires et surtout dans les cas où l'infection vésicale a été primitive : *infection rénale ascendante*, rapide dans les cystites douloureuses, dont les incessantes contractions provoquent le reflux dans les uretères. Quelle est la cause de cette cystite ?

Le malade est-il jeune ou âgé ?

A. MALADE JEUNE. CAUSES. — 1° *La tuberculose*; c'est vers elle que doit porter le premier soupçon. Une cystite d'une certaine durée, ayant résisté à tout traitement régulier, doit faire craindre une tuberculisation vésicale *toujours secondaire à un rein. L'inoculation est alors la première recherche à pratiquer; on ne craindra pas de la renouveler devant la chronicité. Nous le répétons, la vessie est le réactif le plus sensible de la tuberculose urinaire.* C'est seulement *quand l'inoculation aura été négative* qu'il sera permis d'admettre une *cystite chronique essentielle.*

2° *La blennorragie chronique* est une cause assez fréquente de cystite, moins cependant que la tuberculose; car le médecin y pense généralement trop, au détriment de cette dernière. Ce malade a été atteint jadis d'une ou plusieurs blennorragies, accompagnées d'orchite (preuve de l'infection de l'urètre postérieur) ou de rétention chronique (prostatite), il a pu présenter au début une cystite aiguë, révélée seulement par une douleur et une fréquence plus intenses des mictions. Les urines sont troubles, contenant du pus et quelques microbes d'ordre banal. Des instillations ont été prescrites, mais le malade ne s'y est soumis qu'à des intervalles rares et irréguliers.

L'urétrite postérieure et la prostatite persistantes sont les deux causes qui peuvent entretenir indéfiniment cette cystite. Alors que l'expression de la glande ne fournit plus qu'une sécrétion dépourvue d'éléments histo-bactériologiques, la guérison peut cependant n'être définitive qu'avec la reprise de son volume et de sa consistance normales.

3° *Le rétrécissement*. — Une sténose urétrale entraîne la rétention, dans la vessie, d'une quantité croissante d'urines résiduelles ; cette rétention se complique bientôt d'infection. La vessie réagit alors par la fréquence des mictions, surtout parce que, restant toujours à demi remplie, la quantité d'urines qui peut se surajouter à ce résidu croissant devient de plus en plus restreinte.

4° *L'infection banale*, d'origine intestinale, est un cas assez fréquent chez la femme, surtout pendant la grossesse. La pyurie, fournie par cette cystite, contient des *colibacilles* et l'inoculation est négative. Cette infection peut frapper la vessie seule, plus souvent elle frappe l'un ou les deux reins, la vessie restant au contraire longtemps indifférente à cette pyurie (alors qu'elle réagit si vite au contraire à la tuberculose).

B. MALADE AGÉ : 1° *L'hypertrophie prostatique*. — Comme chez les rétrécis, la fréquence est fonction de la distension passive plus que de l'inflammation même de la vessie qui est distendue au lieu d'être diminuée de capacité.

2° *Le calcul vésical.* — Si un calcul reste latent tant que les urines sont limpides, il se complique au contraire de vives douleurs dès que l'infection s'y surajoute. L'action néfaste est alors réciproque, le calcul traumatisant la muqueuse et la vessie infectée augmentant le volume du calcul en y déposant des couches de phosphates. L'apparition d'une cystite marque donc fortement dans l'histoire d'un calcul. Il ne faut donc pas oublier d'explorer au catheter métallique, au cystoscope (ou par la radiographie, chez les pusillanimes) toute vessie de capacité réduite.

3° *Les tumeurs.* — Tant que le milieu reste aseptique, les tumeurs, comme les calculs, donnent lieu à peu de douleurs; aussi les spécialistes les voient-ils presque toujours trop tardivement. Les hématuries permettent souvent de soupçonner leur présence; mais nombre d'entre elles se révèlent uniquement par des signes de cystite chronique. On se méfiera donc d'une tumeur, chez la femme en particulier, où les calculs vésicaux sont exceptionnels, et on les explorera, en cas de doute, non avec l'explorateur métallique, mais avec le cystoscope.

Les autres causes de cystite chronique sont beaucoup moins fréquentes, elles sont intra ou para-vésicales : rétentions infectées du tabes, des cystocèles chez la femme, constipation invétérée (certains vieillards, paraissant avoir des selles régulières, n'ont que des défécations par regorgement. Cette accumulation de scyballes comprime comme un tampon leur col vésical et cause de la rétention complète).

Le traitement se diversifie avec la cause.

La cystite tuberculeuse d'origine rénale guérira spontanément par la néphrectomie.

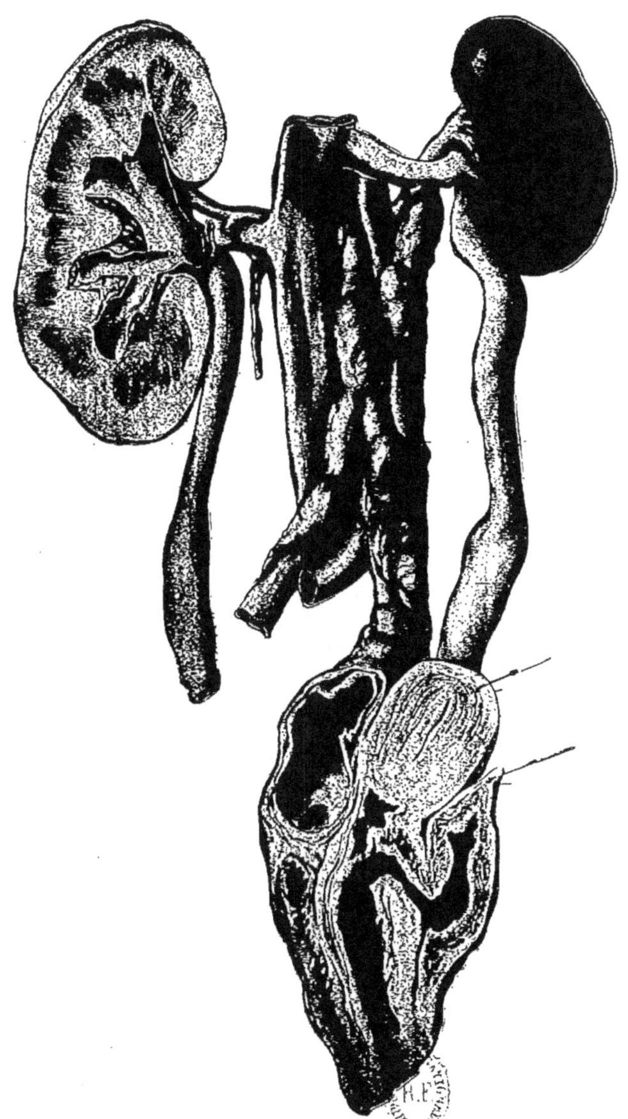

Fig. 73 — Retentissement sur les urétères
et les reins d'un cancer utéro-vaginal avec fistule vésicale.
(Chevassu, *Encyclopédie française d'urologie*, t. II.)

Pillot, *Urologie*, p. 130.

Les calculs seront broyés, les tumeurs extirpées.

La rétention chronique des rétrécis sera guérie par l'urétrotomie et la dilatation; celles des prostatiques par les cathétérismes, si elle est minime, et dès qu'elle sera abondante, par la cystostomie et la prostatectomie.

Quant aux cystites chroniques essentielles, un traitement patient et suivi les améliore et peut les guérir à la longue; mais elles présentent souvent aussi une désespérante ténacité (égale à celle de certaines urétrites chroniques).

Traitement médical. — Régime lacto-végétarien et fruitarien, avec un peu de viandes fraîches. Les tisanes diurétiques et eaux minérales seront prescrites avec modération, car elles exagèrent la fréquence. Contre les douleurs, on emploiera les bains de siège chauds, les grands bains, les compresses très chaudes sur l'hypogastre, les lavements laudanisés, suppositoires belladonés.

Traitement urinaire. — Des instillations de nitrate dans l'urètre postérieur et la vessie seront pratiquées en série (trois par semaine, pendant trois semaines). L'action du nitrate, pour être efficace, doit être « cathétérique », c'est-à-dire provoquer la chute de la muqueuse infectée. Si la capacité s'accroît notablement, des lavages faits à petits coups de piston seront pratiqués. L'enfumage iodé aurait donné de bons résultats.

Aux cystites : verruqueuse, on opposera le curettage de la vessie et de l'urètre; leucoplasique étendue, la destruction des plaques après taille hypogastrique; ces deux interventions étant suivies de drainage et d'instillations prolongées.

La sonde à demeure est souvent utile, mais si elle évacue et repose la vessie, maintenue longtemps, elle n'est plus sans inconvénient sur l'urètre. La *cytostomie réalise* plus complètement ces avantages. Elle sera vaginale ou mieux hypogastrique.

Opératoirement, ces vessies sont difficiles à ouvrir, ratatinées derrière le pubis, réduites au volume d'une noix, enveloppées d'une couche fibreuse étonnamment épaisse, inextensible et absolument intolérante (cystite interstitielle).

Enfin, en cas de cystite ancienne ayant altéré toutes les couches de la vessie, jusqu'à présenter de la péricystite fibro-adipeuse, il n'existe plus qu'un moyen : *la suppression physiologique de la vessie* par une fistulisation maintenue permanente et supprimant complètement les mises en tension pour atténuer les douleurs.

CHAPITRE XIV

Urétéro-pyélites ascendantes[1]

Infection des voies urinaires supérieures

Elle succède à l'infection des voies inférieures (urètre et vessie) et est encore décrite sous le nom d'*urétéro-pyélite*. Son chapitre est la suite naturelle des *cystites chroniques*. C'est la complication terminale de presque toutes les affections urinaires.

Deux notions dominent son étude :

1° *L'infection se surajoute souvent à la distension;*

2° *La gravité du pronostic* : le rein étant l'organe noble des voies urinaires.

Nous éliminons de ce chapitre les infections massives du rein d'origine hématogène, pyélo-néphrites infectieuses consécutives à une typhoïde, une grippe, etc., pour n'étudier que les infections *ascendantes*, reconnaissant pour cause la distension et l'infection vésicales surtout; c'est, en somme, la fin naturelle des vieux urinaires et particulièrement des rétrécis et des prostatiques.

Distension et infection remontant insidieusement au rein sans symptôme bruyant, la faute grave pour un médecin et surtout pour un chirurgien est de n'y point songer. *C'est s'exposer, pour une intervention parfois minime, à un cataclysme.*

Dans quels cas cette infection supérieure est-elle à craindre? Dans tous les cas d'infection vésicale chronique; « on ne meurt pas de cystite chronique, mais de l'urétéro-pyélite qui la complique ». Elle se constitue en toute insidiosité : un prostatique semblant jusque-là uriner normalement accumule inconsciemment dans sa vessie un résidu toujours croissant; vienne un cathétérisme septique ou une infection générale, et le trouble envahit les urines, avec ou sans symptômes généraux. Le méat urétéral après avoir résisté longtemps au reflux urineux se laisse peu à peu forcer : la distension gagne l'uretère. Normalement, celui-ci, de la consistance et du calibre d'une veine moyenne, acquiert le volume d'un crayon, du petit doigt, voire de l'intestin grêle, sa paroi s'indure et sur son trajet s'étagent les zones rétrécies et dilatées.

Le bassinet et les calices atteints de proche transforment le rein en une poche alvéolaire et suppurée de sécrétion fort compromise ; le terme ultime des lésions étant l'atrophie rénale et le fibro-lipome péri-rénal.

Telle est la gravité des lésions anatomiques, il la faut connaître, et retenir qu'elle se dissimule souvent sous la banalité des signes de la maladie causale ; qu'elle se constitue lentement en des années de bonne santé apparente qu'une crise d'urémie peut terminer brusquement.

Symptômes : Chez tout adulte dont la santé fléchit, *examiner les urines*. Bien des pyuries sont ignorées du malade. Retenir que souvent cette infection n'est que le deuxième stade et qu'elle est presque toujours précédée par la distension. Chercher les antécédents de blennorragie dans le jeune âge. Bien des malades oublient (ou n'ont jamais su) qu'un échauffement peut se payer seulement à quarante ou cinquante ans, par un rétrécissement lent mais serré.

Peu à peu s'est installée une *polyurie de défense rénale* contre l'infection ; ces urines, vues dans le bocal, sont pâles, décolorées, contenant peu de chromogène et de matières extractives ; ce pus est intimement mélangé à l'urine, qui ne se clarifie pas complètement par le repos : *urines rénales de Guyon*. La pyurie est abondante, « deux doigts dans le fond du vase », intermittente (par rétention pyélique), variable suivant les diverses heures de la journée (comparer les différents verres).

L'albumine, en disproportion avec la quantité de pus, témoigne non de la fonte des leucocytes, mais d'une altération rénale vraie.

L'urine, acide dans la pyélite primitive (d'origine hématogène), est alcaline dans la pyélite ascendante (d'origine vésicale).

Les douleurs sont le plus souvent réduites à une sensation de gêne lombaire, existant seulement au moment des poussées inflammatoires et congestives. Leur absence est un grand danger pour le malade inconscient. Au contraire, les douleurs relevant de la cause primitive peuvent détourner l'attention du côté de la vessie, les troubles de la miction vers l'urètre, et sous leur couvert, l'infection supérieure progresser jusqu'à une période avancée.

Bilatéralité certaine toutes les fois qu'il s'agit d'un obstacle inférieur : *Obstacles urétraux. Rétrécissements blennorragiques ou traumatiques. Hypertrophie prostatique.* Ce sont les causes les plus fréquentes, mais toutes les autres sont possibles : atrésie congénitale du méat, calcul enclavé dans l'urètre, spasme des tabétiques et hémiplégiques, etc., cystite douloureuse, dont les contractions forcent si rapidement les uretères.

Unilatéralité. — Obstacle sur un uretère, rétrécissement ou déviation par adhérences, traumatismes, calculs, etc., etc.

L'unilatéralité est possible toutes les fois qu'il s'agit d'un obstacle supérieur siégeant seulement au niveau urétéral. L'exploration urétérale fournit seule alors un renseignement certain.

L'infection rénale compliquant un cancer utérin, un kyste ovarien dégénéré ou non, un prolapsus génital, un kyste du douglas (hydatiques), sont assez souvent aussi unilatéraux.

Une notion que l'on ne saurait perdre de vue en cas d'unilatéralité est celle de la *tuberculose* ; à ne pas confondre avec une urétéro-pyélite simple. Pyurie abondante, gros rein, sensibilité urétérale sont, en effet, des signes communs. Donc, ne pas omettre l'examen bactériologique du sédiment et surtout *l'inoculation des urines fraîches*, voire même la recherche des foyers tuberculeux extra-urinaires.

Enfin, il existe des cas mixtes, représentés surtout, par toutes les adhérences pelviennes et l'on comprend toute l'importance de ce chapitre, chez la femme.

Grossesse. — « A la Maternité, disait Cruveilhier, j'ai observé que les uretères de toutes les femmes mortes d'accouchement ou dans les derniers temps de leur grossesse, sont remarquablement dilatés ». « Pendant la grossesse, écrivent Bar et Cathala, l'uretère est tiraillé, étiré et, de plus, comprimé sur la paroi utérine, contre laquelle il s'applique intimement et qui le repoussant en bas et en dehors le distend et l'aplatit ». Un léger aplatissement, une simple déviation suffisent à gêner considérablement l'excrétion rénale, *a fortiori* un rétrécissement vrai. Voici quelques exemples probants : dans un cas de travail prolongé, le dosage d'urée dans le sang donna successivement au début o gr. 45 ; après soixante-deux heures, o gr. 84; cinq jours après l'accouchement, o gr. 35. Expérimentalement Ludwig a constaté que, dans le bassinet, la pression ne dépassait pas 1 centimètre de Hg. Halbertsma a pu interrompre l'écoulement d'une colonne d'urine de 300 grammes en comprimant l'uretère d'un chien sur un trajet de 8 millimètres, *par un poids de 5 grammes.*

Ces pyélo-néphrites de la grossesse reconnaissant pour cause la compression de l'extrémité inférieure de l'uretère, par l'utérus gravide, peuvent occasionner des accidents très graves pendant les dermiers mois de la grossesse. Elles disparaissent généralement après l'accouchement.

Elles sont souvent *unilatérales* et prédominent nettement à droite.

Mêmes accidents peuvent s'observer au cours des fibromes, et les cas d'hydro ou de pyonéphrose n'y sont pas exceptionnels.

La vessie méritera toujours une surveillance attentive ; le malade ayant uriné tranquillement, on appréciera à la sonde la quantité du résidu ; à plus forte raison, ne laissera-t-on pas inaperçu un *globe vésical* de rétention chronique.

La fièvre n'existe jamais *en cas de cystite compliquée,* et c'est là une notion importante à retenir. Celle-ci indique, au contraire, une complication soit prostatique (phénomène de rétention, toucher), soit surtout rénale. Tant que les uretères sont perméables et que le pus s'écoule suffisamment ; les reins restent impalpables, mais peu à peu de petites rétentions s'ébauchent.

Ces accidents aigus sont la sauvegarde du malade, en commandant l'examen et le traitement.

Douleurs vives, frisson, fièvre élevée, caractérisent la *rétention rénale*. Le *palper* dénote alors un gros rein dont les points réno-urétéraux sont sensibles, en particulier l'extrémité inférieure de l'uretère, dans le rectum ou le vagin. Une décharge purulente s'évacue, la détente se produit et la maladie reprend chroniquement son cours.

Les lésions progressant, l'état général faiblit : perte de force, troubles digestifs, état subfébrile, amaigrissement, annoncent la cachexie urémique. (Les œdèmes sont rares comme dans toutes les néphrites urinaires avec polyurie).

Complications. — La fermentation ammoniacale des urines déterminant l'alcalinité et la précipitation des phosphates terreux, la pyurie se complique souvent de calculs phosphatiques secondaires.

Pronostic. — Il varie essentiellement suivant l'unilatéralité ou la bilatéralité.

Explorations cystoscopiques. — C'est, avons-nous dit, la seule façon de savoir avec certitude si l'infection est uni ou bilatérale.

La cystoscopie permet d'inspecter les méats urétéraux, qui renseignent d'une façon approximative sur l'état du rein correspondant.

Le cathétérisme des uretères ne sera fait qu'avec une indication précise et alors qu'elle comportera une indication thérapeutique (dilatation de l'uretère, lavages du bassinet, intervention sanglante). Mais le choc, si léger soit-il, peut être notable chez ces malades, qui en cas d'infection bilatérale sont particulièrement fragiles.

Diagnostic. — L'infection des voies supérieures ne comporte guère de diagnostic, puisqu'elle est la complication

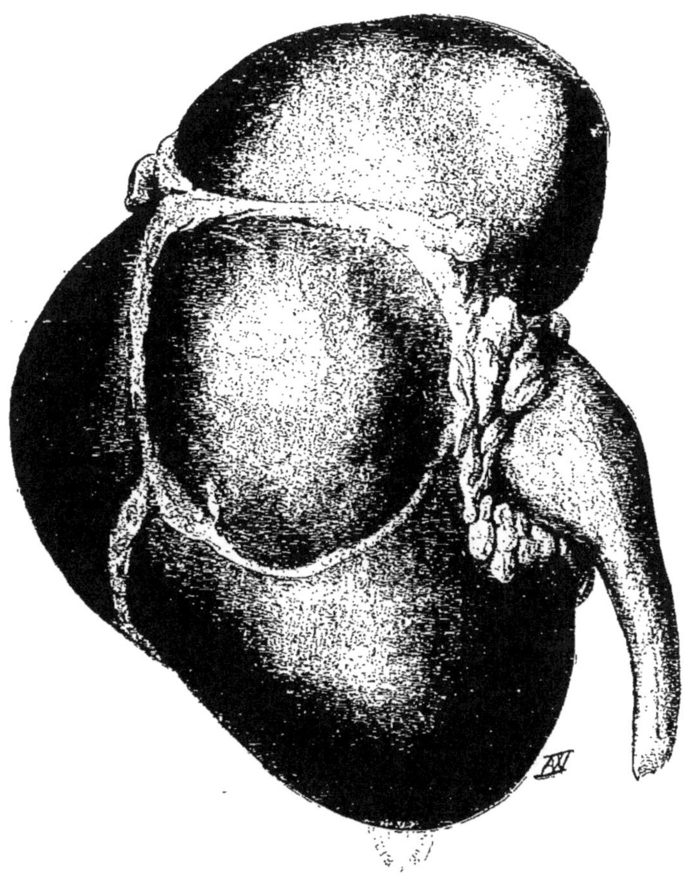

Fig. 74. — Pyonéphrose occasionnée par un fibro-myôme utérin (Desnos).
(*Encyclopédie d'urologie.*)

Pillot, *Urologie*, p. 138.

d'affections multiples des voies urinaires. L'erreur capitale
est de ne pas *s'en méfier en cas de cystite chronique*; c'est
ignorer le pronostic.

TRAITEMENT. — I. *Chez les urinaires.* — Se méfier toujours de la distension et de ses accidents chez les prostatiques et rétrécis, et supprimer la cause de leur rétention
le plus tôt possible. Encore ne faut-il pas se départir des
règles de prudence habituelles; c'est-à-dire, pratiquer les
recherches habituelles sur le fonctionnement rénal et
proportionner la gravité de l'acte opératoire à la résistance
du malade. Tel prostatique qui mourrait d'emblée avec
une prostatectomie, guérit avec une cystotomie préalable;
qui, en ouvrant sa vessie, permet une reprise d'un bon
fonctionnement rénal.

Chez plusieurs rétrécis distendus et arrivant dans un
état général grave, il nous parut de même qu'une simple
électrolyse, cautérisant immédiatement la section urétrale
et n'obligeant pas à la sonde à demeure, troublait moins
l'équilibre hydrostatique des voies urinaires et entraînait
un choc moindre qu'une urétrotomie classique.

Urétrotomie et dilatation consécutives draineront plus
rapidement et plus sûrement un rein qu'une néphrotomie
elle-même (tant la voie naturelle est supérieure à l'artificielle).

On se rappellera avec quelle rapidité ces accidents de
rétention et d'infection se développent dans les rétrécissements traumatiques.

Il faut, de même, évacuer le résidu et laver au nitrate
les vessies en rétention chronique des médullaires, qui
meurent par leurs reins, aussi souvent que d'escarres,
avec complications de méningo-myélite et de cachexie.

II. *Chez les non-urinaires.* — Assez souvent, la compression urétérale cessant, la rétention et l'infection dispa-

raissent ou, tout au moins, la fonction rénale s'améliore grandement. L'accouchement en est le meilleur exemple.

Donc, examiner les urines de tout malade à opérer, particulièrement *en cas d'opérations pelviennes*. Ne pas imputer l'œdème des jambes aux seules compressions vasculaires ; mais demander une analyse détaillée des urines, doser l'albumine : doser l'urée dans le sang, avant de prendre le bistouri et se résoudre à une intervention minima ; dans ces cas, les procédés anciens peuvent être utiles par leur rapidité : hystérectomie avec broches, marsupialisation des kystes, adhérences, etc...

Enfin, en cas d'infection unilatérale, la chirurgie rénale reprend tous ses droits ; la néphrostomie, seule opération permise sur le rein le plus malade, dans les cas bilatéraux, parce qu'elle désinfecte le malade et favorise le fonctionnement du rein opposé (prof. Castaigne) peut être suivie de néphrectomie secondaire ou même primitive, en cas de pyonéphrose vraie et après certitude de la suffisance du rein opposé.

CHAPITRE XV

Prostatiques

Cliniquement : les prostatiques se présentent sous trois aspects :

a) Dysuriques à urines claires ;

b) Malades en rétention aiguë ;

c) Malades portant une *vessie distendue* aseptique ou septique.

A. Dysuriques à urines claires

Interrogatoire. — Un malade, âgé d'une soixantaine d'années, consulte parce qu'il urine plus souvent le jour et surtout la nuit (cinq à six fois) : *fréquence nocturne des mictions.* Il attend les premières gouttes quelques minutes au-dessus du vase : *retard des mictions;* pousse, ce qui accroît la congestion prostatique et, à l'inverse du rétréci, urine d'autant moins qu'il pousse plus fort : *dysurie.* Son jet tombe avec faiblesse du méat (l'atonie vésicale s'étant superposée à l'obstacle prostatique).

On a signalé le retour de quelques érections congestives.

Cette histoire sera complétée par l'interrogatoire suivant :

Quel est l'âge du malade ? L'hypertrophie est exceptionnelle avant cinquante-cinq ans. Rare de cinquante-cinq à soixante et fréquente de soixante à soixante-dix.

Quelle est la date des premiers symptômes ?

A-t-il déjà eu une rétention complète ?

Un peu de sang colore-t-il les dernières gouttes ? (témoignage d'efforts assez violents).

Au contraire, y a-t-il eu hématurie abondante ? Certains prostatiques congestifs présentent des hémorragies assez abondantes et répétées pour en imposer pour un néoplasme.

L'énumération de ces troubles fonctionnels peut égarer l'interrogatoire :

Serait-ce un rétréci, c'est-à-dire un urinaire avouant une ou plusieurs blennorragies antécédentes ? Sa fréquence, en rapport avec la pesanteur, est-elle diurne et non nocturne ?

Un effort soutenu pendant la miction lui est-il nécessaire ? et est-il efficace ?

Vérification sera bientôt faite par la boule olivaire des brides ou anneaux espacés dans son urètre : *Ce peut être à la fois un rétréci et un prostatique au début.*

Serait-ce, au contraire, un médullaire, c'est-à-dire un ancien syphilitique d'âge mûr, présentant déjà quelques signes de tabes (abolition des réflexes rotuliens, douleurs fulgurantes, troubles oculaires) ?

La miction nécessite-t-elle de violents efforts dans l'attitude accroupie et s'accompagne-t-elle de défécation ?

Ces questions ayant suffi à écarter ces hypothèses, on fait uriner le malade dans un verre.

Le seul aspect des urines permet presque de diagnostiquer la période à laquelle est parvenu le prostatique :

1° Urines claires et colorées : Le malade n'a pas été sondé

ou l'a été aseptiquement. Il n'y a pas de résidu ou *résidu limpide*;

2° Urines abondantes, pâles et transparentes, comme de l'eau : *distension rénale* sans infection;

3° Urines abondantes, pâles, mais troubles. Le pus se dépose par repos et refroidissement sans clarifier les urines qui surnagent : *distension rénale avec infection* (pyélo-néphrite septique ou pyonéphrose);

4° Urines purulentes, d'odeur ammoniacale : *infection intense* avec état général grave.

Cette inspection de l'urine, doit, chez le prostatique, précéder toute exploration. *Beaucoup sont morts en quelques jours d'un premier cathétérisme* les évacuant complètement ou septiquement (*distendus ignorés*).

Avant d'aborder l'étude clinique des prostatiques, quelques notions anatomo-pathologiques sont indispensables.

L'hypertrophie prostatique n'est pas constituée, comme on l'a cru longtemps, par l'augmentation de volume de la glande elle-même, mais par la production d'adénomes *intra-glandulaires* comparables à ceux du sein.

Ces néoplasies bénignes se développent dans les glandes courtes, moyennes ou longues de la portion supérieure de l'urètre prostatique. Cette théorie ne s'appuie pas seulement sur des preuves histologiques, mais même cliniques, puisque l'on extirpe parfois de petits adénomes péri-cervicaux, dont le poids est inférieur à celui d'une prostate normale, et avec la guérison des accidents.

Les prostates petites pèsent 3o grammes, les moyennes 6o grammes, les grosses 1oo grammes. Il en est de géantes qui pèsent 4oo et 5oo grammes.

Il faut savoir aussi que l'intensité des troubles fonctionnels n'est pas toujours en rapport avec le volume de l'hypertrophie. Les anciens qualifiaient ces malades de prostatiques sans prostate ; la cystoscopie a montré qu'il s'agissait, en réalité, d'adénomes développés au pourtour du col et venant faire clapet sur l'orifice vésical ; point n'est besoin qu'ils soient volumineux.

D'où les descriptions variées des hypertrophies du col : en barre, en éventail, en croupion de poulet.

Les déformations de l'urètre sont importantes à connaître au point de vue du cathétérisme, elles sont multiples :

Allongement. — Celui-ci porte exclusivement sur la portion sus-jacente au veru montanum. L'urètre normal mesure 16 centimètres, dont 3 seulement appartiennent à l'urètre prostatique. En cas d'hypertrophie, on compte 20, 25, 30 centimètres ; l'urètre prostatique mesure donc 7, 12, 17 centimètres. La sonde, pour atteindre le niveau de l'urine, doit être enfoncée jusqu'au pavillon ; quelques malades usent même de sondes spéciales.

Exagération de courbure antéro-postérieure. — D'où la difficulté d'un sondage sans mandrin courbe.

Déviation latérale. — D'où la nécessité de tourner souvent la sonde sur elle-même, avant de pénétrer dans la vessie ; il y a aussi aplatissement latéral par pression des deux lobes latéraux. Sur des coupes horizontales, l'urètre apparaît comme une vraie fente dont le bord postérieur est creusé de diverticules.

Augmentation de calibre, il est augmenté au point d'admettre un ou deux doigts, il est transformé en une véritable fosse prostatique ; d'où l'indication de sonder avec une grosse sonde, qui déplisse l'urètre.

Examen du malade. — Exploration de l'urètre, de ses obstacles possibles et de leur siège, avec une boule olivaire assez grosse.

La boule exploratrice, d'un numéro moyen, pourra s'arrêter dans l'urètre antérieur, s'il y a coïncidence de rétrécissement; s'arrêter dans la région périnéale, si elle se coiffe dans le cul-de-sac du bulbe, ce que confirmeront la longueur de la tige introduite dans le canal et la palpation de la boule par le périnée;

La boule, enfin, ayant pénétré dans l'urètre postérieur, s'arrête-t-elle presque à l'entrée de la vessie? c'est qu'elle s'égare dans les diverticules prostatiques. De par sa direction rectiligne, elle bute infailliblement sur tous les obstacles de la paroi inférieure.

Une sonde de numéro correspondant passera facilement, à cause de sa grosse béquille; elle a, dans l'urètre prostatique qu'elle déplisse et tend, moins de chances de s'égarer; son calibre étant d'ailleurs moins important que la forme de son extrémité.

L'instrument de choix est la sonde béquille. Elle seule suit fidèlement de son bec, la paroi supérieure de l'urètre toujours indemne, vrai fil conducteur pour arriver à la vessie. C'est dire qu'il n'est pas de plus mauvaises sondes, de plus destinées aux fausses routes, que les sondes droites (bien plus facilement acceptées du malade).

Au bec de la sonde correspond l'index doré du pavillon; celui-ci devra donc être tenu en haut pendant toute la traversée urétrale.

Le malade ayant uriné tranquillement avant l'examen et ne ressentant plus de besoin, les urines ramenées par la sonde constituent le *résidu,*

Une vessie qui ne se vide pas est en état de réceptivité et à la merci du premier cathétérisme septique.

S'il y a résidu, on notera sa quantité et sa qualité (*clair* ou *trouble*).

La capacité vésicale sera prise.

Pendant que le liquide s'écoule, examinons la force de projection du jet.

Au lieu d'être maintenu par une musculature élastique et forte, le jet tombe en bavant, la sonde devant être abaissée entre les jambes du malade. Cette faiblesse du jet est importante à noter; elle montre l'affaiblissement de la contractilité vésicale suppléée par celle des muscles abdominaux qui ne peuvent que déprimer sa paroi antérieure vers son bas-fond approfondi. La dépression manuelle de l'hypogastre termine, en ce cas, l'expression vésicale, dont les dernières gouttes sont alors purulentes.

Il faut savoir cependant- qu'il existe quelques malades présentant les troubles dysuriques du prostatisme, sans hypertrophie apparent de la prostate. La cystoscopie a fait justice de ces soi-disant prostatiques sans prostate.

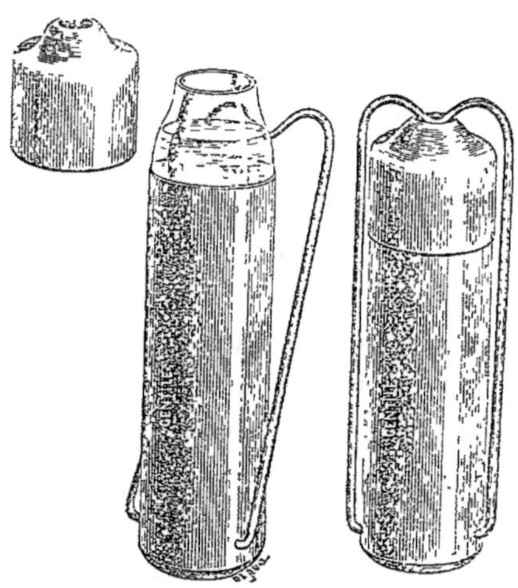

Fig. 75. — Flacons à huile stérilisée.

TRAITEMENT. — *A la première période*, il doit surtout se réduire à des *précautions hygiéniques* :

Le prostatique évitera soigneusement les repas copieux, les libations (vin blanc, alcool) et le coït, causes fréquentes de la première rétention. Il en est de même de la retenue volontaire de l'urine (spectacles, voyage). Le repas du soir sera très léger ; le malade marchera quelques instants dans sa chambre avant de se coucher ; il fera de même, s'il est réveillé la nuit par une envie d'uriner, qui tarde à se produire. Le régime ne sera pas exclusivement lacto-végétarien. Les troubles prostatiques sont souvent entretenus ou exagérés par une entéro-colite avec constipation.

Contre la fréquence, le repos est efficace. Contre la dysurie et les besoins impérieux, le malade, après avoir uriné et pris un grand lavement chaud, conservera un petit lavement de 150 grammes d'eau bouillie, additionnée de 1 gramme d'antipyrine et de dix gouttes de laudanum. Il peut être remplacé par un suppositoire morphiné.

Pas de belladone tant que la vessie conserve quelque contractilité. Prescrire l'extrait fluide d'hamamelis, 3, 4, 5 grammes par jour.

Surtout on retardera le plus possible les sondages, cause

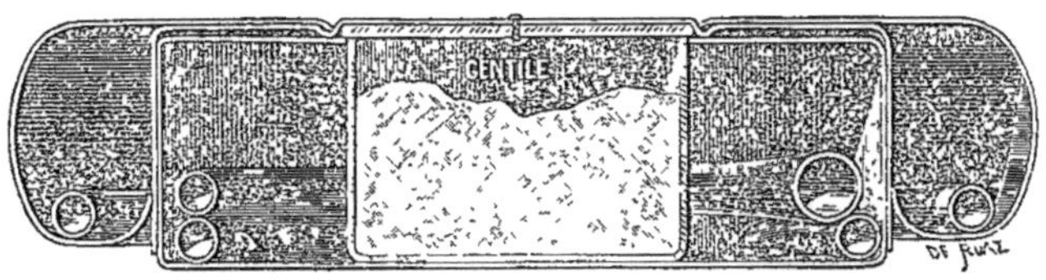

Fig. 76. — Boîte formogène pour sondes de poche.

Ce modèle comprend une boîte centrale disposée pour contenir les sondes stériles, prêtes pour l'emploi, et une boîte périphérique, extérieure à la première, destinée à recevoir les sondes salies : les deux parties s'ajustent l'une dans l'autre et ne forment qu'un tout.

fréquente d'infection, surtout entre les mains du malade (cystites, orchites suppurées, etc.).

Avec un *résidu* de 60 grammes (surtout si la fréquence des mictions interrompt le sommeil), pratiquer un cathétérisme le soir, avec une grosse sonde n° 22, qui, poussée doucement, recalibre l'urètre.

Avec 150 grammes de résidu : deux cathétérismes par jour.

Il est possible que la vessie revienne ainsi presque à l'état normal.

Réinjecter après chaque cathétérisme un peu de nitrate au 1/1000 ou au protargol 1 à 2/1000.

B. En rétention aiguë

Grâce aux magnifiques succès de la prostatectomie, les indications du cathétérisme, avec ou sans mandrin, sont devenues bien relatives aujourd'hui, *dès qu'un prostatique consulte en période de complications, rétention aiguë, hémorragies, distension.* Si l'on parvient à le décider, ce qui n'est pas alors trop difficile, *le mieux est de pratiquer immédiatement la cystostomie,* sans aucun cathétérisme préalable. Ceux-ci risquant toujours l'infection (qui peut être massive chez un distendu). Cette ouverture vésicale permet à la fonction rénale de s'améliorer rapidement, ce dont témoigne bientôt l'état général.

Le cathétérisme n'est donc plus applicable qu'à titre de contre-indication de la cystostomie. Malade indocile, ayant besoin d'être sondé quelque temps, afin d'être convaincu que sa vessie ne reprendra jamais complètement ses fonctions; malade trop âgé ou ayant une tare organique : sucre, albumine; cardiaque...

Ce n'est que sous ces réserves, que nous décrirons maintenant, les applications du cathétérisme chez les prostatiques.

Le malade se présente avec tous les signes de l'angoisse vésicale. La palpation de l'abdomen décèle le globe vésical. L'âge, à lui seul, doit faire suspecter l'hypertrophie prostatique, bientôt confirmée par l'interrogatoire.

Interrogatoire. — Ce malade a fait la veille, « on lui souhaitait sa fête », un dîner copieux, arrosé de vin blanc, et après quelques heures de sommeil, il s'est trouvé dans l'impossibilité complète d'uriner.

La rétention est apparue, après un long voyage en chemin de fer, pendant lequel le malade s'est retenu d'uriner (rétention de wagon). N'a-t-il pas eu d'autres crises de rétention et quelle est la date de la première ?

En tout cas, il présentait depuis quelque temps déjà les troubles dysuriques d'un prosta-tique (fréquence nocturne des mic-tions, retard des premières gouttes), érections passives.

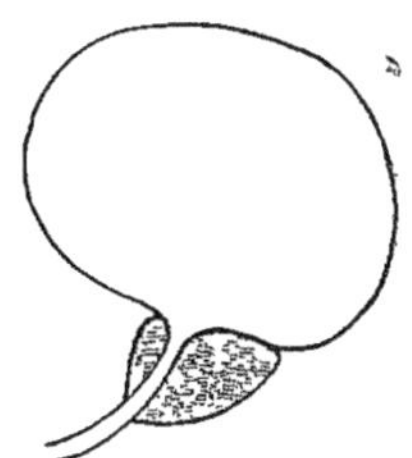

Fig. 77. — Prostate normale.

Une rétention aiguë est due, gé-néralement : à vingt ans, à une pros-tatite blennorragique ; à trente ans, à un rétrécissement, et à cinquante, à une hypertrophie de la prostate.

Confirmation immédiate en sera fournie par le *toucher rectal* (main gantée).

Si, par hasard, on était appelé tout au début de la réten-tion, alors qu'elle n'a pas un caractère tellement angois-

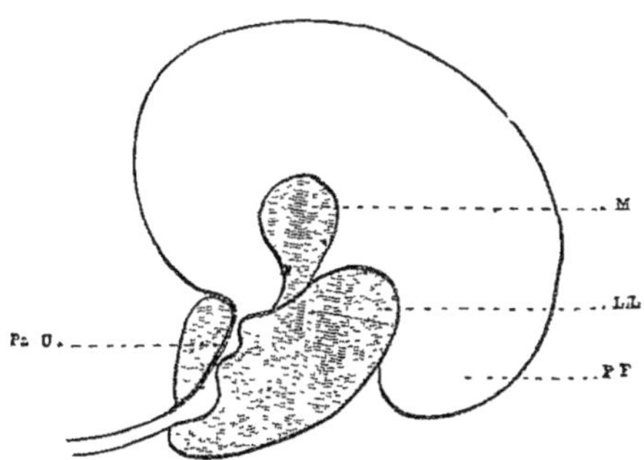

Fig. 78. — Prostate hypertrophiée.

BF, Bas-fond de a vessie distendue. — LL, Lobes lateraux. — LM, Lobe médian. — PAU, Paroi antérieure de l'urètre indemne.

sant qu'il faille une intervention immédiate, on ordon-nerait au malade un petit lavement laudanisé et un grand bain chaud et prolongé, dans lequel il peut parvenir à pisser spontanément.

L'exploration de l'urètre, si on la croit nécessaire, doit être unique et discrète, afin de ne pas exagérer le spasme sphinctérien surajouté.

Force sera le plus souvent de le sonder.

Pour sonder un prostatique, en rétention, il faut éviter avant tout de créer une *fausse route.* Celle-ci est d'autant plus à craindre que le malade réclame avec énergie un rapide soulagement.

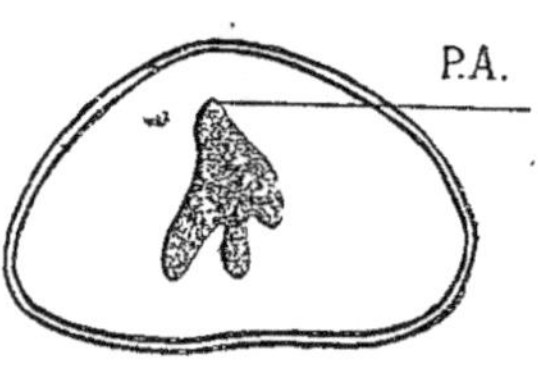

Fig. 79. — Diverticules urétraux dans une prostate hypertrophiée.

P.A, paroi antérieure, régulière, de l'urètre. Le bec de la sonde maintenu à son contact parvient sûrement à la vessie.

On n'oubliera jamais que, chez le prostatique plus encore que chez tout autre urinaire, *c'est le contact ininterrompu du bec de la sonde sur la paroi supérieure qui conduit à la vessie.*

Après une traction énergique, de la verge destinée à tendre l'urètre et en particulier le cul-de-sac du bulbe, on essayera de passer une sonde béquille moyenne. Celle-ci, de son dos arrondi, aborde et soulève l'obstacle, pendant que son bec s'insinue le long de la paroi supérieure. Il est de rigueur de ne pas appuyer; la sonde doit tâter l'obstacle et, tournée légèrement sur elle-même, chercher le pertuis dépressible, où elle s'enfonce facilement.

Si la sonde ne passe pas, c'est que, malgré sa béquille, elle bute encore et toujours sur la paroi inférieure. On peut essayer la sonde bicoudée. Sinon armer la sonde d'un mandrin.

Il en existe deux :

1° Le mandrin courbe, qui donne à la sonde la forme d'un Béniqué, et qui passe, dit M. Guyon, neuf fois sur dix.

2° Le mandrin coudé, qui ajoute à la béquille de la sonde une nouvelle coudure.

Prenons d'abord le mandrin courbe, huilé et introduit dans la sonde : il doit y être « mis au point ». Trop enfoncé, il fait disparaître la béquille de la sonde, précieuse, car, ajoutée à la courbure du mandrin, elle suit plus intimement encore la paroi supérieure.

Pas assez enfoncé, le mandrin laisse libre et molle une portion trop longue de la sonde, qui obéit mal et risque de se plier. L'extrémité du mandrin ne doit pas, enfin, être arrêtée, au niveau de l'œil de la sonde, par lequel il peut pointer et blesser dangereusement le canal. *Son extrémité doit affleurer exactement l'œil de la sonde.* Le mandrin a également tendance à tordre la sonde sur elle-même, en sorte que la béquille, déviée à droite ou à gauche, ne répond plus au papillon bloqué dans le pavillon. Rectification en sera faite. Il sera enfin maintenu, en enfonçant son papillon dans le pavillon de la sonde, où un tour de vis l'immobilise. La vis maintenue en haut correspond à la béquille terminale.

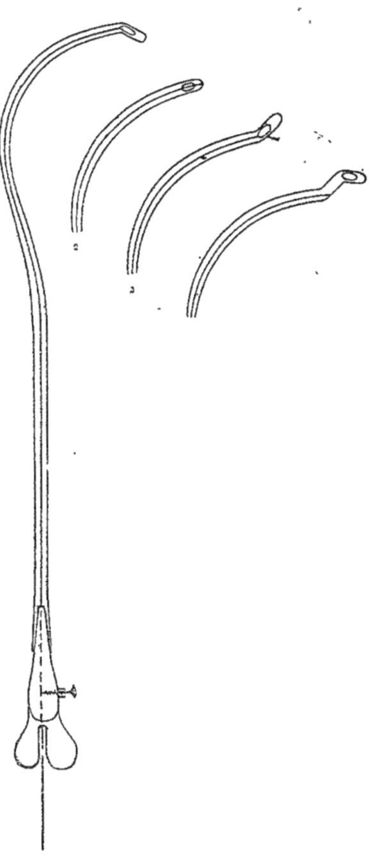

Fig. 80. — Ajustage du mandrin.

1. Mandrin bien ajusté, il affleure l'œil de la sonde.
Mandrins mal ajustés : 2. Enfoncé à fond, il supprime l'avantage de la béquille. — 3. Il pointe à travers l'œil et risque de dilacérer l'urètre. — 4. Trop court, il laisse l'extrémité molle.

La sonde ainsi montée et huilée dans toute son étendue est passée comme un Béniqué avec ses trois temps classiques. (Voir le temps d'introduction des cathéters curvilignes.) Ne pas oublier :

1º De placer un rouleau sous les fesses du malade ;

2º De pratiquer (dès l'engagement dans l'urètre membraneux) une manœuvre prépubienne énergique ;

3º D'abaisser, entre les jambes du malade, le mandrin.

Le cathétérisme sur mandrin courbe est la manœuvre de choix; elle réussit presque infailliblement entre des mains expérimentées, sur un urètre d'ayant pas déjà de fausse route.

En cas d'échec, on retire la sonde et on remplace le mandrin courbe par le *mandrin coudé*.

Avec ce dernier, on peut tenter une manœuvre nouvelle et très efficace : *le retrait progressif du mandrin* (fig. 81). La sonde armée est amenée non pas au contact de l'obstacle, mais seulement dans l'urètre membraneux ; le mandrin est retiré de 1 centimètre et la sonde poussée ;

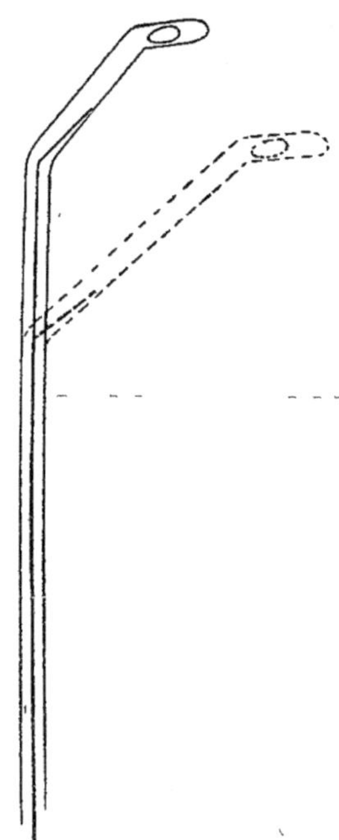

Fig. 81. — Manœuvre de retrait progressif du mandrin.

Cette manœuvre rapproche de plus en plus le bec de la sonde, de la paroi supérieure de l'urètre.

elle ne passe pas ; le mandrin est encore retiré de 1 centimètre. Qu'on essaye hors de l'urètre cette manœuvre et l'on verra que ce retrait progressif du mandrin allonge et relève, au fur et à mesure, l'extrémité libre de la sonde, qui parvient ainsi à surmonter un relief prostatique volumineux.

Ce cathétérisme, nous le répétons, doit être conduit avec méthode et douceur, une fausse route rendant, les jours suivants, difficile et dangereuse la traversée urétrale. On ne fera donc pas du « cathétérisme appuyé », surtout si la sonde bute dans l'urètre prostatique; elle traverserait infailliblement le parenchyme friable de la prostate. Les tentatives seront toujours arrêtées dès l'apparition de quelques gouttes de sang au méat. Il est d'ail-

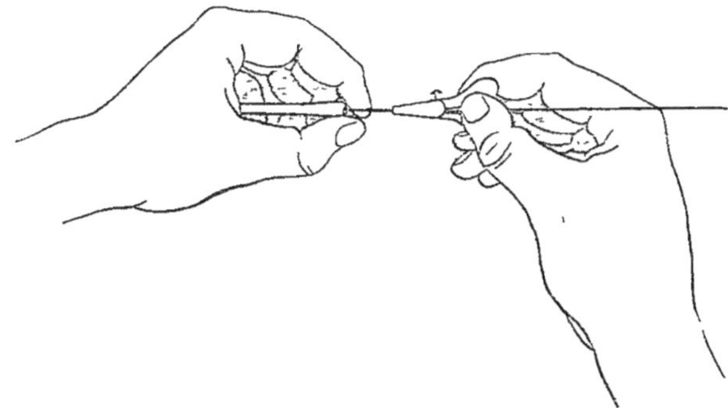

Fig. 82. — Retrait du mandrin.

Le pavillon de la sonde est solidement retenu par le pouce et l'index gauche ; le mandrin décrit en sens inverse les temps du cathétérisme.

leurs rare de passer avec le mandrin coudé (qui abîme les sondes) quand le mandrin courbe a échoué.

La sonde ayant, par l'un ou l'autre de ces procédés, pénétré dans la vessie, son pavillon est maintenu immobile par la main gauche, pendant que la droite retire le mandrin de son intérieur, en dessinant en sens inverse les temps du cathétérisme. Pendant cette manœuvre, on fixera énergiquement la sonde, qui, entraînée par le mandrin, sort facilement de la vessie (fig. 82).

La sonde à courbure de Béniqué remplace avantageusement les mandrins trop rigides.

Si la rétention ne date que de quelques heures, la vessie

peut être évacuée complètement, mais lentement, sans faire pousser le malade et sans appuyer sur l'hypogastre; d'ailleurs, l'évacuation complète s'accompagnant d'une contraction finale très douloureuse (colique vésicale) et surtout d'hémorragies d'origine congestive, il faut soit abandonner quelques grammes d'urine, soit réinjecter un peu d'eau boriquée.

Si la sonde a dû être passée sur mandrin, elle *sera fixée à demeure* et obturée par un fausset.

Cette déplétion de la vessie la décongestionne efficacement et atténue le spasme, au point que, le lendemain, le cathétérisme peut être facile.

Si, par malheur, l'urètre était absolument infranchissable, ou le siège d'une fausse route, il faudrait savoir s'arrêter à temps et se résigner à pratiquer exceptionnellement une *ponction hypogastrique*.

Un grand bain chaud, la diète, un peu d'exercice achèvent de décongestionner la prostate et, après vingt-quatre ou quarante-huit heures, la rétention disparaît. Un examen complet sera pratiqué à loisir et les prescriptions générales instituées.

Souvent, cette première rétention indique une vessie depuis longtemps en rétention chronique et qui ne s'évacuera plus complètement sans sondage. Souvent encore, les mictions ne reparaîtront plus spontanément; ces vessies n'évacuant auparavant que leur trop-plein.

Mieux vaut, chez les campagnards en particulier, proposer une prostatectomie, que de leur montrer à se sonder eux-mêmes; ce serait ouvrir la porte aux complications infectieuses : cystites, orchites suppurées, fausses routes, etc.; l'opération, qui reste toujours indiquée, ne pourra plus alors être effectuée en milieu aseptique.

C. Infectés, distendus, incontinents

Un prostatique, gardant à son insu du résidu, est voué, comme un rétréci de vieille date, à deux graves complications : l'*infection* et surtout la *distension*.

INFECTION

L'*infection* reste des années à son stade vésical : *la cystite*. S'il est difficile de désinfecter une vessie jeune, il est impossible d'y parvenir dans ces vessies scléreuses, semées de loges soumises à de fréquentes poussées congestives et jamais vides. Infectées à petite dose, par des cathétérismes rares, entourés d'un simulacre d'asepsie, elles réagissent lentement. La cystite se constitue d'emblée subaiguë ou chronique. Les douleurs sont minimes, les mictions espacées, mais *les urines sont troubles* (caractère important et souvent unique). En cas d'infection ancienne, elles peuvent même présenter, après stagnation dans le bas-fond, une véritable fermentation ammoniacale.

Donc, toutes les fois qu'un homme âgé présente des urines troubles avec un passé de dysurie et de rétention, suspectez un prostatique à vessie infectée par sondages. Les premiers cathétérismes fixent l'âge de cette cystite ; leur répétition, tous les mois ou toutes les semaines, explique ses poussées aiguës.

En cas de fréquence extrême des mictions, de besoins impérieux et angoissants, d'urines très purulentes et même légèrement rosées, de capacité diminuée jusqu'à l'existence de fausse incontinence, on se méfiera de la formation, au milieu de ces urines fermentées, d'un *calcul secondaire* ammoniaco-magnésien. Leur surface rugueuse donne parfois un frottement net avec la sonde de gomme, en vessie vide. Sur ces calculs mous, l'explorateur métallique donne un choc sourd.

Les *épididymo-orchites* sont fréquentes à la suite de cathétérismes septiques. Elles suppurent souvent. Aussi vaut-il mieux pratiquer la ligature des cordons, comme temps préliminaire de la prostatectomie.

Traitement. — L'infection étant presque toujours fonction de la distension, *le traitement préventif reste toujours la prostatectomie.* Les cathétérismes avec lavages antiseptiques ne sauraient être prescrits que lorsqu'elle est contre-indiquée.

Prescrire trois fois par jour une tasse de tisane de bourgeons de sapin additionnée d'une cuillerée de sirop de térébenthine.

L'*urotropine,* à la dose de 1 gr. 5o en trois cachets, est un excellent antiseptique urinaire qui clarifie les urines et protège les reins.

L'infection sera prévenue en ne pratiquant le cathétérisme qu'entouré de sévères précautions d'asepsie (lavage des mains et du gland, stérilisation des sondes), c'est dire que les sondages seront exceptionnellement confiés aux malades.

La cystite étant déclarée, la capacité sera prise (déjà suspectée par l'espacement des mictions, elle indique le traitement).

La capacité est-elle grande? On prescrira des *lavages vésicaux au nitrate d'argent* au 1/1 000, trois fois par semaine. Le nitrate sera laissé quelque temps dans la vessie; le doigt bouchant la sonde pendant que la main hypogastrique brasse doucement la vessie. La désinfection ne sera complète qu'en *lavant aussi l'urètre prostatique.* La sonde mise au point dans la vessie est retirée de quelques centimètres et la solution injectée doucement dans l'urètre postérieur; elle doit refluer vers la vessie, sans paraître au méat. En achevant de sortir la sonde, on continue à injecter du liquide pour laver l'urètre tout entier.

La capacité est-elle petite? (rarement chez le prostatique, presque toujours en rétention chronique). C'est qu'il y a poussée aiguë ou calcul secondaire. Les mictions sont répétées et, à l'entrée de la sonde, les gouttes d'urine s'écoulent si rares, que l'on se demande si, malgré la profondeur, elle est bien parvenue dans la vessie. Plus enfoncée, elle bute immédiatement contre la paroi postérieure en éveillant de la douleur, 20 ou 3o grammes de liquide suffisent à provoquer les vives souffrances de la mise en tension et sont violemment régurgités. *Les instillations vésicales* sont donc indiquées. L'huile gomenolée offre, au début, l'avantage de calmer la douleur et d'améliorer la cystite. On lui substituera vite le nitrate de 1/3oo à 1/1oo.

Dès que la capacité sera suffisante, on instituera des lavages, pratiqués à petits coups de piston, pour éviter la mise en tension.

Laisser un peu de nitrate dans le bas-fond.

Placer une *sonde à demeure.*

Enfin, chez tout infecté, on se demandera si la quantité de pus est assez constante et modérée pour être produite par la vessie seule. L'apparition d'accès de fièvre violents et inexpliqués devra éveiller l'attention sur une infection périprostatique ou ascendante urétéro-pyélo-rénale avec le pronostic qu'elle comporte.

DISTENSION

Dans une vessie normale, c'est-à-dire chez un individu

jeune et sain, l'accumulation d'environ 200 grammes
d'urine suffit à provoquer la mise en tension, c'est-à-dire
le besoin d'uriner. Il n'en est plus de même chez le prostatique, dont la vessie flasque supporte sans réaction une
quantité plus grande d'urines. L'orifice urétral, soulevé
par la base de la prostate, ne draine plus au point déclive
cette « vessie à piédestal ». La musculature vésicale,
d'abord hypertrophiée, devient bientôt insuffisante. D'où
la création d'un bas-fond, où stagne, après la miction, un
résidu mesuré avec la sonde : 100, 150 grammes d'urines
s'accumulent ainsi dans le verre gradué, à la surprise du
malade qui n'en avait aucune conscience et semblait uriner normalement. Deux pièces du musé Guyon présentent
des bas-fonds énormes : l'un a 5 centimètres dans le diamètre antéro-postérieur, 5 centimètres et demi transversalement et 3 centimètres de profondeur ; l'autre présente
comme dimensions, 6 centimètres et demi et 4 centimètres. L'approfondissement du bas-fond explique que les
méats urétéraux ne sont jamais intéressés dans la prostatectomie. Ces bas-fonds sont sillonnés de colonnes concen-
triques horizontales destinées à les soulever et achever
l'expulsion de l'urine. Le soulèvement de l'orifice prostatique est, d'ailleurs, une cause mécanique, mais acces-
soire, de ce résidu. N'existe-t-il pas, en effet, chez l'ataxi-
que exempt d'hypertrophie ?

C'est que l'urètre postérieur et le col de la vessie ne
sont plus, comme jadis, les points de départs sensitifs du
réflexe mictionnel. Ce malade, auquel le palper abdominal découvre un globe vésical remontant à l'ombilic, n'a
pas envie d'uriner. Une incitation cérébrale ne peut donc
inhiber un instant le centre médullaire constricteur. Sa
vessie, à la limite de son élasticité, filtre, *involontairement
et inconsciemment*, quelques gouttes de trop-plein. Devenu

gâteux, il s'aperçoit d'avoir mouillé sa chemise. *Incontinence vraie, par regorgement.*

Pourquoi la distension marque-t-elle dans l'histoire du
prostatique l'entrée dans une période grave ? C'est qu'elle
ne reste pas cantonnée à la vessie. Bientôt les orifices
urétéraux, les uretères et le bassinet sont dilatés à leur
tour ; les calices et le parenchyme rénal refoulés. La sécrétion maintenue par la pression sanguine perpétue son
effort et chaque goutte distend encore la totalité de l'appareil gorgé d'urines. Exagérée dans sa quantité, elle est
diminuée dans sa densité. L'urée, éliminée à un taux
infime, s'accumule en excès dans le sang. D'où une intoxication profonde et chronique. Les uretères, le bassinet,
les calices, dilatés, deviennent accessibles à l'infection
ascendante. Le territoire sécréteur est envahi à son tour,
ses épithéliums gonflent, desquament, s'ecchymosent,
pendant qu'une abondante prolifération embryonnaire
infiltre le tissu interstitiel. Vienne donc un cathétérisme
septique, et *en vingt-quatre ou quarante-huit heures, c'est
la mort par septicémie urineuse.*

Infection et distension sont donc les complications du
prostatique, comme du rétréci. Elles sont plus tardives
chez le second, parce que jeune et résistant. Mais, à
cette phase, l'existence de l'un, comme de l'autre est un
compromis journalier, non plus entre la santé et la maladie, mais entre la vie et la mort.

TABLEAU CLINIQUE D'UN RÉTENTIONNISTE CHRONIQUE

AVEC DISTENSION

Cette dernière catégorie (la plus grave) de prostatiques,
se présente, pour un médecin inaverti, sous les appa-

rences de la plus trompeuse bénignité. *Aussi, tout vieux prostatique doit-il être soupçonné de distension.*

En cours de traitement depuis longtemps ou non, il vient consulter maintenant pour son état général. Il présente un malaise inexplicable, avec céphalée légère et somnolence. La *langue des urinaires*, sèche, à enduit pâteux, explique la soif vive, le dégoût du pain et de la viande qui demandent à être mastiqués et insalivés ; l'appétit disparaît, les digestions sont pénibles. Le diagnostic de dyspepsie, de cancer latent de l'estomac, peut venir à l'esprit. Car c'est à peine si ce malade se plaint de sa vessie : il a de la fréquence ; des urines polyuriques, mais claires.

Telle est l'insidiosité de cette période, où la mort est imminente.

Oublier de déshabiller et de coucher ce malade est une faute impardonnable ; car le secret de ces troubles est à l'hypogastre. Le bord cubital de la main y découvre, par surprise, un globe vésical énorme, distendu jusqu'au-dessus de l'ombilic. Ce globe d'ailleurs est inconstant ; tel obèse est un *distendu latent* dissimulant, dans un bassin large, une vessie retenant 5oo à 6oo grammes. Révélation en sera faite par le toucher combiné au palper ou par la sonde.

La polyurie annonce que le « rein sécrète d'autant plus qu'il est plus près de sa fin » ; les urines pâles, que leur toxicité faible est inverse de celle du sang.

Lorsqu'il y a incontinence, le malade mouille incessamment sa chemise, doit conserver la nuit son urinal entre les jambes ; le danger vésical est donc plus indiqué.

Palper les *reins*; bien que distendus, ils ne sont pas toujours perceptibles.

Ce malade, profondément intoxiqué, qui peut vivre

encore, peut aussi être emporté en vingt-quatre ou quarante huit heures, par une faute thérapeutique.

Les deux fautes capitales sont d'évacuer COMPLÈTEMENT OU SEPTIQUEMENT *la vessie.*

La vessie et surtout le rein se congestionnent passivement par une déplétion rapide et *saignent abondamment.* La vessie est après quelques instants encombrée de sang et de volumineux caillots. Cet hématome vésical anémie le patient et constitue un terrain éminemment favorable à l'infection.

Celle-ci peut éclater avec une rapidité foudroyante après un cathétérisme légèrement septique, emportant un homme, qui semblait bien portant à son entourage non prévenu. Le cathétérisme devra donc réaliser l'asepsie d'une laparotomie. Un seul sondage dans les vingt-quatre premières heures, deux ensuite évacueront avec une sonde petite, à débit lent, environ 5oo grammes. De l'eau boriquée est réinjectée, dès l'apparition, avec une légère colique vésicale, d'urines rosées ; l'évacuation doit être faite, « la seringue à la main ». La quantité retirée est notée pour le prochain sondage.

« Depuis longtemps habituée à faire réservoir, la vessie est, en général, singulièrement soulagée par ces soustractions partielles, toujours bien plus grandes que celles que lui accordait la miction » (M. Guyon). Cette gymnastique lui rend sa tonicité.

Si le cathétérisme présentait quelques difficultés, on laisserait la sonde à demeure, solidement obturée par un fausset et débouchée pendant quelques minutes, trois fois par jour.

Dix à douze jours seront nécessaires avant d'arriver à l'évacuation complète. Le rein reprendra progressivement ses fonctions. Telle la méthode ancienne, restant parfois encore la plus prudente ; mais les cathétérismes ont le grave inconvénient d'apporter fatalement avec eux l'infection.

Le professeur Marion, au contraire, *cystostomise* immédiatement tout distendu entrant dans son service.

APPRÉCIATION DU VOLUME D'UNE PROSTATE ET INDICATIONS OPÉRATOIRES

La prostate hypertrophiée ne doit jamais être explorée en période de complications : hématurie (sonde à demeure) ; infection aiguë (lavages antiseptiques) ; distension (cathétérismes aseptiques bi-quotidiens et incomplets, ou cystostomie).

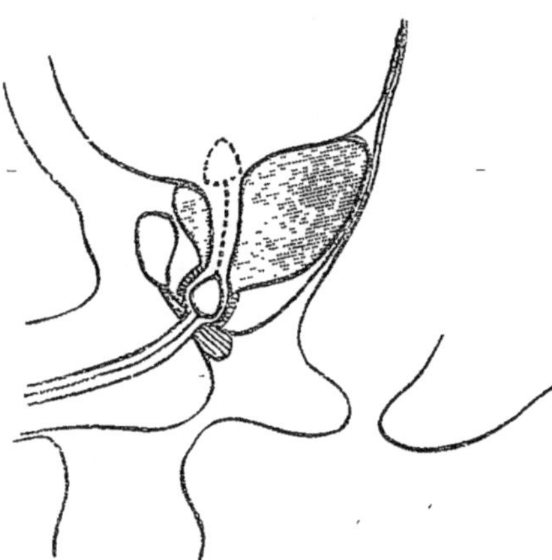

Fig. 83. — Mensuration de la prostate au retrait de la boule olivaire.

La main apprécie les résistances successives éprouvées par la boule au passage du col, puis du sphincter membraneux. L'index mesure la différence au méat.

La prostate, étant en rapport avec l'urètre, le rectum, la vessie, s'explore par la boule olivaire et la sonde, le toucher rectal combiné au palper hypogastrique, l'explorateur métallique et le cystoscope.

Le *relief urétral* s'apprécie avec :

1° *La boule olivaire.* — Un n° 21 est introduit dans la vessie et retiré doucement. Sa rentrée dans l'orifice supérieur de l'urètre est marquée par un frottement doux ; l'index repère alors la tige au méat. La boule traverse ainsi l'urètre prostatique et vient buter contre l'orifice du

sphincter membraneux, dont la résistance notable est sou-
lignée par une légère douleur. La longueur de la tige
sortie au méat donne (après soustraction de 1 centimètre
et demi pour l'urètre membraneux) la mesure de l'urètre
prostatique (fig. 83).

2° *La sonde.* — Mise au point dans la vessie (là où
cesse l'écoulement d'urine) et repérée au méat, elle est

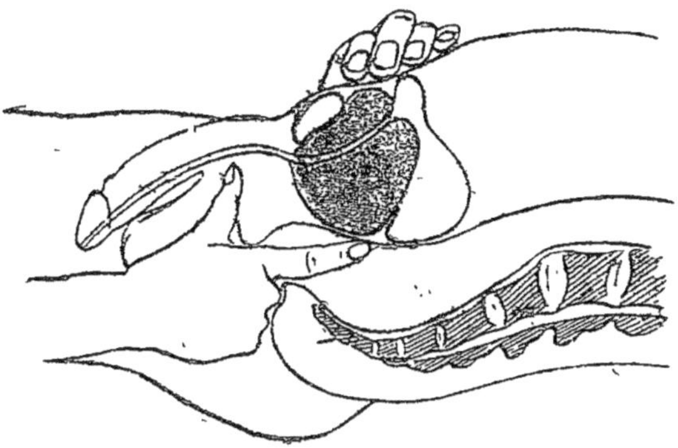

Fig. 84. — Appréciation par le toucher rectal combiné au palper des saillies
rectale et hypogastrique (deux travers de doigt) d'une hypertrophie de la
prostate. Vessie vide.

retirée et mesurée. L'allongement de la portion prostatique augmente considérablement les dimensions de
l'urètre. Celui-ci mesure normalement 16 centimètres,
dont 3 seulement appartiennent à l'urètre prostatique. En
cas d'hypertrophie, on compte 20, 25, 30 centimètres.
L'urètre prostatique mesure donc, environ, 7, 12, 17, centimètres. La sonde, pour atteindre le niveau de l'urine,
doit être enfoncée jusqu'au pavillon. Quelques malades
usent même de sondes spéciales.

Le *relief rectal* s'apprécie par :

1° *Le toucher.* — Vessie vide et main gantée ; on note
une prostate grosse et molle, parfois bossuée, mais de

contour net, *mobile* au milieu des plans profonds. Le doigt fera surtout le diagnostic avec :

La *périprostatite* adhésive : base étalée, contours confondus parfois, vraies brides rectales « en porte de salamandre » (Guyon) ;

La *prostate cancéreuse*, d'une dureté ligneuse, se pro-

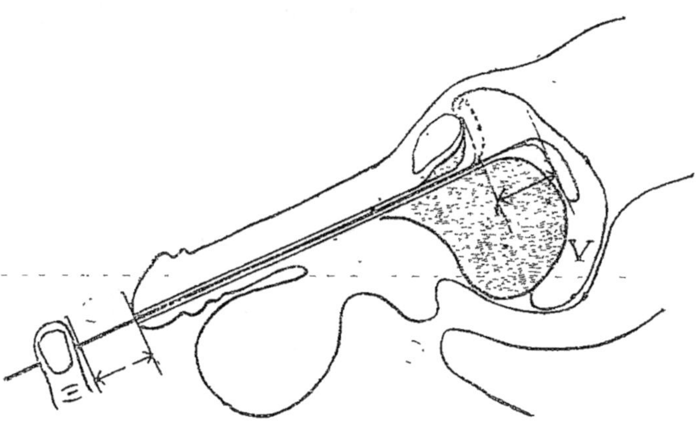

Fig. 85. — Mesure du relief vésical de la prostate avec l'explorateur métallique.

L'exploraseur tourné en bas et coiffant le dôme prostatique est ramené, bec en haut contre le col. L'index mesure la différence au méat.

longeant dans l'une ou les deux fosses iliaques par des chaînes ganglionnaires vite envahies.

2° *Le toucher combiné au palper.* — En cas de grosse prostate, un, deux, trois travers de doigt mesurent son relief sus-pubien (fig. 84). Manœuvre particulièrement facile sur les périnées minces à grosses prostates.

Le *relief vésical* s'apprécie par :

1° *L'explorateur métallique* (fig. 85). — Sa pénétration, grâce à un refoulement énergique des tissus préprostatiques et un abaissement du manche de l'instrument entre les jambes du malade, indique déjà un relief prostatique volumineux, projetant en avant le col vésical. Le

cathéter tourné en bas et coiffant le dôme prostatique est
ramené, bec en haut, dans l'attitude de sortie de la vessie,
ce qui lui fait contourner la saillie vésicale de la base de
la prostate, et la mesure au méat, sur sa tige graduée.

2° *Le cystoscope.* — Son introduction est souvent difficile.
La sonde à demeure ramollit et rectifie, après quelques
heures, le canal, mais elle provoque toujours un suintement à expurger par un lavage abondant de l'urètre, sous
peine d'obscurcissement du champ visuel. Introduire le
cystoscope vite, mais sans violence, en effectuant méthodiquement les temps du cathétérisme, terminés par une
manœuvre prépubienne énergique. Les cystoscopes à
irrigation permettent le lavage du prisme et l'examen de
la vessie à différents degrés de réplétion.

Au début de l'hypertrophie, la base de la prostate
forme un gros bourrelet inégalement arrondi, encerclant
le bord postérieur de l'orifice urétral. La musculeuse s'hypertrophie pour lutter contre l'obstacle commençant et
fronce la muqueuse en de multiples replis, gênants pour
la recherche des méats urétéraux.

A une période avancée, le cystoscope tourné en haut
effectue son entrée dans la vessie à travers un défilé profond, vraie fente sagittale, dont les lobes latéraux constituent les parois ; tourné en bas, il découvre les grosses
bosses de la base arrondies et parfois pédiculées.

Les méats urétéraux refoulés en arrière débouchent sur
de véritables éminences. Ils doivent être recherchés par
l'élévation et l'inclinaison latérale du prisme, ou par le
garnissage plus complet de la vessie.

La vessie présente à cette période de véritables colonnes charnues constituées par ses faisceaux musculaires
hypertrophiés ; ils délimitent entre eux des cellules, qui,
petites, font de vrais trous d'ombre dans sa paroi et,

grandes, sont cathétérisées et éclairées par le bec du cystoscope.

Le bas-fond rétro-prostatique constitue en ce cas une
cachette profonde pour un calcul secondaire (Voir chap.
Cystoscopie).

La vessie du prostatique, souvent atteinte de rétention
chronique, est d'une grande capacité ; une irrigation progressive la déplisse en faisant passer successivement sous
la vue : dôme prostatique, méats urétéraux, colonnes,
diverticules et bas-fond toujours excavé. Détails qui disparaissent un à un avec l'écoulement du liquide et l'affaissement des parois vésicales.

L'urine purulente retenue dans les cellules, malgré des
lavages répétés, rend souvent imparfaite la transparence
de l'eau de garnissage.

La cystoscopie corrobore seulement les renseignements
fournis par les autres explorations ; elle oblige souvent à
voir vite et reste un procédé d'exception.

Le professeur Marion, pour l'appréciation des petites
hypertrophies envahissant surtout le pourtour du col,
donne la règle suivante : « Si le cystoscope découvre les
méats urétéraux dès l'affleurement du col, c'est qu'il y a
hypertrophie. »

Parfois, l'allongement de l'urètre est tel que seuls les
cystoscopes spéciaux parviennent jusqu'à la vessie.

La prostate hypertrophiée étant le seul obstacle au libre
écoulement de l'urine, la *prostatectomie est l'opération
de choix.*

Indications. — Avant tout, *protéger le rein* contre la
distension provoquée par le reflux urétéro-pyélique des
urines résiduelles.

1° *Résidu* dépassant 200 grammes, nécessitant par jour

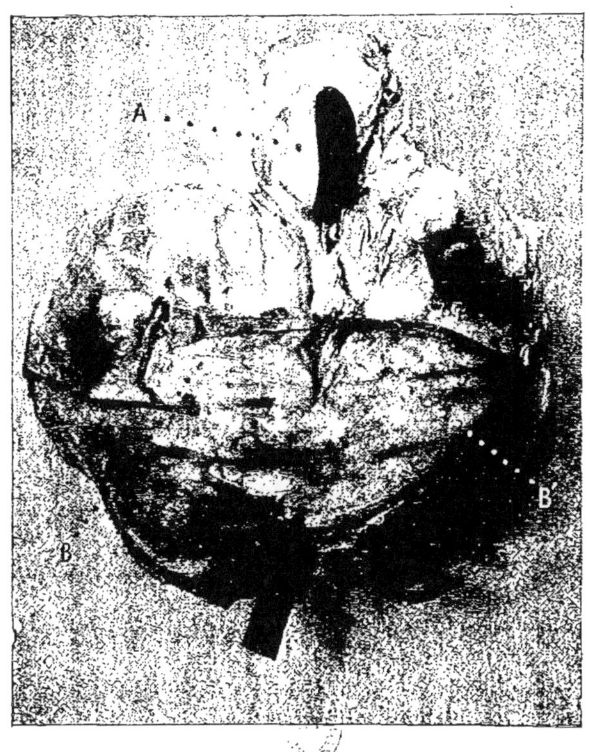

Fig. 86. — Prostatectomie transvésicale.

Prostate de 115 grammes. Malade de soixante-dix-sept ans. Rétention incomplète (Pauchet, d'Amiens).

Pillet, *Urologie*, p. 166.

Fig. 87. — Prostatectomie sus-pubienne.

Ablation simultanée de la prostate et de deux calculs secondaires (dont l'un développé autour d'un fragment de sonde).

plusieurs cathétérismes. Malades devenus esclaves de la sonde (*catheter life*).

2° Complications liées à l'existence du résidu et des sondages : cystites douloureuses et rebelles avec ou sans calculs secondaires, abcès de la prostate, orchites à répétition susceptibles de s'abcéder, fièvre urineuse.

3° *Cathétérismes* impossibles : traversée prostatique difficile, fausses routes ou hémorragies répétées.

4° Prostatiques *pauvres* ou campagnards, qu'un travail quotidien empêche de se sonder fréquemment et aseptiquement.

5° L'âge avancé n'est pas une contre-indication. Les octogénaires prostatectomisés ne se comptent plus. Passé soixante-dix ans, le pronostic est cependant sérieux.

Contre-indications :

1° *Insuffisance rénale préalable* (prétendues morts par choc). La rechercher toujours : reins gros au palper, dosage de l'urée dans les urines et dans le sang (constante d'Ambard), recherche des tares, diabète, albuminurie.

2° Congestion prostatique récente : rétention aiguë, fièvre urineuse. Opérer à froid.

3° Prostate inégale, dure, immobile, dont la base se confond avec un empâtement de périprostatite scléreuse.

4° Mauvais état général. Obèses dont le cœur faiblit, dont les artères sont athéromateuses et les poumons congestionnés.

Faut-il extirper la prostate par voie *hypogastrique* ou *périnéale*?

La *prostatectomie hypogastrique* est la seule pratiquée aujourd'hui. Elle est facile et rapide. La prostate est décortiquée de sa loge au doigt, comme une orange de son écorce. Elle est surtout indiquée en cas de prostate grosse et molle (adénomateuse) à développement vésical.

Avec une bonne technique, ses résultats sont excellents.

S'il y a infection, distension ou fausse route, opérer en deux temps :

1° *Cystostomie* et section des déférents pour éviter les orchites à répétition ;

2° Prostatectomie hypogastrique après relèvement de l'état général et désinfection vésicale (rapide après fistule hypogastrique).

Ses résultats sont excellents. Disparition de la rétention chronique (quel que soit l'âge du malade et de la maladie), suppression de l'infection, retour de la contraction vésicale, de la miction spontanée (sphincter membraneux intact) et parfois même de la génitalité.

En voici un exemple, pris entre bien d'autres :

Félix G... « n'avait pu depuis dix-sept ans environ uriner sans sonde ». En juin 1908, la purulence des urines et la fièvre l'obligent à placer une sonde à demeure.

Après deux mois, on tente de l'enlever ; mais le malade éprouve des besoins si impérieux et répétés que force est de la remettre.

Depuis six mois, ce malade, confiné au lit, est devenu vraiment « esclave de la sonde ». On la lui retire un après-midi, mais, dès le soir même ou dès qu'elle fonctionne mal, la fièvre monte.

Urètre perméable au 18, prostate adénomateuse, de volume moyen.

Après rachistovaïnisation, pratiquée par le docteur Hébert, et ayant complètement insensibilisé le malade, nous pratiquons la taille hypogastrique, retirons deux calculs, dont l'un constitué autour d'un fragment de sonde que le malade en se sondant avait... oublié dans sa vessie, et décortiquons la prostate, qui est extraite d'un seul bloc, avec l'urètre prostatique. Son poids est de 45 gr.

Suites opératoires des plus simples. Le quinzième jour, quelques gouttes s'évacuaient spontanément par l'urètre ; puis, un mois après l'opération, l'incision hypogastrique ne laissant plus passer d'urines, la miction reparaissait facile et à plein jet. (Pl. XX.)

CHAPITRE XVI

Les fausses routes

Les fausses routes sont des dilacérations traumatiques *de l'urètre,* causées par des tentatives maladroites de cathétérisme. Les sondes en gomme (bien qu'elles soient qualifiées de semi-rigides), y suffisent amplement et sans qu'une pression soit nécessaire dans un urètre patholo-gique et friable. A plus forte raison, la fausse route est-elle aisée avec des instruments métalliques, sondes armées de mandrins, sonde en argent, Béniqués, cystos-copes, etc.

Elles ne s'observent guère que dans l'urètre patholo-gique (rétrécissement, hypertrophie prostatique).

Rétrécis. — La lumière du rétrécissement est souvent petite et excentrique ; le tissu voisin infiltré et friable. Il suffit que le cathétérisme soit effectué pendant une trac-tion de la verge insuffisante avec une bougie fine et rigide pour que, même sans pression forte, la fausse route soit amorcée.

De même, le Béniqué, abaissé trop tôt, charge sur sa pointe un repli muqueux de la paroi inférieure, qui lui barre l'entrée de l'urètre membraneux.

Prostatiques. — Les *fausses routes* siègent :

1° Dans le *cul-de-sac du bulbe,* flasque et mal soutenu.

par le tissu spongieux. Chez le vieillard, la sonde manque ainsi l'entrée de l'urètre membraneux, vite fermé par un spasme sphinctérien surajouté ;

2° Dans l'*urètre prostatique*, élargi et irrégulier. Elles s'avancent alors en plein parenchyme (fig. 88).

Symptômes. — La sonde qui *bute* (au lieu d'être retirée de quelques centimètres) est appuyée sans que sa pression s'exerce suivant l'axe du canal ; elle s'enfonce avec une douleur vive, brusquement et peu, pendant que des gouttes de sang (et non d'urine) perlent au méat. La sonde aveuglant la déchirure, le sang ne s'écoule en abondance qu'à son retrait.

Le toucher (douloureux et inutile) confirme l'égarement prérectal de la sonde.

Accidents consécutifs. — a) *Mécaniques : Rétention aiguë.* — Le malade qui urinait encore, mais avec difficulté, n'urine plus du tout, par spasme et congestion surajoutée. Cette rétention complète avec tous ses ennuis, peut persister quelques heures ou quelques jours.

b) *Cathétérismes* devenus très difficiles, même pour une main expérimentée. Tel rétréci, auquel une urétrotomie interne eût suffi, doit être soumis à l'urétrotomie externe.

c) *Infectieux.* — Si les tentatives de cathétérisme ont été faites avec une asepsie soigneuse, que le malade soit jeune et pas infecté, des douleurs, une urétrorragie abondante et plus de rétention peuvent être les seuls symptômes.

Si, au contraire, le malade est âgé, fatigué déjà par plusieurs jours de rétention partielle, de graves accidents sont à craindre :

Accidents locaux : péri-urétrite suppurée avec abcès urineux;

Accidents généraux : Fièvre urineuse, surtout chez les pyuriques à infection récente et virulente, ou ancienne mais sujette à des poussées aiguës. La muqueuse des voies urinaires, des reins au méat, s'est organisée spontanément en une barrière défensive ; mais, la moindre éraillure permet la pénétration du pus dans la circulation générale et par conséquent un accès urineux violent (4o° ; délire, etc.).

TRAITEMENT. — Règles préventives : Commencer toujours par explorer l'urètre avec la boule olivaire pour bien connaître le siège, la nature et le calibre de l'obstacle.

Faire un cathétérisme avec une sonde appropriée. Employer une sonde à bout olivaire ou une filiforme pour un rétréci ; une béquille chez un prostatique. Des manœuvres prolongées et impatientes éveillent au contraire un spasme invincible. Chez tel rétréci, deviné serré de par son histoire et son âge, l'obstacle sera franchi avec

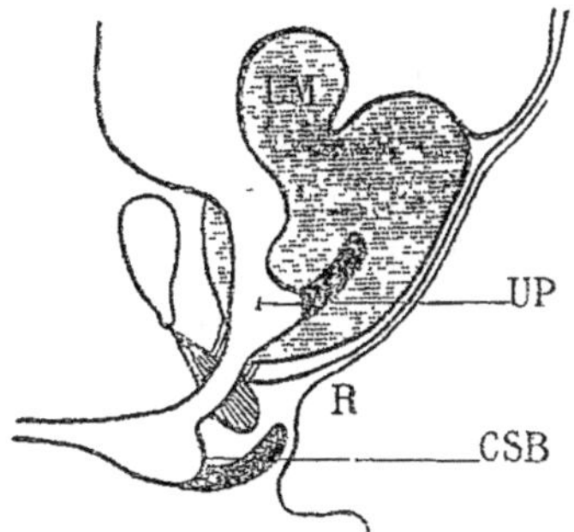

Fig. 88. — *Les deux obstacles de la paroi postérieure de l'urètre : cul-de-sac du bulbe (CSB) ; — urètre prostatique* hypertrophié (UP) et surmonté du lobe moyen (LM). Rectum (R).

En noir, les deux fausses routes les plus fréquentes.

une filiforme d'emblée et par surprise. Si la fausse route est légère, suivie seulement d'un peu de dysurie, user des moyens externes : bains chauds, cataplasmes sur l'hypogastre. Espacer les séances de Béniqués, ne jamais les passer sans conducteur ou leur substituer un traitement plus judicieux. Rétrécissement large mais inextensible, pour lequel la dilatation en cours apparaît insuffisante : pratiquer une urétrotomie secondaire, employer les Béniqués tranchants, etc.; chez les rétrécis, employer le cathétérisme en faisceau, user de la ponction hypogastrique.

Chez les prostatiques, ne pas oublier de mettre un coussin sous le siège, ce qui relève déjà la courbe prostatique, armer la sonde d'un mandrin courbe en insistant sur l'engagement dans l'urètre membraneux, sur la manœuvre prépubienne et l'abaissement du pavillon entre les jambes.

Enfin ne pas hésiter dans tous les cas offrant quelques difficultés de cathétérisme, ou dans lesquels, il est nécessaire de mettre une fausse route à l'abri d'urines infectées, à pratiquer une cystostomie. Elle sera suivie au besoin de prostatectomie ou d'urétrotomie, et le malade sera sauvé des accidents de distension et d'infection.

CHAPITRE XVII

De a sonde à demeure

La sonde à demeure rectifie l'urètre et surtout draine la vessie.

La cystostomie, premier temps de la prostatectomie, a rendu les indications de la sonde à demeure plus rares.

Ses indications sont fréquentes et formelles.

1° *Infection.* — Un prostatique, dont les urines sont depuis longtemps troubles, présente-t-il, malgré les cathétérismes et lavages répétés, de la fièvre ? Plaçons une sonde à demeure ; c'est un drain assurant l'évacuation régulière et complète d'un foyer vésical septique. Vingt-quatre ou quarante-huit heures plus tard, la défervescence s'affirme après plusieurs oscillations décroissantes. L'enlève-t-on à titre de contre-épreuve, la température remonte. Qu'elle soit accommodée au canal, mais grosse. Chez un rétréci fébricitant, une urétrotomie préalable est indiquée.

2° *Les fausses routes prostatiques* et leurs hématuries :

Passée sur un mandrin courbe, la sonde rectifie la direction du canal, aveugle la déchirure et la protège contre les urines septiques. Elle met au repos la vessie et la décongestionne en lui évitant la moindre mise en tension.

3° *Les hématuries vésicales graves.* — Mettre alors une sonde de gros calibre, au besoin à plusieurs yeux, afin qu'elle ne soit pas bouchée à tout instant par des caillots ;

4° Comme la filiforme, la sonde ramollit le canal et permet, après quelques jours, le passage d'un lithotriteur ou d'un cystoscope jusque-là impossible.

Des difficultés apparaissent-elles chez un prostatique, qui se sonde habituellement ; vingt-quatre heures de sonde à demeure les font disparaître. De même, si les cathétérismes doivent être répétés dans des conditions difficiles ou septiques, mieux vaut laisser une sonde à demeure.

Si la douleur apparaît, elle est due « au mauvais fonc-

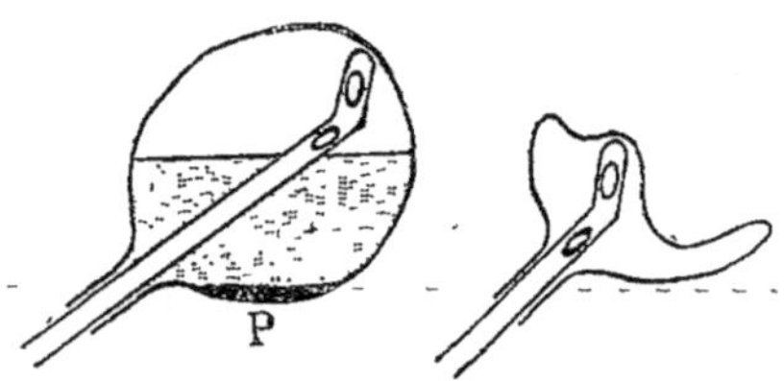

Fig. 89. — A gauche : *la sonde à demeure trop enfoncée* laisse la vessie en tension ; retenant des urines et du pus P. : fièvre et septicémie progressent. A droite : *la sonde à demeure mise au point* met la vessie au repos et la draine complètement.

tionnement » de la sonde et non « à son contact ». Si les urines sont purulentes ou sanglantes, un lavage pratiqué à petits coups la débouchera. A son retrait, la réapparition des mises-en-tension dans une vessie-sensible éveille des douleurs. Aussi certains malades arrivent-ils à la réclamer.

Mise au point. — Au moment où la vessie achève de se vider, la sonde est doucement attirée vers le col, afin de noter le niveau auquel elle cesse de donner écoulement à l'urine. Elle est alors légèrement enfoncée jusqu'au point où l'écoulement se rétablit. On est certain que la vessie se draine complètement et ne fait pas réservoir si :

1° La pression de l'hypogastre n'évacue pas une petite quantité d'urines ;

2° L'injection d'un peu de liquide ressort aussitôt.

Bien placée, la sonde doit suinter goutte à goutte.

La faute habituelle est de la trop enfoncer. En ce cas, la face postérieure de la vessie, peu à peu rétractée sur elle-même, coiffe et aveugle le bec de la sonde ; une légère réplétion vésicale provoque un econ-traction et une douleur in-termittente ; puis le trop-plein affleurant l'œil de la sonde est déversé au dehors, ou bien le malade pousse et urine entre sa sonde et le canal.

La verge ne doit pas être tendue par les fils formant collier dans un sillon balano-préputial.

Lorsque l'usage de la sonde à demeure est très prolongé, il peut avoir quelques inconvénients. Ce sont :

1° *Les abcès péri-urétraux* ; ils siègent presque cons-tamment à *l'angle pénien*, point d'appui de la sonde ; aussi la verge doit-elle être maintenue horizontale dans l'urinal ou posée dans le pli de l'aine.

Chez les prostatiques, il est utile d'effectuer la mise au point dès l'entrée dans la vessie, car le jet, étant amorcé, se continue derrière la sonde jusque dans l'urètre prosta-tique élargi. La sonde pourrait ainsi être fixée trop bas.

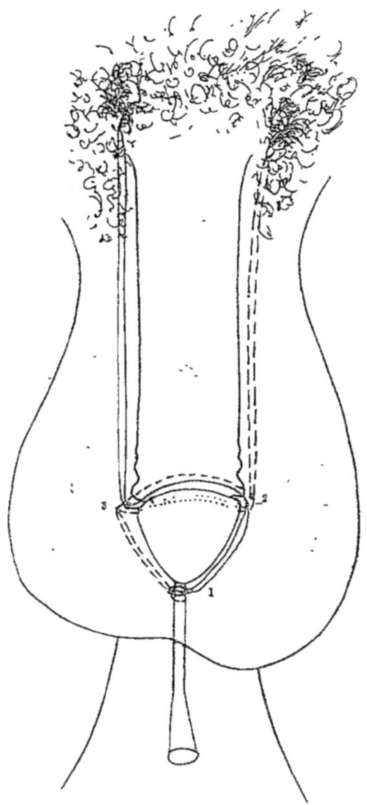

Fig. 90. — Fixation de la sonde
à demeure.

1, 2, 3, 4 indiquent la série de nœuds successifs qui doivent être faits au fil double.
Un deuxième fil est placé sur le côté opposé
de la verge.

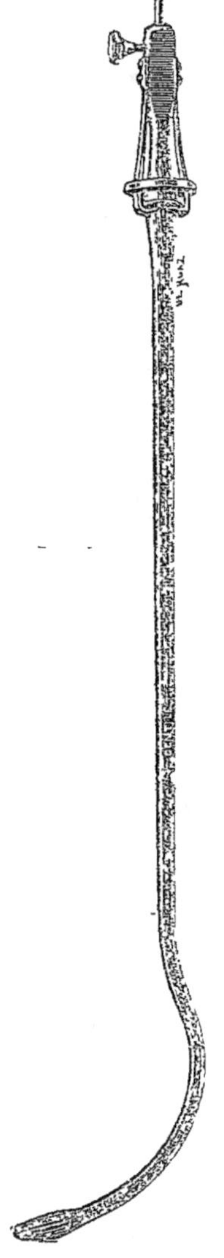

Fig. 91. — Mandrin du professeur Carlier, avec fixateur à griffe pour sonde à demeure.

2° *L'infection vésicale* : les microbes pouvant progresser de l'urinal où fermente l'urine à la vessie, si l'on ne veille à l'antisepsie de celui-ci et au goutte à goutte de la sonde.

Ces complications, minimes en comparaison des services de la sonde à demeure, seront prévenues par le changement fréquent de la sonde et les grands lavages de vessie et du canal au nitrate au 1/1000.

L'extrémité libre de la sonde, à laquelle on ajoute une rallonge, plonge dans l'urinal de Duchastelet, où fond une pastille de sublimé. Elle peut aussi, pour prévenir la formation de nouveaux caillots et assurer un drainage permanent, être ajustée à un *siphon*. Enfoncer l'extrémité d'un tube de caoutchouc de 1 m. 50 dans le pavillon de la sonde, lui faire faire un tour en cor de chasse sur le lit du malade, pour qu'il ne soit pas étiré dans ses mouvements : il passe entre les deux branches d'une épingle à maillot qui le maintient et tombe dans un bocal placé à terre. On amorce le siphon, en le serrant entre les deux pouces et les deux index, dans le haut de sa portion verticale sur le bord du lit. En écartant la main inférieure, on étire fortement le tube dont le pincement est maintenu pendant que la main supérieure s'ouvre ; le vide ainsi produit dans une portion du tube aspire le contenu vésical. L'urine tombe ainsi dans le bocal goutte à goutte.

CHAPITRE XVIII

Faux urinaires

I **Tabétiques**. — Un homme, de quarante à quarante-cinq ans, consulte pour les troubles suivants : lenteur, fréquence, intermittences des mictions, par crises hypogastriques survenant sans causes accompagnées d'une pollakiurie plus ou moins intense.

Diminution, voire même disparition du besoin d'uriner. Le malade urine « par raison » à heure fixe, parce qu'il y a longtemps qu'il ne l'a pas fait. Il doit se regarder uriner au début et à la fin ; *pousser avec efforts, jusqu'à provoquer la défécation, « dans la position accroupie »*.

Urines troubles ou claires (suivant que le malade se sondait ou non).

Exploration : Urètre franchi avec plus ou moins de facilité suivant les antécédents blennorragiques ou prostatiques associés. Sensibilité vive parfois au niveau du col (impossibilité de supporter la sonde à demeure). *Résidu de quantité variable avec la période.*

Capacité souvent énorme : 4oo et 5oo grammes peuvent être injectés dans la vessie sans provoquer l'éveil du réflexe mictionnel. Inutile même de chercher à atteindre ses limites par crainte de rupture.

Fait paradoxal, ces malades, qui n'éprouvent pas de douleurs à la distension, ressentent parfois douloureusement un lavage antiseptique. (Dissociation des sensibilités à la distension et au contact.)

Parfois, cependant, la contractilité vésicale apparaît conservée au manomètre et même un peu exagérée. Peut-être y a-t-il contraction simultanée et incoordonnée entre la musculeuse du corps de la vessie et son sphincter. D'où les efforts violents et vains suivis bientôt d'une miction involontaire et immédiate.

La *cystoscopie* décèle de nombreuses *colonnes et cellules* vésicales témoignant d'une musculeuse forcée. Diagnostic : S'agirait-il d'un prostatique ? Ce malade n'en a pas encore l'âge ; ses troubles de miction, son énorme capacité relèvent d'une autre cause. *Examinons ses pupilles* : elles sont inégales, ne réagissent plus à la lumière. *Cherchons ses réflexes rotuliens* : abolis. Il a ressenti plusieurs *douleurs fulgurantes*. C'est un *ancien syphilitique*. En cas de doute demander une réaction de Wassermann. Dans quelques mois, sa démarche talonnante affichera le diagnostic : c'est un tabétique.

Pour facile que soit devenu le diagnostic à cette période, il n'en était pas de même au début. Après le début oculaire ou sensitif, le début urinaire est le plus fréquent. Aussi après avoir demandé : Comment voyez-vous ? Charcot ajoutait-il : Comment pissez-vous ?

En cas de crises hypogastriques répétées, l'exploration permettra d'éliminer l'idée de calcul vésical.

Se rappeler que des douleurs à maximum d'intensité derrière le pubis, irradiant vers la verge et le gland, ou le méat et la vulve, ne doivent être qualifiées de *cystalgie* qu'en l'absence de toute autre cause : affections rénales, pyélite, tuberculose, calculs, cancers. Chez la femme : tumeurs, fissures du méat, déviations utérines, prolapsus, fibromes.

En l'absence de toutes ces causes, *la cystalgie est souvent un signe prémonitoire de l'ataxie.* En ce cas, il y a douleur et fréquence; mais, jamais de pus.

Le *traitement* iodo-mercurique intensif ou par le Salvarsan donne au début de véritables améliorations. A la période d'état, sondages et lavages antiseptiques désinfectent la vessie et protègent les reins contre la distension.

Les douleurs sont soulagées par les instillations concentrées de nitrate.

II. Les HÉMIPLÉGIQUES OU PARAPLÉGIQUES, quelles qu'en soient les causes, présentent des troubles vésicaux analogues.

Chez tous les médullaires, il faut surveiller attentivement l'apparition de la rétention chronique et de la distension rénale. *Une vessie incontinente n'est pas une vessie vide, mais surpleine.*

III. Les NEURASTHÉNIQUES, malades plus jeunes, apportent de longues observations des douleurs qu'ils ressentent à l'hypogastre; ils cultivent à domicile les urines des diverses heures de la journée « et ne les ont belles que le dimanche ».

Ils se plaignent de fréquence ou de gêne de la miction.

Explore-t-on l'urètre à la boule, on y constate une sensibilité exagérée sans réel obstacle urétral; un n° 22 franchit ainsi le canal d'un bout à l'autre.

La sonde, par contre, décèle assez souvent un résidu. En cas de rétention chronique prolongée sans lésion génito-urinaire, il faut penser aussi à la neurasthénie.

La capacité vésicale est parfois énorme.

La contractilité très faible. L'inertie du jet et l'étude manométrique mettent en évidence sa faiblesse.

Souvent, ces malades se plaignent de *névralgies* vésico-urétrales, prostatiques, ou testiculaires.

L'absence de lésion, constatée après un examen complet, jointe à l'aveu de céphalée en casque, d'asthénie, de mélancolie, de plaque sacrée et de diminution des réflexes, affirme le diagnostic.

TRAITEMENT. — Hydrothérapie tiède. Électrisation locale et générale. Haute fréquence avec plaque sur le ventre et pôle actif : au périnée, dans l'urètre (Béniqué); dans le rectum électrode de Doumer ou d'Oudin, comme pour la fissure anale.

CHAPITRE XIX

Incontinence essentielle

Des parents consultent parce qu'un enfant de six à sept ans ou un adolescent perd encore ses urines au lit ou présente de l'incontinence nocturne ou diurne (mictions involontaires et inconscientes).

Avant de croire à l'incontinence essentielle, éliminer :

Les incontinences vraies de causes organiques. — Chez l'adolescent : gravelle, cystite (colibacillaire ou gonococcique), pyélite simple ou tuberculeuse, mal de Pott, etc.

Rechercher les causes :

Locales : atrésie du prépuce ou du méat, accumulation de smegma, phimosis ;

De voisinage : prolapsus rectal, fissure, oxyures, prolapsus utérin chez les grandes multipares ;

A distance : dentition..., végétations adénoïdes.

Ne pas oublier l'*épilepsie* : tout au moins ses attaques larvées du petit mal, sans aura initial. On s'informera donc de l'existence au réveil de céphalée, de contusions et ecchymoses, de morsures de la langue, de chute hors du lit, de gémissements ou vomissements mis sur le compte de prétendues indigestions.

En l'absence de ces causes, l'incontinence sera considérée comme essentielle.

Elle s'observe le plus souvent chez les adolescents

débiles, à muscles grêles, à croissance rapide, à stigmates
de dégénérescence, avec prognatisme, asymétrie faciale,
adénoïdisme, ectopie testiculaire et surtout de souche
névropathique. Enfants d'émotivité exagérée.

L'imitation, l'obsession urinaire, les prétextes les plus
bizarres (... et les plus gais !) sont en cause :

Un jeune garçon de douze ans s'était mis à pisser au lit,
parce que ses parents parlaient souvent devant lui de la
maladie de son grand-père, qui était un vieil urinaire :
cette incontinence guérit spontanément à la mort du
grand-père. Un soldat vit débuter son incontinence après
avoir entendu son caporal raconter l'histoire d'un camarade
qui pissait au lit. Un enfant urinait au lit chaque fois qu'il
mangeait des pommes de terre, un autre toutes les fois
qu'il couchait dans des draps propres ou changeait sa
chemise de nuit. L'incontinence ne se produisait chez un
autre que pendant la classe, par appréhension de ne pouvoir retenir ses urines. Telle autre, astreinte à un travail
pénible, pissait au lit toutes les nuits de la semaine,
excepté la nuit du dimanche, jour de repos hebdomadaire.

Si une émotion peut suspendre l'incontinenee, une
émotion peut aussi la produire : telle cette jeune fille,
guérie depuis longtemps, qui vit reparaître son infirmité
pendant sa nuit de noce !... (Bazy et Deschamps.)

L'incontinence d'origine névropathique atteint souvent
plusieurs membres de la même famille. L'exemple suivant porte sur quatre générations :

La grand'mère, à trente-six ans, perd brusquement ses urines et
reste incontinente.

La mère est incontinente depuis cinq à six ans.

La fille, à dix-neuf ans, étant enceinte de deux mois, perd ses
urines, après une émotion violente, et reste incontinente.

La petite fille (douze ans) perd facilement ses urines.

Pronostic. — L'incontinence n'est pas sans inconvénient au point de vue social (mariage, service militaire); des quolibets multiples ont conduit certains à l'hypocondrie.

Traitement. — Commencer par combattre la constipation, la diarrhée, les oxyures. Pratiquer la circoncision, libérer les adhérences des petites lèvres. Ne pas omettre les simples procédés d'éducation. Corriger sévèrement l'enfant qui ne demande pas à uriner, le réveiller la nuit. (Bien qu'il puisse pisser au lit après avoir été recouché!) Les paresseux urinent au lit parce qu'il leur est pénible de se lever. Ce peuvent être aussi des enfants fatigués, à sommeil profond, ou sous l'influence d'un rêve.

Tenter l'intimidation : crainte d'une grave opération, absorption de pâté de rats. Percy proposait même de tonifier la vessie en administrant au patient cent coups de nerf de bœuf!

Trousseau prescrivait, suivant les cas, la belladone ou le sirop de strychnine : 5 centigrammes de strychnine dans 100 grammes de sirop simple. Chez un enfant de cinq à dix ans, une cuillerée à café matin et soir. Si la dose est bien supportée, on recommence le lendemain; puis deux jours de repos, et ainsi de deux en deux jours, en montant chaque fois d'une cuillerée à café (jusqu'à six par jour).

Belladone : commencer par 1 centigramme d'extrait le soir, au coucher; jusqu'à 10 et 20 centigrammes.

Continuer pendant un mois ou deux, même après guérison apparente. La surveillance attentive à laquelle oblige l'usage de ces toxiques et l'inconstance de leur action leur font préférer des moyens physiques.

Les plus minimes peuvent suffire (injection d'eau stérilisée froide dans la vessie, passage d'une bougie ou d'un explorateur ; cautérisation des cornets chez les adénoïdiens).

On a utilisé encore les injections de sérum artificiel rétro-rectales ; épidurales et plus simplement *périnéales*.

L'*électrisation* est un des meilleurs procédés. Elle se pratique en appliquant le pôle négatif à la région lombaire ou abdominale et le pôle positif dans l'urètre (boule métallique) ou au périnée. On faradise le sphincter urétral, avec une interruption à la seconde. Séance de cinq minutes, tous les deux jours.

L'appareil, fort ingénieux, du Dr Genouville se compose de deux plaques métalliques forées de trous et reliées à à une forte sonnerie électrique, mais séparées par une feuille d'ouate-sèche. Le petit malade dort sur cet appareil ; dès qu'il le mouille, le courant passe et la sonnerie lui cause un réveil brusque et désagréable.

Même guéris, ces malades restent des psychopathes urinaires ou génitaux revenant consulter à tout instant pour des névralgies vésicales ou testiculaires, des envies impérieuses, etc.

CHAPITRE XX

Les tuberculeux

La tuberculose urinaire doit être suspectée chez tout pisseur de pus jeune. C'est en pleine activité sexuelle, de dix-huit à trente ans, presque exclusivement, que se rencontre la tuberculose.

L'inoculation des urines au cobaye est son seul signe de certitude.

Une inoculation positive équivaut à l'affirmation d'un rein tuberculeux (sauf la coïncidence, chez l'homme, de tuberculose prostatique ou testiculaire).

La cystite tuberculeuse est toujours secondaire.

La tuberculose peut atteindre le rein et la vessie ou la prostate et les testicules et souvent les appareils génito-urinaires simultanément.

[A. Tuberculose rénale

Il n'est pas de maladie du rein plus répandue que la tuberculose; fréquente à la ville, elle n'est pas exceptionnelle à la campagne, à cause de l'alcoolisme. Il n'est pas de cas où il importe plus au médecin de savoir ce qu'il doit faire et ne pas faire; où un traitement intempestif soit plus douloureux et où un bon traitement assure une plus complète guérison.

Erreurs pathogéniques ayant encore cours sur la tuberculose rénale. — La cystite étant le symptôme signal de la tuberculose rénale, on a cru longtemps que le foyer primitif était vésical, l'infection remontant, croyait-on (comme pour les rétrécis et les prostatiques), de la vessie jusqu'au rein. Or, pour la tuberculose, c'est l'inverse qui est la la règle. Il n'y a pas si longtemps que ce fait capital de la *lésion initiale rénale* est prouvé, et c'est en grande partie à la cystoscopie qu'il est dû. Elle montre, au début, des lésions non éparses dans toute la vessie, mais localisées au seul pourtour du méat urétéral qui, crachant des débris caséeux rénaux, inocule son territoire adjacent, comme un poumon inocule son larynx.

C'est une erreur aussi de croire que la tuberculose peut guérir dans le rein, comme elle guérit dans le poumon, les ganglions, etc. Elle peut présenter de longues rémissions donnant cette illusion, mais les tubercules crétifiés s'observent exceptionnellement dans le rein, et le *rein tuberculeux n'a qu'une façon de guérir* : c'est *d'oblitérer son uretère* (une fois sur soixante pour Albarran). Il se transforme ainsi en un abcès froid *fermé*, foyer longtemps dangereux encore par ses menaces de généralisation.

Pourquoi, enfin, le rein ne guérit-il pas alors que la vessie guérit spontanément (après la néphrectomie). C'est que la même lésion originelle éclose ici dans une glande vasculaire sanguine et là, dans un muscle creux, y évolue différemment à cause de la diversité de leur structure et fonction. Inversement, tout traitement vésical reste éphémère tant que le rein malade reste en place.

Autre notion très importante au point de vue chirurgical : *les lésions restent très longtemps unilatérales,* la tuberculose rénale bilatérale étant l'exception. Dans 92 p. 100 des autopsies de tuberculeux rénaux, Krönlein

ne trouve qu'*un* rein envahi; c'est dire que très souvent
le poumon se prend avant le rein opposé.

Symptômes. Interrogatoire. — Le malade consulte pour
cystite.

Le type le plus fréquemment rencontré nous est fourni
par un adolescent, souvent pâle, à figure fatiguée, à antécédents bacillaires, qui consulte *pour sa vessie. Cette cystite est le symptôme signal de la tuberculose rénale.* C'est
au rein que doit faire penser immédiatement une cystite
spontanée, à début insidieux, à progression croissante.
jusqu'à la dysurie la plus vive. Tandis qu'une suppuration
banale (pyélite calculeuse, pyélo-néphrite à colibacilles,
rupture d'un pyosalpinx ou d'un abcès appendiculaire)
laissse la vessie indifférente et de grande capacité, la
tuberculose éveille au contraire très vite sa sensibilité : la
*vessie est donc le réactif le plus sensible de la tuberculose
du rein.*

Cette cystite s'annonce par la triade habituelle : *fréquence des mictions, pyurie,* douleurs de miction.

Cette cystite a pour corollaire, presque constant, *l'absence de douleurs rénales.* Le malade consulte pour sa
vessie parce qu'il en souffre, mais ne pense pas à ses
reins; aussi reste-t-il *surpris, presque incrédule, lorsqu'on
lui apprend que sa maladie est dans un rein.* Cette erreur
est permise au malade, elle ne l'est plus au médecin, car
la *tuberculose vésicale bruyante est toujours secondaire à
une tuberculose rénale silencieuse,*

Les malades d'hôpital, forcés de travailler pour vivre,
ne réclament qu'à cette période, où des lésions vésicales
avancées indiquent des lésions analogues d'un rein. Mais
l'interrogatoire découvrira au besoin les signes initiaux
permettant un diagnostic plus précoce.

C'est une *hématurie* qui effraye un malade jeune, en

pleine santé apparente et surprend son médecin; indolore, isolée et discrète, parfois copieuse et tenace, elle apparaît et disparaît sans cause. Fait important : *dans l'intervalle de ces hématuries, les urines sont troubles.*

Ce sont des *douleurs hypogastriques*, vives et éphémères irradiant vers les lombes ou les organes génitaux. Elles s'accompagnent de mictions impérieuses et fréquentes. Ces névralgies relèvent d'un réflexe réno-vésical, elles doivent inciter à l'examen du rein, comme la gonalgie à celui de la hanche.

Un tiers des malades se présentent encore avec *le syndrome néphrétique*, douleurs dans le flanc, irradiant le long du trajet de l'uretère, persistant quelques heures ou quelques jours et suivies d'émission d'urines troubles (une petite caverne s'évacue dans le bassinet, son orifice s'oblitère pendant quelque temps, les urines redeviennent claires et le malade paraît guéri).

Ces douleurs, suivant qu'elles sont d'origine vésicale ou rénale, reviennent à intervalles réguliers et irréguliers.

Parfois encore, on note des signes de *pyélite*, mictions fréquentes la nuit, au point d'égaler ou de dépasser celles du jour.

Hématurie, cystalgie, ébauche de rétention dans le bassinet sont au début fort discrets, se renouvelant à des intervalles très éloignés.

Examen des urines. — Elles sont pâles, blanchâtres, aqueuses, parce qu'elles sont polyuriques, très pauvres en chromogène et en matières extractives, louches au début, elles deviennent vite uniformément troubles, formant par le repos et le refroidissement, un dépôt plus ou moins abondant. Ce sont les *urines rénales*, la *polyurie trouble de M. Guyon.*

Ce trouble n'est pas dû seulement à de la phosphaturie (assez souvent coexistante) mais bien à du *pus*.

La réaction reste acide (vérification au papier de tournesol). Les bacilles de Koch (ou colibacilles) sont les seuls qui laissent les urines à la fois purulentes et acides.

L'*albuminurie* est constante à un faible taux, elle est due à la destruction des leucocytes et des hématies, o,3o à o,5o p. 1oo. Il faut déjà beaucoup de pus pour atteindre ces chiffres. Nous le répétons, cette *albuminurie leuçocytaire* est liée à la présence du pus ; bien des tuberculoses rénales (au début, c'est-à-dire en période opératoire idéale) étant prises pour de l'albuminurie.

Les recherches histo-bactériologiques (inoculation) seront demandées au laboratoire.

Examen du malade. — La tuberculose étant ainsi suspectée, cherchons immédiatement les signes cliniques, pouvant la confirmer.

Chez l'homme, palper les épididymes, *toucher la prostate à vessie vide sans oublier de rechercher l'induration du canal déférent.*

Chez la femme, *rechercher l'uretère*, par le toucher vaginal, tout au plus avec un mince doigtier, car cette recherche est délicate ; le col utérin repéré, le doigt se place dans le cul-de-sac antérieur ; décrivant un quart de cercle, il vient prendre contact avec la paroi du bassin ; soulevant le dôme vaginal, il sous-tend et accroche l'uretère qui, retenu en bas et en avant par son attache vésicale, s'échappe comme une corde tendue, pour revenir brusquement dans le cul-de-sac antérieur. Il peut être gros et dur comme un tuyau de pipe ; *cette induration peut être considérée comme pathognomonique.* Cette recherche doit être faite, comme en obstétrique, avec le doigt droit pour l'uretère droit et inversement. Chez les femmes maigres à ventre souple, l'uretère peut être pincé entre le doigt vaginal et la main hypogastrique. Alors que l'uretère normal est presque impalpable, l'uretère pathologique, induré, peut offrir des différences frappantes avec son congénère opposé et sain.

Cette induration de l'uretère révèle une tuberculose du rein comme l'induration du déférent révèle une tuberculose du testicule. On appréciera en même temps la sensibilité de la vessie par le palper combiné.

Recherche de l'augmentation (souvent absente) du volume du rein. — Palper le rein dans les diverses positions d'exploration, en se rappelant que longtemps, le rein tuberculeux conserve son volume normal, même avec une pyurie franche, mais en l'absence de rétention rénale.

Recherche des points réno-urétéraux. — Bien qu'en l'absence de rétention, le palper soit indolore, on n'omettra pas de chercher par la pression *les points douloureux* existant au niveau du rein, du bassinet et de l'uretère malades :

Point costo-vertébral, à l'union de la dernière côte et de la colonne vertébrale (fréquent);

Point costo-musculaire, à l'union du bord externe du sacro-lombaire et de la douzième côte ;

Point urétéral supérieur à deux travers de doigt en dehors de l'ombilic;

Point urétéral inférieur (constant). *Toucher rectal* chez l'homme, *toucher vaginal* chez la femme, dans l'attitude verticale. Sa pression provoque le besoin d'uriner (réflexe urétéro-vésical).

On peut aussi rechercher par le palper abdominal la sensibilité de l'uretère, dans toute sa longueur, avec les doigts alignés des deux mains, comme on cherche la sensibilité d'un appendice.

Rétention rénale. — L'histoire de la tuberculose, comme celle d'autres maladies du rein, peut être marquée d'épisodes bruyants (et relativement heureux, car ils attirent l'attention sur le rein) : le malade est pris brusquement après une marche fatigante ou sans cause, de douleurs vives dans les lombes et le flanc, qui le forcent à s'aliter. La température, jusque-là normale, monte à 38°,5; 39°. En même temps, la quantité journalière de pus a diminué, et l'on examine le rein en le comparant, de souvenir, aux jours précédents, on le trouve notablement augmenté. *Douleur, fièvre et augmentation de volume du rein* caractérisent la rétention du pus dans le bassinet : la *rétention rénale.*

Le palper fera découvrir en ce cas non seulement le pôle inférieur d'un rein augmenté de volume, mais une tumeur remplissant tout l'hypocondre et prolabée jusque dans la fosse iliaque.

Même avec des lésions avancées (à moins d'être granulique ou généralisée à l'organisme), la tuberculose du rein ne s'accompagne de fièvre qu'en temps de rétention.

Celle-ci, provoquée par un grumeau de pus ou par une coudure de l'uretère du rein gros et prolabé, se termine spontanément après quelques heures de repos horizontal : les douleurs cessent, la fièvre tombe et le malade fait une véritable décharge de pus.

Les grosses rétentions rénales sont beaucoup plus rares dans la tuberculose rénale que dans les autres suppurations rénales. Les pyonéphroses tuberculeuses restant souvent de volume normal.

Souvent, en clinique, le rein tuberculeux ressemble à un rein sain.

État général. — Se rappeler qu'à tel état en apparence florissant, peut correspondre un rein réduit à l'état de poche pyonéphrotique.

Le praticien ne négligera pas enfin la recherche d'un foyer extra-urinaire (poumon, ganglion, articulation, mal de Pott, antécédents familiaux).

Diagnostic différentiel. — *Cystite inflammatoire banale. La tuberculose rénale commençant, dans la majorité des cas, par de la cystite (fréquence des mictions et pyurie),* la *blennorragie* est la cause qui hante immédiatement l'esprit du médecin. Or, pratiquement, la *cystite blennorragique n'existe pas.* C'est l'erreur qui, rapprochée des moindres pertes blanches, de l'antécédent d'une ancienne blennorragie, fait oublier la tuberculose. Elle se présente cependant dans des conditions bien spéciales. C'est le plus souvent une simple cystite du col, caractérisée par une dysurie passagère cédant vite à quelques lavages vésicaux ; en tout cas, sa signature est d'être liée à un écoulement encore floride et soumis à un traitement intempestif, *sondage dans un urètre gonococcique,* lavages de l'urètre postérieur (à méat fermé) faits avant lavage de l'urètre antérieur (à méat ouvert.)

On ne peut qualifier une cystite de « cystite chronique simple » qu'*après inoculation négative.* L'analyse des urines fera découvrir des bacilles d'ordre banal : colis, streptocoques, staphylocoques...

Il est même remarquable de voir que la vessie, qui supporte sans réaction le passage des masses de pus d'une pyélite calculeuse ou d'un pyo-salpinx ouvert (pus, il est vrai, à microbes d'ordre banal), s'inocule si vite au contact du pus tuberculeux. (Analogie avec la laryngite en cas de tuberculose pulmonaire.)

Les *noyaux épididymo-testiculaires* peuvent aussi prêter

à confusion : le meilleur signe distinctif, *c'est l'induration du canal déférent*, jamais pris par la blennorragie et presque toujours par la tuberculose.

L'*albumine* est une autre cause d'erreur. Toute urine trouble et purulente dissout l'albumine de ses leucocytes. Le pharmacien, habitué aux recherches chimiques, décèle et dose cette albumine, sans inscrire aussi *pus* ; car il ne recherche pas toujours les leucocytes au microscope. *Un tuberculeux urinaire est ainsi pris bien à tort pour un brigthique.* La conclusion thérapeutique est la prescription du régime lacté, débilitant un malade qui a besoin d'être suralimenté et fatiguant par sa diurèse une vessie devenue sensible.

L'*hématurie* marque bien plus rarement que la cystite le début de la tuberculose. Elle a cet avantage qu'étant un symptôme inquiétant, elle conduit beaucoup plus vite le malade au médecin. On peut dire qu'elle est d'autant plus abondante que les lésions sont plus minimes. Nous avons vu une hémorragie de ce genre, certainement due à la seule présence de quelques granulations éparses dans le parenchyme, résister à un traitement médical intensif, persister plus d'un mois et menacer le malade d'une néphrectomie. Combien de fois (à propos d'une de ces hématuries survenant sans causes apparentes, chez des bien portants), nous avons entendu des confrères parler avec une conviction (que nous nous sommes efforcé de rendre relative) d'hématurie essentielle... hystérique... *a frigore*... comme s'il en existait encore beaucoup depuis la cystoscopie, la radiographie et l'histo-bactériologie de l'appareil urinaire !

Toute jeune femme présentant des symptômes de *pyélite*, en dehors de tout antécédent blennorragique ou obstétrical, doit être tenue pour suspecte de tuberculose.

Un *rein mobile* a des crises de rétention douloureuses ; son volume est alors augmenté et ses urines peuvent être troubles. L'absence d'antécédents, la conservation de l'état général, surtout l'analyse complète des urines qui montrera une infection banale à streptocoques, staphylocoques ou colis, *l'inoculation négative* permettront d'éviter l'erreur.

Un *calcul du bassinet* provoque des douleurs et des hématuries en rapport avec le mouvement. Une radiographie le décèle. D'autre part, dans la tuberculose même infectée, la formation de calculs secondaires est rare.

Diagnostic positif. — L'examen clinique ne présente que des signes de présomption (parfois très forte, cependant). Ce sera le constat, chez un jeune :

1° D'une cystite spontanée ;

2° Des lésions épididymo-testiculaire prostatiques ;

3° D'un gros uretère.

Le praticien adressera alors le malade au spécialiste, qui pratiquera :

a) *Une cytoscopie* (Voir ce chapitre). — Celle-ci montrera, au début surtout, des lésions tuberculeuses typiques, dont la localisation autour d'un méat malade est pathognomonique. Ces constatations cystoscopiques suffiront « pour affirmer le diagnostic de tuberculose rénale, faire reconnaître le côté malade, et, dans une certaine mesure, prévoir l'importance des lésions » (Rafin).

b) *Un cathétérisme des uretères,* pour découvrir, par la recherche d'une *pyurie unilatérale,* le rein malade et la valeur du rein opposé.

c) Un *examen histo-bactériologique des urines au laboratoire :*

Contrôle *du pus.* (Leucocytes nombreux, dégénérés, à bords crénelés.)

Absence de tout microbe (cette pyurie aseptique est une grande présomption en faveur de la tuberculose).

Recherche directe du bacille de Koch, qui est délicate (découverte une fois sur trois); demande un bactériologiste expérimenté pratiquant cette recherche sur des urines fraîches. La confusion étant possible avec les bacilles acido-résistants du smegma, recueillir de préférence les urines aseptiquement et par sondage.

Au début, si les urines étaient redevenues claires, attendre pour pratiquer cet examen la première décharge purulente.

Reste la preuve formelle de la tuberculose : l'inoculation au cobaye. Cette confirmation est indispensable. Elle ne doit jamais être omise; on peut dire qu'en cas de cystite suspecte, c'est, avant toute exploration, la première recherche à faire. Prendre 1 centimètre cube du dépôt purulent des urines fraîches, plus ou moins, suivant qu'il y a peu ou beaucoup de pus; ne pas prendre d'urines dans une vessie ayant subi un traitement récent (instillations) et ayant pu altérer les bacilles de Koch, et *inoculer sous la peau de l'aine.* Mettre le cobaye dans une cage à l'abri des intempéries, et trois semaines plus tard, un *ganglion tuberculeux apparaît au point d'inoculation.*

L'autopsie du cobaye montre la propagation tuberculeuse effectuée vers les ganglions profonds, le foie et la rate.

Évolution spontanée : la tuberculose rénale abandonnée à elle-même malgré l'aide d'un traitement médical rigoureux, ne guérit pas, mais elle présente, dans les cas les plus favorables, de longues rémissions, qui, sans contrôle microscopique des urines urétérales, donnent au malade (et même à son médecin) l'illusion d'une guérison.

Complications. — Fait à retenir, la tuberculose reste *longtemps unilatérale;* elle se généralise souvent à l'organisme (poumon) avant d'envahir le rein opposé, frappé plus précocement de néphrite banale par résorption des produits toxiques du rein malade.

Aggravation des lésions locales. — Constitution d'une volumineuse pyonéphrose; de périnéphrite avec fusées purulentes, d'ailleurs plus rares. L'anorexie, l'amaigrissement, les sueurs profuses, le rhumatisme tuberculeux, l'insomnie causée par la fréquence et les douleurs atroces d'une cystite intense, font, de ces malades, de véritables martyrs. La mort survient par généralisation (poumon, méninges, péritoine, miliaire) ou par anurie (urémie, septicémie secondaire). Elle survient, en général, après deux ou trois ans et tarde rarement jusqu'à dix ou douze ans.

Les seules exceptions authentiques de guérison spontanée de tuberculose rénale ont été observées : après oblitération de l'uretère transformant une pyonéphrose en un véritable abcès froid ou après néphrotomie avec fistule interminable. Dans ces deux cas, la destruction du parenchyme était totale ; ce sont de *vraies néphrectomies spontanées.* Guérisons toutes exceptionnelles, singulièrement lentes et dangereuses, sous la menace constante de la généralisation.

Telles sont les raisons d'être de *la néphrectomie,* si bénigne, après exploration préalable. Encore celle-ci ne doit-elle pas être réduite à agir sur des pyonéphroses. C'est dire qu'une opération précoce (possible seulement après examen microscopique et inoculation d'urine urétérale), confère seule une guérison durable, et dire aussi que, *quand la tuberculose rénale devient certaine par le seul examen clinique, il est très tard pour intervenir.*

Traitement de la tuberculose rénale

Le traitement médical (repos, alimentation substantielle, aération, viande crue, arsenic, bains salés), ne saurait être institué que tout au début, en cas de doute, de refus d'intervention, ou pendant la période préopératoire. Toutes les fois que nous avons une tuberculose au début, *l'exploration rénale étant faite,* nous avons institué ce traitement allié à la tuberculine ; il est certain que, en certains cas, le pus diminua et que les bacilles de Koch devinrent plus rares ; mais, par la suite, l'intervention est toujours devenue nécessaire.

Ce traitement médical est d'ailleurs l'unique ressource en cas de bilatéralité des lésions, de mauvais fonctionnement de l'autre rein, de mauvais état général, de récidive sur l'autre rein, après néphrectomie.

Le *repos absolu* au lit a la plus favorable influence sur le volume du rein, qui se décongestionne jusqu'à reprendre un volume presque normal.

TRAITEMENT CHIRURGICAL

La néphrectomie est l'opération indispensable. — Quand elle a pu être précédée (comme c'est la règle) d'une exploration urétérale, sa mortalité est presque nulle.

L'indication capitale est donc fournie par le cathétérisme urétéral. C'est la seule exploration de certitude à laquelle il faut absolument parvenir ; elle n'est pas toujours facile à cause de la réduction de capacité, parfois extrême, due à une cystite avancée. Et c'est notre principal grief *contre un traitement médical trop prolongé, que l'impossibilité ultérieure d'un cathétérisme de sécurité.*

Le mieux est de cathétériser les deux uretères pour permettre un examen histo-bactériologique certain (recherche des bacilles, inoculation) des deux reins. Le cathétérisme de l'uretère sain sera effectué après lavage copieux de la vessie et seulement dans son segment inférieur.

Lorsque la vessie est très malade, on cathétérisera celui que l'on pourra, en recueillant l'urine du côté opposé par une sonde vésicale juxtaposée.

Si les signes cliniques peuvent en certains cas révéler le rein malade, rein gros et abaissé, dont on atteint le pôle inférieur, gêne ou syndrome néphrétique unilatéral, il est des cas où ces signes peuvent tromper lourdement le chirurgien, qui se croit autorisé à prendre le bistouri sans exploration cystoscopique préalable. En voici quelques exemples :

Jeune fille de vingt-deux ans, consultant pour des phénomènes de cystite accompagnés d'une sensation douloureuse dans le flanc droit ; quand les douleurs deviennent un peu plus vives elles irradient des deux côtés, néanmoins le côté droit reste le plus douloureux. Les points urétéraux costo-vertébral et costo-musculaire sont aussi très sensibles à droite. Or, la cystoscopie donnait cette surprise, le *méat urétéral droit était absolument sain*, le gauche tuberculeux, une large plaque de cystite tuberculeuse descendait de ce méat (comme une coulée de vernis) recouvrant le bas-fond, sans affleurer le côté opposé. Les signes cliniques conduisaient donc sur le rein droit, alors que c'était le gauche qui était malade : *réflexe douloureux réno-rénal.*

Autre cas. — Une malade nous est envoyée par son médecin, parce qu'elle présente une hématurie persistant depuis un mois et qui, en l'absence de calculose, ne peut guère relever que de l'éclosion de quelques granulations tuberculeuses dans un rein. Son rein droit est abaissé et sensible, le *gauche impalpable et indolore* ; or la cystoscopie montre que *c'est du méat gauche que gicle le sang.*

Autre cas enfin. — Une malade nous consulte pour une cystite tuberculeuse intense, le traitement local ne parvient pas à l'améliorer suffisamment pour qu'une exploration soit possible. Le rein droit est abaissé au point d'être complètement luxé sous les côtes et douloureux, *silence complet du côté gauche.* Nous pratiquons une incision exploratrice, destinée à vérifier l'intégrité de ce rein gauche (avant d'extirper le droit). Or, ce rein gauche, absolument silencieux, nous apparaît réduit à une *coque purulente,* etc.

Si la vessie est réduite à une capacité virtuelle : on s'aidera d'une rachistovaïnisation, on tentera le cathétérisme avec le tube endoscopique; de champ beaucoup plus restreint que le cathétérisme à prisme, il offre au moins l'avantage d'éviter à ces vessies hyperesthésiées tout garnissage.

Les diviseurs fournissent des résultats souvent douteux.

Nous avons ainsi réussi un cathétérisme direct dans une vessie de 4o grammes, dans laquelle toute autre exploration était par conséquent impraticable.

Lorsque ces explorations instrumentales sont devenues impossibles, force sera de recourir aux explorations sanglantes. Lombotomie exploratrice sur le côté sain, avant enlèvement du rein malade. Cathétérisme d'un uretère lombaire; cathétérisme à vessie ouverte. Lorsqu'un malade en est réduit à ces pis aller, le plus souvent, à des lésions avancées de la vessie correspondent des lésions rénales bilatérales, et chez la grande majorité il ne s'agit plus (si l'on y tient) que d'enlever le rein le plus malade.

Résultats. — On apprendra au contraire dans les cas favorables que le rein malade ne conserve plus qu'une puissance éliminatrice négligeable et que le rein sain, malgré un taux parfois faible d'éliminations chimiques, parfera largement à l'excès de travail réclamé.

L'analyse chimique montre, au début, le rein malade polyurique. Plus tard, sa sécrétion diminue et l'autre compense.

Le Δ du rein malade est habituellement plus faible que celui (point de congélation des urines) du rein sain, à moins que ce dernier ne soit fortement polyurique.

Enfin, à mesure que les cavernes détruisent plus de parenchyme, le taux des éliminations diminue du côté malade.

Si les lésions sont avancées, que l'état général, la température, l'examen des urines, le volume du rein indiquent une pyonéphrose, l'intervention n'est pas seulement indiquée, mais urgente. Des interventions ont été faites avec succès chez des malades fébriles, lorsque le rein seul etait en cause.

La néphrectomie donne une longue survie et faite précocement une guérison définitive ; *surtout si le malade change de genre de vie et de milieu* (vie calme à la campagne).

La *cystite tuberculeuse* n'est pas une *contre-indication*, la vessie guérissant, après quelques mois, lorsqu'elle n'est plus inoculée par le pus bacillifère.

La *néphrectomie* est *indiquée* toutes les fois qu'existe un rein tuberculeux (bacilles de Koch dans l'urine ou inoculation positive). A plus forte raison s'il y a des *hématuries* répétées, des *crises néphrétiques* subintrantes, un *gros rein* avec pyurie et rétention (douleurs et fièvre).

Mais ce qu'on ne saurait trop dire, c'est que pour être vraiment efficace, l'intervention doit être précoce avant l'amaigrissement, la cystite intense (et tenace après l'opération), les généralisations.

Contre-indications. — 1° La principale est l'*insuffisance du second rein*, d'où l'importance d'une exploration préalable, offrant des garanties certaines (cathétérisme urétéral), montrant *des éliminations très mauvaises* ou *la bilatéralité des lésions*.

Ce second rein peut être envahi par :

1° Des lésions de *néphrite*. Celle-ci, due à l'influence du rein malade sur le rein sain, est très curable au début. Le premier influence défavorablement le second par ses microbes, ses toxines, son surcroît de travail, son action reflexe, son atteinte de l'état général et parfois ses localisations extra-urinaires.

Cette néphrite légère est une raison de plus d'intervenir.

Lorsque la néphrite est avancée (nombreuses cellules rénales et cylindres granuleux, albuminurie abondante), pronostic grave à partir de 1 gr. 5o, la *restitutio ad integrum* est impossible. Elle conduit à l'insuffisance rénale aiguë ou chronique et devient une contre-indication formelle. Elle ne sera cependant pas confondue avec la tuberculose du second rein.

2° *La tuberculisation secondaire*. — Elle est très *tardive*. Dans 92 p. 100 des autopsies de tuberculeux rénaux (Krönlein), la tuberculisation est encore *unilatérale*.

3° *L'infection secondaire*. — C'est une complication des plus graves. Elle se produit le plus souvent par voie ascendante surtout en cas de dysurie ; les contractions vésicales violentes favorisant le reflux urétéral. Tel tuberculeux, dont l'état général était conservé (grâce à des rétentions rénales espacées), présente des poussées de fièvre rapprochées jusqu'à revêtir le type hectique qui ne cessera plus jusqu'à la mort; il s'agit d'une véritable septicémie surajoutée.

4° La propagation à l'appareil génital (homme ou femme). Ces malades atteints de lésions génitales auraient une tendance particulière à présenter de la méningite secondaire ;

5° La tuberculose pulmonaire étendue ;

6° La tuberculose *miliaire* ;

7° Les cardiaques, diabétiques, les malades âgés.

Si l'état général est trop grave, la pyurie abondante, le rein, transformé en une poche purulente, l'amaigrissement considérable, les sueurs profuses, la fièvre, à oscillations quotidiennes de plusieurs degrés, et que la vessie réduite à l'état virtuel empêche toute exploration, on pratiquera une *néphrostomie* de nécessité. Opération précaire, à cause de l'inoculation fatale de la paroi.

On pratiquera quelques semaines plus tard une *néphrectomie secondaire.* Celle-ci restant très inférieure à la néphrectomie primitive (désunion totale de la plaie, suppuration interminable, cachexie, etc.).

Dysurie, urines troubles, leucocytes et bacilles de Koch persistent souvent pendant plusieurs mois après l'opération, suivant le degré des lésions avant l'intervention. Les foyers urétéraux et vésicaux s'atrophient presque spontanément, mais lentement. Des instillations hâteront la guérison de la vessie.

La guérison est définitive quand l'inoculation reste négative.

Voici plusieurs observations présentant quelques particularités intéressantes :

Obs. I. — *Pyonéphrose tuberculeuse à marche rapide après grossesse intercurrente. Néphrectomie. Guérison.* — Mme S..., vingt-sept ans ; réglée à dix-sept ans, eut cette même année une scarlatine sérieuse, pour laquelle on la maintint longtemps au régime lacté. Chez une prédisposée à la tuberculose, cette tare peut justifier la localisation rénale ultérieure.

En novembre 1906, la malade devient enceinte. Trois mois plus tard, elle constate que ses urines sont troubles ; une sage-femme croit à de l'albumine et lui prescrit le régime lacté. A quelque temps de là s'éveille une réaction vésicale : douleur à la miction ; fréquence diurne et surtout nocturne. Pyurie abondante. Son

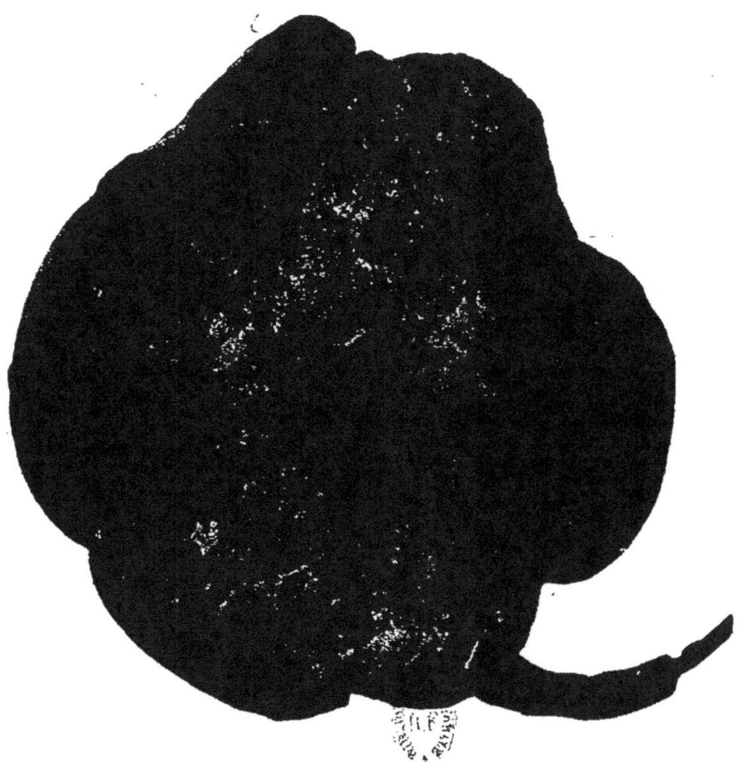

Fig. 92. — Tuberculose rénale et grossesse.

Néphro-urétérectomie au cinquième mois. — Accouchement à terme.

Pillet, *Urologie*, p. 202.

médecin porte le diagnostic de pyélo-néphrite gravidique. Les troubles observés s'amendent et la malade atteint sans accident le neuvième mois. Les signes redoublent alors d'acuité : endolorissement lombaire ; douleurs à la miction devenues telles que la malade se retient continuellement d'uriner ; mictions si répétées qu' « elle est debout toute la nuit ». En août 1907, accouchement à terme d'un enfant vivant.

(A ce moment, la malade n'a jamais eu besoin d'être sondée.)

Contrairement à l'évolution d'une pyélite gravidique, dont les signes s'amendent vite avec la disparition de la compression urétérale, l'état s'aggrave. Les urines troubles à l'émission forment un dépôt glaireux, adhérant au fond du vase, haut de deux travers de doigt.

Examen. — *Au palper*, le rein est gros et abaissé ; son pôle inférieur descend au niveau de l'horizontale passant par l'ombilic ; son bord interne s'avance jusqu'à deux travers de doigt de la ligne médiane ; son bord externe prend contact avec la concavité du flanc ; son pôle supérieur se dégage mal du rebord des fausses côtes. Ces rapports ne sont modifiés ni par le décubitus latéral, ni par les inspirations profondes, ni par la station verticale.

La pression réveille de la douleur aux points : costo-vertébral, costo-musculaire et urétéral moyen.

Au *palper bi-manuel*, augmentation d'épaisseur du rein, pas de fluctuation.

Le *toucher*, combiné au *palper*, réveille de la sensibilité sur la corne vésicale droite. L'extrémité inférieure indurée de l'uretère droit roule sous l'index, dans le cul-de-sac vaginal.

Cystoscopie. — Le méat urétéral reste introuvable sur le relief du muscle inter-urétérique. A 5 millimètres au-dessous existe anormalement un petit cratère ressemblant à une pustule d'acné, remplie de matière sébacée ; la pression sur le bassinet en fait sortir un boudin de pus concret, ne se mêlant nullement au liquide vésical et projeté hors de l'orifice urétéral, comme de la vaseline de son tube. Le pourtour du méat et le reste de la vessie sont sains.

Cathétérisme de l'uretère. — Après quelques jours de diurétiques, pour diluer le pus, pose d'une grosse sonde urétérale.

Du côté malade, l'urine s'écoule continuellement en bavant, abondante d'abord et bientôt tarie, comme d'une poche qui s'évacue.

Du côté sain, l'urine limpide s'écoule par éjaculations urétérales régulières.

	R. D. (malade)	R. G.
Aspect	Lactescent.	Limpide.
Urée	o gr. 16	9 gr. 10
Phosphates.	»	1 gr. 03
Chlorures	1 gr. 06	6 gr. 10

Rares mononucléaires ;
nombreux polynucléaires
plus ou moins altérés ;
pyurie aseptique, sans
bacilles de Koch

Conclusions. — Quelques mois après l'accouchement, une pyélite gravidique ne persiste pas avec cette intensité. Il ne s'agit pas d'une hydronéphrose par rein mobile secondairement infectée. Le rein adhérent en position basse ne contient dans son urine aucun microbe d'infection secondaire.

Il s'agit donc d'une *pyo-néphrose*, dont la nature *tuberculeuse* est affirmée par l'induration de l'uretère et par la pyurie aseptique (les bacilles de Koch étant digérés par stagnation dans le bassinet).

Néphrectomie. — Après discision de la capsule adipeuse, le rein apparaît dépressible et fuyant, de décortication malaisée. Le pôle supérieur, difficilement luxé dans la plaie, est constitué par une poche fluctuante. Après agrandissement de l'incision jusqu'au dessous de l'épine iliaque et ponction de deux poches purulentes, le rein est luxé au dehors.

Suites opératoires normales : température oscillant de 37° à 37°5; pouls de 90 à 120.

Quantité des urines : le premier jour, 800 grammes; le deuxième, 1 200 grammes; plus de 2 litres les jours suivants.

Désunion partielle de la plaie le neuvième jour.

Examen de la pièce. — Les poches évacuées contenaient 400 à 500 grammes de pus. La section du bord convexe ouvre six à sept cavernes, dont les plus grosses siègent au niveau des pôles. L'une d'entre elles était partiellement comblée par un dépôt phosphatique. Le parenchyme rénal était complètement détruit (0,16 centigrammes d'urée).

L'examen microscopique montre des lésions tuberculeuses typiques.

La malade a repris depuis deux ans sa vie habituelle.

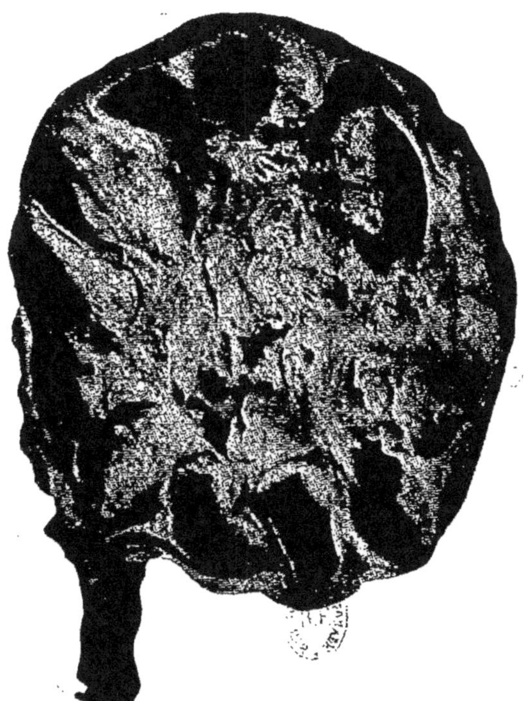

Fig. 93. — Pyonéphrose tuberculeuse fermée.

Bassinet complètement oblitéré par du tissu lardacé.

Cette observation montre la confusion possible pendant la grossesse d'une pyélo-néphrite simple avec un début de tuberculose. Aussi, le diagnostic de pyélo-néphrite gravidique simple ne doit-il être porté qu'après un examen clinique très complet (sinon une exploration) et des inoculations au besoin répétées.

L'évolution a été précipitée par la gravidité.

Obs. II. — *Tuberculose rénale et grossesse. Néphrectomie. Guérison. Accouchement à terme.* — Mme X..., vingt-trois ans ; enceinte de cinq mois et demi, consulte avec tout les signes d'une tuberculose rénale avancée (attribuée par erreur à une pyélo-néphrite gravidique pour laquelle l'avortement provoqué avait été proposé). Après cathétérisme urétéral double, nous extirpons le rein de l'uretère lombaire. Chaque pôle rénal était creusé de plusieurs cavernes. Guérison par première intention et accouchement à terme[1] (Pl. XXI).

Obs. III. — *Pyonéphrose tuberculeuse fermée. Néphrectomie. Guérison.* — Mlle X... a souffert en 1905 de douleurs vives et bilatérales dans la région lombaire, avec hématuries de plusieurs jours.

Depuis, une sensation de gêne constante dans le flanc droit, des crises douloureuses passagères, des alternatives de constipation et de diarrhée avec selles très fétides ont fait penser tour à tour à des névralgies intercostales, à de l'appendicite chronique, à de l'entérite membraneuse. La malade est pâle, amaigrie, anhélante et asthénique.

Le palper de la fosse iliaque découvre, sous un météorisme assez prononcé, une tumeur arrondie, rénitente, qui paraît bien être un rein un peu augmenté de volume et surtout irréductible dans sa loge. Les urines sont claires.

La vessie est de bonne capacité.

La cystoscopie montre simplement quelques plaques de cystite au sommet de la vessie. Les méats urétéraux sont normaux, tout au plus le méat droit offre-t-il un contour légèrement crénelé. Rien ne s'en écoule. Signe important : *la sonde qui cathétérise cet ure-*

---

1. Cette observation démontre « une fois de plus » combien il faut être réservé en matière d'avortement dit thérapeutique.

tère ne fournit pas une goutte d'urine. Le côté opposé fournit une polyurie compensatrice.

	R. D. (malade).	R. G.
Volume	o	195 cm³.
Densité	»	1.010
Urée.	»	10 gr.
P⁴O⁵	»	Traces.
NaCl.	»	5 gr. 70.

Sédiment, cellules épithéliales, leucocytes en proportion des hématies : *donc pas de pus.* Quelques colibacilles. Pas de bacilles de Koch. *Inoculation négative* (Guerbet).

Si le diagnostic restait difficile, les douleurs commandaient une incision exploratrice suivie d'une décision chirurgicale.

Ce rein fut, en effet, trouvé gros, bossué, fluctuant, et sa ponction évacua un demi-litre de pus tuberculeux. Nous l'avons extirpé. Il est vraiment curieux d'apposer au-dessous de ce rein excavé par de grosses cavernes, réduit à l'état de coque suppurante, ce faisceau de réponses cliniques : apyrexie complète, urines claires, leucocytes en proportion des hématies, donc pas de pus. Cobaye inoculé, restant bien portant. C'est qu'il s'agissait *d'une pyonéphrose tuberculeuse fermée par une oblitération du bassinet et de l'uretère, expliquant l'absence d'urines de ce côté.*

Cette malade, après avoir présenté le troisième jour des signes menaçants de septicémie, est entrée franchement en convalescence. (Pl. XXII.)

Obs. IV. — *Pyonéphrose tuberculeuse et calculose phosphatique secondaire.* — M. X..., quarante-trois ans ; en 1907 et 1908, crises néphrétiques sans émission de sable et avec radiographie négative.

En 1909, examen : rétrécissement de l'urètre (n° 10) électrolysé et dilaté.

Cystoscopie : le méat urétéral gauche est gros et œdémateux.

Cathétérisme urétéral gauche avec une sonde n° 7. Vérifiée avant et après, elle ne fournit pas un goutte d'urine.

Après cette exploration, le malade éprouve une colique néphrétique assez vive, et, quelques jours plus tard, le cystoscope nous montre sur le bas-fond un petit calcul. Nous replaçons une sonde

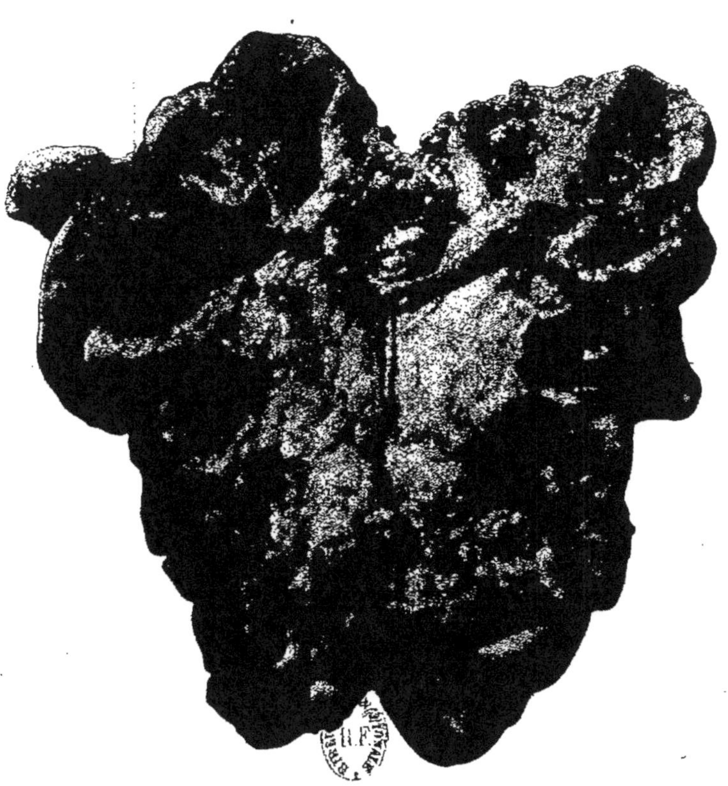

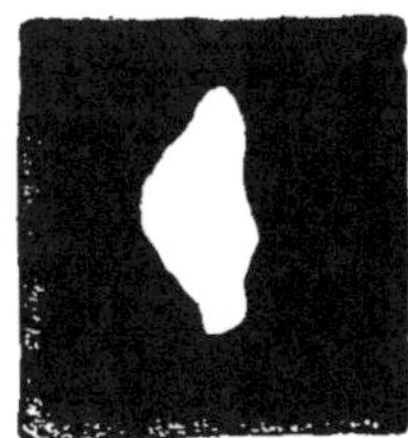

Fig. 94. — Pyonéphrose tuberculeuse.

En bas : Calcul secondaire (gr. nat.) éliminé après le
cathétérisme urétéral qui a précédé la néphrectomie.

urétérale n° 8, qui remonte aisément jusqu'au bassinet .qui est évacué en jet.

	R. D.	R. G.
Urée.	16 gr. 5o	1 gr. 75
Phosphates	o gr. 75	Traces.
Chlorures.	9 gr.	2 gr.
		(Pyurie aseptique.)

Le lendemain de cette exploration, le malade, après quelques troubles dysuriques, rend spontanément un *calcul urétéral phosphatique du volume d'une petite olive* (1 gr. 07).

Néphrectomie pour rein complètement détruit par des cavernes.

Cinq semaines plus tard, grosse poussée tuberculeuse sur l'épididyme gauche.

Quatre mois plus tard, le malade a engraissé de 20 livres. La fistule lombaire est complètement cicatrisée; le nodule épididymaire diminué des deux tiers et crétifié.

Après une ébauche de colique néphrétique du côté opposé, le malade rend encore un calcul urétéral phosphatique.

Il est intéressant de noter la coexistence de tuberculose et de lithiase phosphatique, ainsi que l'émission spontanée d'un calcul après cathétérisme urétéral. (Pl. XXIII.)

Les reins tuberculeux uniques peuvent aussi se rencontrer; le plus souvent, ils le sont devenus par destruction tuberculeuse antécédente de leur congénère.

Mme G..., vingt-cinq ans, nous consultait, en 1908, pour des urines troubles, accompagnées de douleurs lombaires. Mariée à vingt-cinq ans, elle fait deux fausses couches consécutives et présente ensuite des pertes blanches assez abondantes, accompagnées d'envies fréquentes d'uriner.

Elle présente ensuite plusieurs crises de rétention rénale avec douleurs et fièvre. La malade nous consulte à ce moment, les urines sont alors franchement troubles. Elle n'a jamais rendu ni sang, ni sable. Vessie un peu enflammée. Capacité, 280.

Cystoscopie : Méat droit : un peu rouge laissant écouler rythmiquement des urines paraissant claires.

Méat gauche : atresié, immobile et dont (malgré une attente prolongée) rien ne s'écoule.

Nous cathétérisons l'uretère droit et plaçons à côté une sonde vésicale, destinée à recueillir les urines de l'uretère gauche qui paraissait obturé. Pendant que le côté droit fournissait 250 grammes d'urines, le côté gauche n'en avait pas donné une goutte.

Analyse Guerbet :

	R. D.	R. G.
Urée	6,55	o
NaCl	1,60	))
$P^2 O^5$	0,40	))

Nous déclarions au mari, que sa femme n'avait *qu'un* rein (ce qui lui parut assez surprenant, pour que nous ne revissions plus la malade pendant sept ans !)

Elle revint nous consulter, dans un état grave.

Cystite avancée. Capacité, 160 grammes.

Cystoscopie : Méat droit, tuberculeux; méat gauche : impossible à découvrir.

Le rein droit fournit 500 grammes d'urines pendant que le gauche ne donna encore rien.

D	1007
Urée	7,70
NaCl	2,15
$P^2 O^5$	0,65
Albumine	0,24

La malade nous rappela alors qu'elle était venue nous consulter longtemps auparavant, et nous comparâmes les deux explorations.

Le sang contenait 1 gr. 16 d'urée; la réaction d'Ambard (dont le chiffre normal est d'environ 0,70) montait à 0, 198. Toutes les recherches habituelles sur le fonctionnement rénal étaient mauvaises (il ne s'agissait là, d'ailleurs, que d'une détermination de pronostic).

Cette malade déclina rapidement, avec le véritable martyre d'une cystite tuberculeuse intense et mourut d'urémie.

Par un hasard des plus intéressants, elle avait demandé qu'on fît son autopsie. C'est ainsi que notre excellent confrère Gauillard put vérifier définitivement le diagnostic, extraire le rein malade et constater l'absence de son congénère.

S'agit-il d'un rein congénitalement unique ou d'un rein tuberculeux devenu unique par destruction spontanée du second? Cette dernière hypothèse paraît peu vraisemblable étant donné qu'avant son premier examen la malade n'avait présenté aucune histoire urinaire ; et qu'un rein, pour arriver à s'exclure, évolue pendant des années avec des phénomènes de cystite des plus intenses. Il n'est pas besoin de souligner toute l'importance de l'exploration urétérale et on conçoit. *le danger qu'aurait couru cette malade* ne présentant aucune réaction douloureuse du côté opposé, supposé sain, *si l'on était intervenu sur ce rein gros et douloureux, mais unique.*

Nous avons opéré un certain nombre de pyonéphroses tuberculeuses avec rein transformé en poche purulente et néphrite souvent grave du côté opposé (1 gr. 5o d'albumine ; vessie au-dessous de 8o grammes, etc.), il ne s'agissait pas d'ailleurs de tuberculose bilatérale. Tous ces malades (chez lesquels, par un procédé ou par un autre, nous avions pu faire une exploration) ont guéri ; chez plusieurs, c'était une « véritable résurrection ». *Il n'est jamais trop tard dans la tuberculose,* disait M. Guyon.

TRAITEMENT APRÈS NÉPHRECTOMIE

Il est indispensable que le malade change les conditions de vie antérieure dans lesquelles il est devenu tuberculeux. Vie calme à la campagne, sous un climat exempt, autant que possible, de brusques variations climatologiques, boisé et sans poussières. Biskra ou l'Égypte, l'hiver, pour les riches. Les montagnes sont défavorables, les malades ne pouvant s'y promener sans fatigue ; particulièrement en cas de lésions génitales, l'hématurie étant alors facilement provoquée. Il en est de même du bord de la mer, à moins que ce ne soit pendant les mois d'été, les tuberculoses fistulisées ou multiples en tireront, au contraire, quelque profit ; les congestifs, à hématurie facile, seront envoyés dans les endroits abrités : Arcachon, Salies-de-Béarn.

Éviter la suralimentation, faisant éliminer un excès d'acide urique et d'urates.

Régime lacto-végétarien avec viandes blanches et un peu de viandes grillées, ne pas abuser du lait, qui réveille par la polyurie la distention vésicale. Il en est de même des eaux minérales, sauf celles qui sont légèrement arsenicales. Proscrire sévèrement l'alcool et les mets épicés.

Cure prudente de tuberculine. Reminéralisation de Ferrier.

Résultats éloignés. — La plupart des néphrectomisés, opérés assez précocement, sont complètement guéris. Les cas avancés, s'ils passent la première année, peuvent vivre longtemps.

Des néphrectomisées ont accouché deux et quatre fois, ont fait scarlatine ou diphtérie avec leur rein unique.

Nous avons opéré un assez grand nombre de tuberculeux rénaux (mais exceptionnellement, il est vrai, ceux qui étaient inexplorables).

Nous avons été souvent surpris de voir combien l'organisme débarrassé de cette masse de toxine se relève rapidement et complètement : l'appétit renaît, les forces reviennent et toujours, dans les mois qui suivent, l'augmentation de poids est considérable (18 et 20 livres).

B. Tuberculose vésicale

Nous savons qu'elle est constamment secondaire à une lésion rénale chez la femme; rénale ou prostato-testiculaire chez l'homme. Ce que nous en avons déjà dit nous dispense d'y insister.

C'est pour cystite (fréquence des mictions) que consultent la plupart des tuberculeux rénaux : dans les périodes interhématuriques, les urines ne sont pas franchement limpides.

Cette pyurie, d'abord discrète et fugace, est le symptôme signal de la tuberculose; elle peut rester latente pendant des mois. En l'absence de blennorragie et de sondages, elle doit éveiller l'attention.

La boule olivaire éveille chez l'homme, au passage de l'urètre prostatique, une sensibilité assez vive, provoquée sans doute par quelques granulations bacillaires et par le spasme surajouté.

A cette période, le diagnostic est difficile, et c'est alors qu'il importe le plus de le porter.

N'y a-t-il pas, à droite ou à gauche, une petite nodosité dans la tête de l'épididyme? Le canal déférent n'est-il pas induré?

Touchons surtout, après miction, *la prostate*. Un de ses lobes est-il hypertrophié ou irrégulier, présentant un noyau suspect à l'union de sa base et d'une des vésicules? C'est alors la prostate tuberculeuse qui a inoculé la vessie.

Palper surtout les reins.

Chercher les points douloureux réno-urétéraux, constater qu'ils réveillent des réflexes réno-vésical ou urétéro-vésical.

Chercher notamment par le toucher *l'induration de l'extrémité inférieure de l'uretère*. Se rappeler que, chez la femme, la constatation d'une tuberculose urinaire équivaut à la constatation d'une tuberculose rénale. *La cystite est dans la très grande majorité des cas consécutive à la tuberculose rénale et ne peut guérir que par l'extirpation du rein* (Albarran).

Pratiquer la *cystoscopie*, constater la localisation autour des méats urétéraux et sur le bas-fond : rougeur, ulcération, aspect infundibuliforme des méats, ectropion de sa muqueuse. *L'état de la vessie juge l'état des reins.* L'un ou les deux côtés sont-ils inoculés? demander au spécialiste une prise d'urine dans chaque uretère; seule façon de savoir si le rein est en cause et lequel?

Enfin on n'omettra pas un examen histo-bactériologique complet et répété des urines. Recherche des leucocytes, du bacille de Koch, par l'examen direct et surtout les *inoculations*.

Il n'est pas jusqu'aux signes extra-pulmonaires qui ne puissent apporter leur appoint, sommet du poumon, cicatrice d'abcès froid, lupus, etc...

Traitement. — *Attaquer avant tout le foyer primitif.* Épididymectomie, castration, surtout *néphrectomie*.

Le traitement vésical a un double but : calmer les douleurs souvent vives et permettre après accroissement de la capacité les manœuvres d'exploration urétérale.

(On se gardera surtout d'employer le nitrate; on en use dans le service d'urinaires, à tout instant dans des vessies infectées de prostatiques ou de blennorragiques. Caustique au 1/1 000 dans les vessies tuberculeuses, il peut y provoquer de fortes hémorragies et des douleurs très vives. Tout au plus, à faible dose, aurait-il l'excuse d'un traitement d'épreuve.)

Ne jamais pratiquer de lavages.

Les instillations *d'huile goménolée* au 1/20 ou à 1/10, sont un traitement répandu, mais peu actif.

On peut aussi user d'huile créosotée ou gaïacolée à 5 p. 100.

M. Bazy prescrit un pansement permanent de la vessie à l'huile iodoformée au 1/20. Instiller 10 à 30 grammes; l'huile surnage l'urine, et à la fin de chaque miction, le malade s'arrête quand il la voit paraître.

Les douleurs s'amendent, la capacité s'accroît et les explorations urologiques deviennent possibles.

Si les urines devenaient rosées, à plus forte raison, si elles étaient hémorragiques, les instillations seraient suspendues, puis leur titre diminué.

Après néphrectomie, il suffit de quelques semaines d'instillations pour que les ulcérations disparaissent, au point que l'on n'en trouve plus trace, au cystoscope.

La clarification des urines est d'ailleurs plus rapide chez la femme à cause de l'abence d'infection génitale concomitante.

C. Tuberculose de l'épididyme, du testicule et de la prostate

Le malade consulte parce que, en faisant sa toilette, il a découvert sur son testicule une « grosseur ».

Première période. — *Épididymite tuberculeuse*

Examinons attentivement et méthodiquement : épididyme, testicule, canal déférent et prostate.

L'épididyme. — La palpation dénote une nodosité irrégulière *bosselant la tête* ou la queue de l'*épididyme*, derrière le testicule, auquel elle adhère. Son volume varie d'un pois à une noix, à un œuf de poule. Sa consistance est dure.

Le testicule. — Uu examen attentif décèle, dans son parenchyme, quelques petits îlots indurés ; son pôle inférieur se fond parfois avec le noyau épididymaire. Cliniquement, l'épididyme est souvent envahi avant lui.

Le canal déférent. — Il sera cherché en pinçant les divers éléments du cordon et en les dissociant entre le pouce et l'index. Est-il induré en « baguette de verre », suivi dans le canal inguinal, à travers la paroi abdominale, c'est un signe important pour le diagnostic.

La prostate. — Elle doit toujours être explorée dans ces cas; car inoculée, comme le testicule par voie sanguine, elle peut être aussi le point de départ de la contamination des voies séminales.

On ne saurait apprécier, avons-nous dit, *le volume d'une prostate qu'à vessie vide.* Comme il s'agit, au début, de malades jeunes et sans résidu, on ne s'exposera pas à infecter leur vessie par un sondage. Il suffira, avant l'examen, de les faire uriner.

Tout au début, on découvre souvent, au toucher, un petit noyau siégeant à l'union de la base d'un lobe prostatique et d'une vésicule séminale; ces noyaux, sur lesquels insistait M. Guyon, doivent être tenus pour suspects.

Les inégalités de consistance et les bosselures sont les lésions caractéristiques de la prostate. Elles siègent sur ses bords, au milieu d'un lobe ou dans les deux, qui sont alors inégaux. La pression en est indolore. Leur volume est variable, comme celui des nodosités épididymaires, sans qu'il existe de rapport entre celui du lobe et de l'épididyme du même côté; parfois les lésions sont croisées.

La tuberculose prostatique peut être primitive; elle est assez souvent secondaire à une tuberculose rénale.

L'urètre ne doit pas être négligé, tant au point de vue fonctionnel que physique, car il est assez souvent envahi dans ses portions postérieure ou même antérieure.

Les sensations de brûlure à la miction et au passage d'une boule olivaire, la blennorrhée (sans antécédent blennorragique et sans gonocoques dans l'exsudat), des indurations périurétrales, mises en valeur par la palpation sur Béniqué, dénotent des lésions ulcéreuses de l'urètre antérieur.

La fréquence, la rétention et l'incontinence passagère, la tuberculisation secondaire de l'urètre postérieur.

Bien que la tuberculose génitale soit rare chez l'enfant, il n'est pas exceptionnel de la voir localisée sur le testicule.

Diagnostic. — De telles *lésions épididymo-testiculaires* n'existent que dans deux affections : *la tuberculose* et *la blennorragie chronique*.

Cette dernière, en effet, présente des nodosités dans l'épididyme, elle essaime de petits grains indurés dans le testicule et la prostate. Elle peut englober dans un noyau volumineux la queue de l'épididyme et le pôle inférieur du testicule. Tous caractères pouvant exister dans la tuberculose; c'est dire que leur différenciation, si importante au double point de vue du pronostic et du traitement, est souvent difficile.

On a bien remarqué que la tuberculose siégeait plus souvent dans la tête, la gonococcie dans la queue de l'épididyme; que le noyau de cette dernière est plus arrondi, plus élastique, isolé par un mince sillon du testicule. Mais il est un signe différentiel de la plus grande valeur, quand il existe, c'est l'*induration « en baguette de verre »* du *canal déférent tuberculeux*.

Dans les cas douteux (et ils sont nombreux) on s'appuiera sur les antécédents.

Le malade a-t-il eu une ou plusieurs blennorragies, surtout suivie de goutte? Les lèvres du méat sont-elles encore légèrement agglutinées au réveil?

S'il n'y a pas d'antécédents vénériens avoués, y a-t-il vraiment lieu de suspecter la tuberculose ; facies pâle, amaigrissement, cicatrices d'adénite cervicale, spina ventosa, sommet douteux? Père, mère, frère ou sœur, morts de tuberculose pulmonaire ou méningée.

Si l'on tient à pousser à fond ce diagnostic, on peut recueillir, après massage, un peu de liquide prostatique et y rechercher des gonocoques.

Mais c'est surtout l'*évolution* qui tranchera le diagnostic; là, plus qu'ailleurs, il faut donc *savoir attendre*.

Sans se compromettre définitivement sur la nature de l'affection, à plus forte raison sans parler d'épididymectomie, on prescrira le traitement médical, en demandant à revoir le malade.

DEUXIÈME PÉRIODE. — *Abcès froids et fistules de l'épididyme et du testicule*

Les noyaux précédents ramollis sont devenus fluctuants en un point localisée. La peau adhérente et rosée, puis amincie, va évacuer le pus, signature de la tuberculose.

Car, *l'épididymite blennorragique chronique suppure exceptionnellement*.

A plus forte raison le cas est-il facile, si le malade présente déjà une fistule scrotale. Celles-ci s'ouvrent constamment à la partie postéro-inférieure du scrotum, par un petit orifice en cul-de-poule, d'où suinte pendant des mois un peu de pus tuberculeux, à grumeaux blanchâtres. Leur trajet induré fait trait d'union, comme le ligament scrotal entre le testicule et la peau.

Les lésions étant aussi avancées, on cherchera les symptômes de *cystite tuberculeuse secondaire* (fréquence, urines troubles), en se rappelant la fréquence, chez l'homme, de l'association de la tuberculose urinaire et génitale.

On se méfiera que ces malades, porteurs d'ulcérations tuberculeuses, ne vident pas leur vessie (spasme urétral, altérations de la musculeuse). On notera donc leur résidu, on pensera à la possibilité de calculs secondaires.

La *syphilis* envahit le testicule plus que l'épididyme, qui présente, tout au plus, une nodosité dans sa tête, elle crée une fistule scrotale, qu'on dit plus franchement antérieure et d'où suinte une sérosité transparente. Lorsqu'elle est largement ouverte, les bords de cette gomme, taillés à pic, sur fond rosé, reposant sur un gros testicule, et l'intégrité de la prostate décèlent, avec ou sans aveu de chancre induré, la syphilis hâtivement guérie par le traitement iodo-mercuriel. La syphilis épididymaire est cliniquement rare.

Nous avons observé quelques rares cas où des lésions épididymo-testiculaires, englobant testicule et épididyme, atteignaient sans suppurer, jusqu'au volume du poing. L'hésitation entre la tuberculose et le cancer du testicule était permise. Disons qu'outre les signes positifs du cancer, les indurations déférentielles et prostatiques, la bilatéralité des lésions appartient à la tuberculose. Qu'encore l'âge du malade et celui de la maladie fournissent des éléments de distinction.

Orchite tuberculeuse aiguë. — La tuberculose peut encore débuter avec tous les signes d'une orchite aiguë.

Un jeune homme de seize à dix-huit ans consulte parce que, brusquement, depuis vingt-quatre ou quatrante-huit heures, il souffre d'un testicule. Le scrotum est rosé, légèrement œdématié ; la vaginale déplissée par un peu de liquide. Le testicule est gros, tendu, très douloureux à la moindre pression et l'on pense à une orchite blennorragique aiguë.

Cependant, le malade nie le plus minime écoulement, il n'a eu que des rapports sexuels éloignés, parfois n'en a jamais eu, et une pression énergique exercée sur toute la longueur de l'urètre ne ramène rien au méat.

C'est une orchite aiguë tuberculeuse. L'inoculation massive de bacilles de Koch, apportée par les vaisseaux, a envahi brusquement le testicule, comme dans une orchite médicale (oreillons).

Bien des orchites, dites par effort, sont des orchites tuberculeuses méconnues.

Dans l'orchite blennorragique, la douleur et la tuméfaction du début tombent moins vite. Elle n'éclate qu'en pleine blennorragie et si elle diminue l'écoulement, elle ne le tarit pas totalement; c'est donc l'expression de l'urètre qui est la clef du diagnostic.

Après quelques jours, la palpation redevenue possible décèle des noyaux épididymaires vite confluents, qui ne tardent pas à se fistuliser.

LA PROSTATE. — La tuberculose secondaire de la prostate est presque la règle à la suite d'un foyer urinaire ou génital. La boule exploratrice ramène sur son talon une sécrétion contenant de nombreux leucocytes et des bacilles de Koch. On note ensuite une pyurie initiale ou terminale. La sonde ne parvient à la vessie qu'après être entrée parfois dans une caverne prostatique; aussi son bec doit-il parfois, être relevé par le toucher rectal pour parvenir à la vessie. La prostate est alors de consistance molle, dépressible (évacuation des cavernes dans le rectum, fusée périnéale (périprostatique).

A la période terminale : hématuries rares, mais possibles et abondantes. Résidu fréquent, d'où la nécessité d'une évacuation complète avant instillation thérapeutique.

L'hémospermie appartient surtout aux lésions tuberculeuses des vésicules séminales.

Traitement de la tuberculose génitale

A la première période, devant un noyau douteux de tuberculose, on prescrira : une alimentation substantielle, le repos et le séjour à la campagne. Potion d'arséniate de soude ou piqûres de cacodylate.

Port d'un suspensoir.

Trois grands bains salés par semaine (8 kilogrammes par baignoire) ou cure à Salies-de-Béarn sont un moyen puissant; ils fondent rapidement les noyaux d'épididymite chronique, pour lesquels ils constituent un traitement d'épreuve.

A la deuxième période, l'épididymectomie reste une excellente opération, quand la forme est lente et les lésions suppurées.

Lorsque les lésions sont ouvertes à l'extérieur, le pronostic opératoire est plus sévère (il en est de même de toutes les tuberculoses chirurgicales), l'impossibilité de désinfection complète du foyer oblige au drainage et laisse souvent une fistule. Il faudra se résigner à la *castration.*

Ces malades, même après être opérés, seront étroitement surveillés ; on se souviendra que 50 p. 100 d'entre eux sont menacés de récidive du côté opposé et de complications urinaires (cystite tuberculeuse).

La thérapeutique de l'orchite tuberculeuse aiguë est exclusivement médicale.

CHAPITRE XXI

Calculeux

Cliniquement, les calculeux se présentent dans deux conditions :

1° D'âge mûr ou avancé, ils ont remarqué, depuis long-temps, du sable au fond de leur vase ; ont eu la surprise de rendre, après colique néphrétique, un calcul urétéral qu'ils ont recueilli précieusement ou ont été déjà soignés pour « la pierre » ;

2° Les jeunes, au contraire, consultent pour des signes fonctionnels, de cause ignorée, ce sont :

Des hématuries et des douleurs, évoluant simultanément, provoquées par le mouvement et amendées par le repos.

La présence d'un calcul peut alors être affirmée.

Sa localisation vésicale ou rénale sera suspectée par leur modalité.

A. Calculs de l'urètre

Des calculs urétéraux ou de petits fragments lithotritiés peuvent s'engager dans l'urètre (surtout pendant la miction debout) et causer : des douleurs vives, de la gêne de la miction, de la rétention mécanique ou réflexe.

La boule olivaire indique le siège de ce petit calcul ; dans l'urètre antérieur (tombé au-dessous du sphincter, il sera tôt ou tard expulsé au dehors), dans l'urètre prostatique (il remontera dans la vessie, sera refoulé ou devra être extirpé).

Calcul de l'urètre antérieur. — Petit ou garé, la boule le surmonte, transmettant à la main une sensation de frottement sur une surface pierreuse, si caractéristique, qu'il suffit, une fois pour toutes, de l'avoir perçue. *C'est le frottement calculeux*; il est pathognomonique.

Tout calcul urétral est virtuellement associé à des calculs vésicaux.

Traitement. — Au méat, il est facile d'engager derrière le calcul la pointe d'une sonde cannelée qui, en basculant, l'énuclée. On peut aussi tenter de pincer la verge pendant un effort de miction et de lâcher brusquement toute la chasse urineuse. Si le calcul est dans l'urètre antérieur, la main gauche, placée au-dessus de lui, l'empêche de fuir, en serrant la verge ou pressant sur le périnée, pendant que l'autre main, par une série de pressions continues, le fait progresser en avant.

Le mieux est, après immobilisation préalable, de conduire jusqu'à leur contact un tube endoscopique et de les saisir (comme un corps étranger)

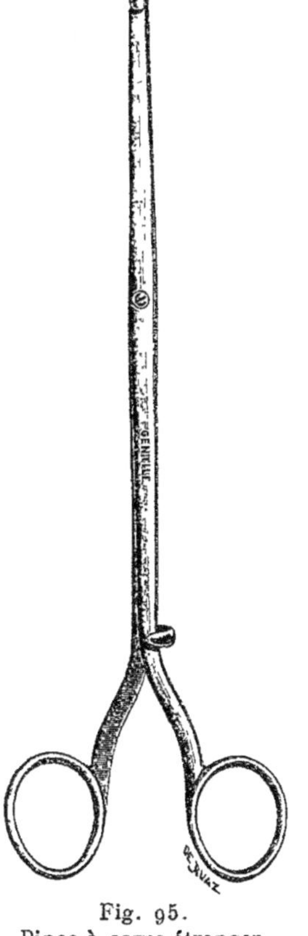

Fig. 95.
Pince à corps étranger.

avec une petite pince. Les *calculs prostatiques* (enclavés dans l'urètre ou dans le parenchyme, calculs extra ou intra-prostatiques) sont aisément décelés par la boule olivaire (frottement) ou le toucher rectal : douleur vive à la pression de l'index, qui, en même temps, apprécie leur volume. S'ils sont multiples : collision en sac de noisettes.

Traitement. — Si le calcul est dans l'urètre postérieur, on s'efforcera de le refouler dans la vessie, où il sera facilement broyé ; pour cela, on cathétérisera l'urètre avec une grosse sonde, qui s'appliquera à ne pas surmonter l'obstacle, mais à le chasser devant elle. Un grand lavage urétro-vésical avec la canule de Janet, ou un bon coup de seringue dans une sonde amenée jusqu'au contact du calcul agissent de même.

Une filiforme, laissée à demeure vingt-quatre ou quarante-huit heures, ramollit le canal, et les calculs retombent ou sont ensuite refoulés dans la vessie.

Un calcul unique développé dès l'enfance peut se creuser une véritable loge prostatique et nécessiter une taille *prérectale*. Ces calculs de la prostate sont souvent phosphatiques, coïncidant avec des urines purulentes ; aussi l'infection locale et générale est-elle à craindre, et un large drainage périnéal et voire même hypogastrique est-il nécessaire. Cette extirpation peut être associée à la prostatectomie.

B. Calculs de vessie, « la Pierre »

Symptômes. — Beaucoup de calculs vésicaux restent ignorés. Pollakiurie diurne, troubles de la miction et douleurs étant attribués à l'hypertrophie prostatique et à la cystite. L'émission, après colique néphrétique, d'un gravier est taxée « d'accident heureux », alors qu'un autre a pu tomber dans la vessie, où il grossira.

Cependant, une analyse serrée conduit facilement au diagnostic.

Interrogatoire. — Quel est l'âge du malade ? Si des calculs se rencontrent, bien que rarement, chez des enfants pauvres (alimentation défectueuse), la plupart des calculeux dépassent la soixantaine et peu n'ont pas quarante ans.

Le type clinique le plus fréquemment rencontré est donc un homme de soixante ans, gros, bon vivant, à antécédents personnels ou héréditaires goutteux, dont les urines sont chargées de sable fin, rouge briqueté, qui adhère au fond du vase et se dépose en cercle sur sa paroi inclinée, en simulant une « échelle de marée ». Son excès d'acidité rougit vite le tournesol.

Intermittente ou permanente, passée ou présente, cette décharge sableuse est à noter ; à plus forte raison l'expulsion de petits calculs urétéraux ovoïdes, en grains de chènevis, vraie « ponte rénale », accompagnée ou non de coliques néphrétiques. Celles-ci, avec leurs souffrances atroces, marquent dans l'histoire du malade. L'émission de sable, à travers un uretère sain, est fort douloureuse, alors que la migration de graviers, à travers un conduit dilaté, peut rester indolore. Tel vieux lithiasique est agréablement surpris par le bruit de la chute d'un calcul dans son vase. Plusieurs calculs ont-ils été précieusement conservés, noter leur forme, leur couleur, les éclater ; leur nature sera connue et il sera facile de juger du présent par le passé. Se défier des coliques non suivies de l'élimination du corps du délit, autant que d'un graveleux qui, brusquement, ne rend plus de sable : « Qui ne charrie plus, bâtit ».

La caractéristique des troubles fonctionnels, c'est d'être *exclusivement provoqués par le mouvement*. La pierre, mobilisée, irrite la vessie, la fait souffrir et saigner.

C'est le soir, après les fatigues de la journée, que le malade éprouve des *besoins fréquents d'uriner*.

C'est le soir que s'éveillent les *douleurs* : siégeant à l'hypogastre, elles irradient vers l'anus et le périnée, jusqu'au bout du gland. Provoquées par les mouvements brusques (saut du lit, équitation), elles éclatent pendant une promenade en voiture légère ou mal suspendue, sur un sol caillouteux.

Il est classique d'affirmer des douleurs plus vives à la fin de la miction, le calcul roulant jusqu'au « contact du col »; celui-ci n'est cependant pas plus douloureux que le reste de la vessie ; il suffit de le heurter du lithotriteur pour s'en convaincre. Mais la vessie reste très sensible à la moindre contraction de sa musculature, causée par sa vacuité ou par sa distension.

C'est le soir, enfin, que le malade pisse avec effroi du sang ; sa puissance colorante et sa dilution lui en font exagérer l'abondance. L'*hématurie* est un accident évident; elle-conduit précipitamment à-son médecin-tel malade qui supportait les autres troubles avec philosophie. Il attend avec anxiété sa disparition, craint son retour et retient sa date, sa durée, ses récidives. Aussi répond-il avec précision : « Le sang est apparu après telle promenade; les dernières gouttes étaient du sang pur. »

En effet, l'hématurie vésicale est *terminale*, le sang colorant d'autant plus les urines qu'il en reste moins dans la vessie, caractère mis en évidence en recueillant la miction dans trois verres successifs. Exceptionnellement, l'hématurie paraît totale, quand elle se produit pendant la marche qui brasse l'urine avec le sang.

Cette hématurie évolue parallèlement aux douleurs. La réaction offensive du mouvement et l'effet sédatif du repos sont typiques, car il n'est pas de forme douloureuse ou hématurique qui ne cède ou ne s'atténue complètement par quelques-jours de lit.

Restent quelques symptômes secondaires : arrêt brusque du jet, rétention ou incontinence.

L'arrêt brusque du jet, pendant la miction debout, est

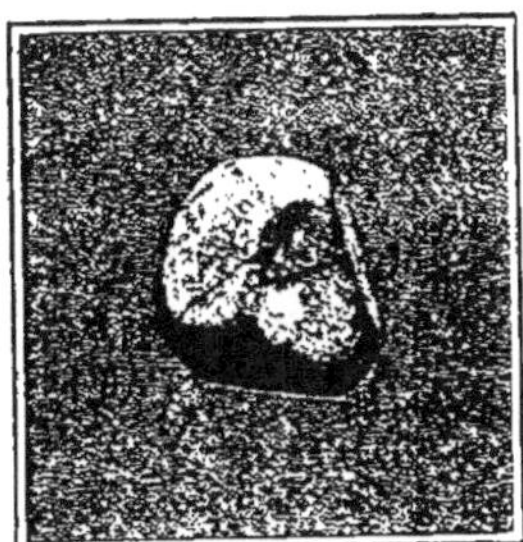

Fig. 96. — Calcul (grandeur naturelle) rendu spontanément
par l'urètre chez une femme.

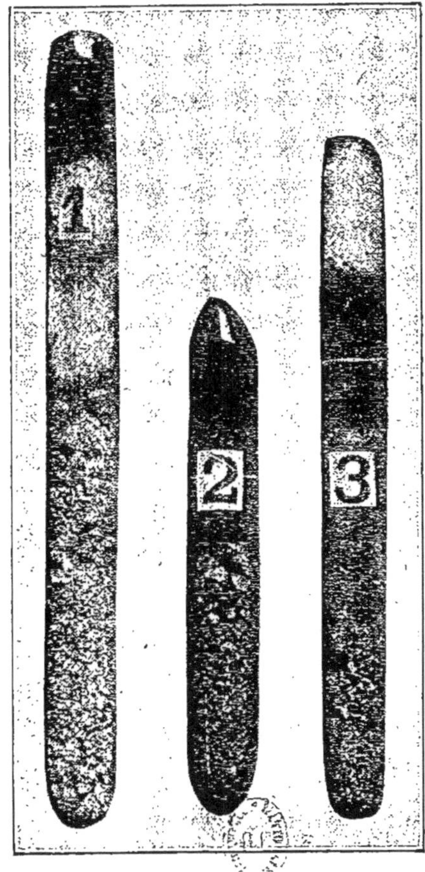

Fig. 97. — Résultats de lithotrities :

N° 1. — Calculs d'acides urique et oxalique (16 gr.) chez un prostatique obèse (120 kg.)
N° 2. — Calcul urique : (5 gr.).
N° 3. — Calcul phosphatique (3 gr.) chez un rétréci.

Pillet, *Urologie*, p. 224.

un signe qui s'imagine trop aisément, la pierre venant
soi-disant rouler sur le col. Fait en réalité impossible,
inconstant ou relevant d'une autre explication (spasme
sphinctérien).

Au contraire, chez l'enfant, à vessie régulière sans
grosse prostate et dont l'orifice urétral est au point déclive, le calcul petit, emporté par la chasse urineuse, peut
rouler en clapet sur le col. La contre-épreuve est nécessaire à la certitude : cessation pendant la miction couchée. Ce signe n'existe pas chez le vieillard, à cause du
relief prostatique.

La rétention suppose un spasme réflexe ou une hypertrophie prostatique surajoutée.

L'incontinence ne succède qu'à l' « engagement » d'un
calcul dans l'urètre et s'accompagne d'hématurie et de
rétention incomplète.

Chez l'enfant, les mictions fréquentes et très douloureuses s'effectuent avec des trépignements, des douleurs
vives et brusques au périnée ; le prurit au méat provoque
des tiraillements et un allongement du prépuce. On note
de l'arrêt brusque du jet et de la rétention, de l'incontinence si le calcul est engagé. L'hématurie est rare ;
l'émission de sable habituelle. Le toucher rectal peut
déceler facilement le calcul.

Chez la femme, les calculs sont rares, la brièveté de
l'urètre facilitant leur élimination. Ils s'édifient souvent
autour d'un corps étranger (épingle à cheveux), sont facilement sentis à vessie vide, par le toucher vaginal, combiné au palper. Exceptionnellement, on a vu chez la
femme de petits calculs s'arrêter dans la poche sous-
urétrale (épaisseurs de la cloison urétro-vaginale).

Tel est le tableau clinique de la *pierre*. Mais il est des
calculs latents révélés au hasard d'une exploration chez

des vieillards sédentaires (malade incrédule léguant son corps à Morand, qui vérifie la présence de nombreux calculs); des *calculs intermittents* provoquant des crises douloureuses à longs intervalles. Il est aussi des formes hématuriques indolores et inversement.

Voici quelques observations prises parmi nos lithotrities :

Observation I. — *Malade affirmant qu'« elle a un calcul ». Nous avons confirmé ce bon diagnostic.* Mlle P..., quarante-deux ans, atteinte de coxalgie très ancienne de la hanche gauche, ouverte par de multiples fistules. On en compte une dans le triangle de Scarpa, une au-dessus de l'épine iliaque, une à deux travers de doigt au-dessus du pubis, par laquelle suinte lentement l'urine dans la station verticale.

A plusieurs reprises, de petites esquilles osseuses ont été émises par l'urètre ; l'une d'elles, du volume d'un pois, engagée dans le canal le soir, a été évacuée le matin, après douze heures de douleurs vives.

Actuellement, la malade consulte parce qu'elle souffre de l'hypogastre ; le soir, après la marche, elle ressent une légère douleur en se retournant brusquement dans son lit, et affirme qu'elle a « une pierre dans la vessie ». Arrêt brusque du jet quand elle urine debout. Jamais d'hématuries.

La cystoscopie, rendue malaisée par l'adduction de la cuisse et la capacité réduite, vérifie la présence d'un calcul phosphatique. Nous le broyons au lithotriteur, et l'examen d'un fragment nous démontre que le calcul était développé autour d'un petit séquestre osseux.

Obs. II. — *Petit calcul suffisant à réveiller « une sensibilité exquise ».* — B..., soixante-trois ans. En 1882, voyageant pour ses affaires en voiture et en tricycle, il est surpris par une miction hématurique et indolore après laquelle il trouve sa chemise tachée de sang. Ses hématuries se renouvellent à intervalles irréguliers pendant six semaines; une fois entre autres, après *coït*.

Entré depuis quelques mois à l'hôpital, pour un rétrécissement, il ne peut ni se lever, ni faire quelques pas (aller au bain) sans que s'éveillent de vives douleurs à l'hypogastre. Aussi reste-t-il confiné au lit. C'est qu'il porte un calcul vésical mobile, justification probable de ses hématuries passées.

Urétrotomie et dilatation. Nous trouvons la pierre dans le cul-de-sac postérieur droit. La première prise indique ɪ *centimètre et demi*. Le calcul éclate facilement, et après trois ou quatre prises fragmentaires successives nous n'en trouvons plus traces. Ces 'fragments, sciure d'acajou, étaient uriques.

Quelques jours après, ce malade se levait et marchait sans souffrir.

Obs. III. — *Calcul dit intermittent.* — C..., cinquante-sept ans. En 1901, coliques néphrétiques avec douleurs violentes et prolongées, sans hématuries. Après ces crises, expulsion d'une quinzaine de calculs urétéraux dont la surface est recouverte d'une « chemise phosphatique » et blanche; la cassure, urique et rose.

Le malade présente à échéances éloignées ou rapprochées des crises douloureuses suivies d'émission de sable briqueté. « Le sable vient, dit-il, et ça me soulage. »

Actuellement, il se plaint de douleurs violentes localisées à l'hypogastre, irradiant vers le gland, s'accompagnant de mictions impérieuses et minimes. Il a sa crise et en eut déjà plusieurs sans déterminer leur cause provocatrice.

Dans les périodes intercalaires, la souffrance n'apparaît pas avec la marche, ne s'exagère pas à la fin de la miction.

Pas d'arrêt brusque du jet, pas d'hématuries.

Nous tentons, malgré la capacité très réduite et dans la vessie presque à sec, une exploration métallique, et obtenons *un gros choc calculeux*. Quelques jours de repos au lit et d'instillations font monter la capacité jusqu'à 80 grammes. Celle-ci reste toujours moins élevée que les mictions spontanées (100 à 130 grammes),

La première prise effectuée dans le cul-de-sac postérieur nous révèle un calcul de 3 *centimètres*. Il est broyé par de nombreuses prises. Le sable et les débris recueillis pèsent, après dessiccation à l'étuve, 8 grammes. Guérison.

Diagnostic. — Conserve-t-on après interrogatoire quelques doutes? On s'efforcera de les dissiper, avant l'exploration. Car, promener un explorateur métallique sur une tumeur de vessie, c'est risquer une hématurie formidable,

L'hématurie d'un néoplasme de la vessie est indolore, sans relation avec l'exercice, toujours copieuse et, par conséquent, accompagnée de caillots (gros et courts); elle persiste plusieurs jours malgré le repos au lit et les moyens thérapeutiques; elle est capricieuse dans son apparition et sa disparition.

Les douleurs sont tardives, le plus souvent associées à la cystite. L'induration du bas-fond vésical au toucher, la cystoscopie surtout, pratiquée en période interhématurique, permettront le diagnostic.

Chez le *prostatique*, la douleur, à moins de cystite, n'existe guère plus que l'hématurie, à moins de fausse route. Le prostatique n'est malade que de nuit, le calculeux que de jour. Toucher rectal, résidu vésical, exploration métallique négative apportent leur confirmation. L'association étant fréquente, se défier du prostatique dont l'émission des dernières gouttes devient douloureuse et sanglante.

Les douleurs d'un *calcul de rein* sont moins vite éveillées par l'exercice : elles siègent avec fixité dans l'hypocondre, irradient le long de l'uretère vers la fosse iliaque et l'aine. Une ou plusieurs crises atroces de coliques néphrétiques marquent dans son histoire.

Le sable est toujours d'origine rénale.

En cas d'hématurie rénale, le milieu, le début et la fin de la miction sont également colorés, sans que le malade puisse préciser si les premières gouttes ou les dernières le sont davantage. Ce sang excrété en même temps que l'urine lui est intimement mélangé. Exception faite pour une hématurie rénale copieuse et rapide, colorant d'autant plus les urines qu'il en reste moins dans la vessie, et semblant terminale.

Enfin, il n'est pas jusqu'aux douleurs d'une *cystite* (par sondage septique, rétrécissement, hypertrophie prostatique) qu'il ne faille distinguer de celle du calcul, qu'une *cystite secondaire* peut d'ailleurs compliquer. La congestion habituelle de la vessie autour d'un calcul explique son infection aisée. La douleur, jusque-là calmée à volonté, devient intense et permanente avec irradiation dans la région génito-urinaire et jusque dans les membres inférieurs, faisant de la « pierre » une des maladies les plus douloureuses.

Aspect des urines et nature du calcul. — Faire uriner le malade dans un verre. De l'aspect clair ou trouble des urines se déduit un renseignement important. Les calculs des jeunes, dus à la précipitation d'acide urique, se constituent en milieu limpide, « calculs d'organisme ». Ceux des vieux, ammoniaco-magnésiens, en milieu infecté et par décomposition de l'urée, « calculs d'organe ». Un trouble floconneux des urines peut être provoqué par simple précipitation des urates ; il disparaît par la chaleur et se reproduit par refroidissement. Un calcul urique peut aussi, à la suite d'une cystite secondaire, se revêtir d'une chemise phosphatique. A la coupe, ces calculs apparaissent constitués par des couches superposées, en oignon.

Les calculs se développent souvent autour d'un noyau : cristaux d'oxalate tombés du rein, cellules vésicales desquamées, hématies... Frère Côme, avant d'opérer l'archevêque de Paris, annonça que « la pierre renfermait un caillot sanguin, car le malade avait auparavant rendu du sang. » Ce fut une coïncidence... heureuse !

Ce noyau peut être constitué par un corps étranger (V. Obs. I). On se rappelle avec quelle rapidité s'incruste l'extrémité vésicale d'une sonde à demeure ? Cruveilhier, étonné du poids d'un calcul, la sectionna et trouva en son centre une balle : il s'agissait d'un soldat de l'Empire, blessé au grand trochanter. Leur centre peut aussi se creuser d'une « geôle ». Morgagni parle d'un calcul creux renfermant, en grelot, plusieurs graviers. La couleur et la consistance des calculs varient suivant leur composition : les uriques sont rouge brique ou jaune fauve ; les uratiques, gris cendré ; les phosphatiques, blanc craie et mous ; les oxaliques, très durs et noirs, parfois luisants comme la houille.

Les calculs contiennent des substances organiques, car ils noircissent au feu en exhalant une odeur de corne brûlée.

Si l'exploration physique donne seule la certitude, elle doit être acquise par le minimum de manœuvres. Mieux vaut aussi rester sur un diagnostic de probabilité, que d'explorer un calculeux avec une asepsie insuffisante.

La seule complication grave, pour un calculeux, c'est *l'infection.*

Exploration de l'urètre. — La boule olivaire rendra compte des rétrécissements, prévus par l'aveu de blennorragiques antérieurs, de la souplesse du canal, de sa longueur et de ses écueils (cul-de-sac du bulbe, fosse prostatique), renseignements indispensables pour l'exploration métallique ultérieure.

La boule peut buter d'emblée sur un petit calcul engagé dans l'urètre. Petit ou garé, elle le surmonte, transmettant à la main une sensation de frottement sur une surface pierreuse, si caractéristique, qu'il suffit de l'avoir perçue une fois pour toute : c'est le *frottement calculeux,* il est pathognomonique. Un calcul urétral étant toujours associé à des calculs vésicaux, inutile de prolonger l'exploration, le diagnostic est fait.

Exploration de la vessie. — Si les urines sont sanglantes ou purulentes, remettre l'exploration après quelques jours de repos au lit ou de lavages au nitrate ; c'est éviter une hémorragie grave ou une inoculation de la vessie, qui provoquerait une poussée de fièvre. Passer une sonde béquille de même numéro que la boule et noter la présence du résidu.

La sonde en gomme peut donner un frottement au contact de la pierre. Notre maître, le professeur Guyon, dans un cas difficile, décela le calcul par ce procédé. Il sonda le malade debout, évacua la vessie, laissa s'accentuer la contraction finale, serrant la pierre contre la sonde, et, retirant celle-ci, perçut un frottement.

L'exploration métallique reste le procédé de choix. Mais elle n'est instructive que grâce au calme de la vessie. Contractée, celle-ci est « cachottière ». Par crainte d'un éveil de contractilité, on ne prendra pas sa capacité, à plus forte raison, même avec des urines purulentes, n'injectera-t-on pas de nitrate. La vessie doit être garnie avec une quantité inférieure à sa capacité (indiquée par la miction); 100 grammes environ d'eau stérilisée tiède seront injectés doucement, avec une seringue à piston doux; la vessie doit être déplissée et non mise en distension, sinon une contraction brusque expulserait la totalité du liquide. En réinjecter de nouveau ne serait possible qu'après attente patiente d'un retour au calme. La pénétration du cathéter dans une vessie trop remplie provoque le même incident.

Dès que quelques gouttes sont régurgitées, on cesse d'injecter et ordre est donné au malade de respirer largement.

Glisser sous le siège un coussin dur, afin que le calcul, quittant le bas-fond rétroprostatique, roule jusqu'au contact de la paroi postérieure, plus accessible.

Un explorateur numéro 1, 2, 3 ou 4, est choisi (1 pour l'enfant, 4 pour le vieillard), la longueur croissante de leur bec étant destinée à leur faire surmonter la saillie petite, moyenne ou grosse, de la prostate.

RECHERCHE DE LA PIERRE

Les temps d'introduction de l'explorateur sont ceux des instruments métalliques; rappelons-les :

1° Traversée de l'urètre antérieur : l'explorateur est tenu parallèlement au pli de l'aine; la verge est attirée sur lui;

2° Passage du cul-de-sac du bulbe. Pendant cette traction sur la verge, l'urètre forme un plan sur lequel glisse le bec de l'explorateur, sans se coiffer;

3° Engagement dans le sphincter membraneux. Verge et cathéter étant ramenés sur la ligne médiane, la pointe de ce dernier est relevée sous le pubis. Le secret de sa réussite est d'assurer un contact intime et ininterrompu avec la paroi supérieure;

4° Traversée prostatique; la main gauche, fortement appuyée sur l'hypogastre, puis abaissée jusqu'à la racine de la verge en refoulant avec force les tissus rétro-pubiens, redresse la courbure prostatique (manœuvre pré-pubienne).

Autant il faut de force dans la main gauche qui tire sur la verge, autant il faut de douceur dans la main droite qui ne pousse pas, mais soutient l'explorateur. Sa progression doit être régulièrement progressive; la fameuse sensation de « résistance vaincue » n'étant qu'une fausse route.

L'explorateur ayant pénétré dans la vessie, c'est-à-dire ayant requis une mobilité latérale complète, son manche est tenu, non entre le pouce et l'index, mais avec la pulpe des cinq doigts droits, la tige étant appuyée par deux doigts gauches, afin de recueillir la plus minime sensa-

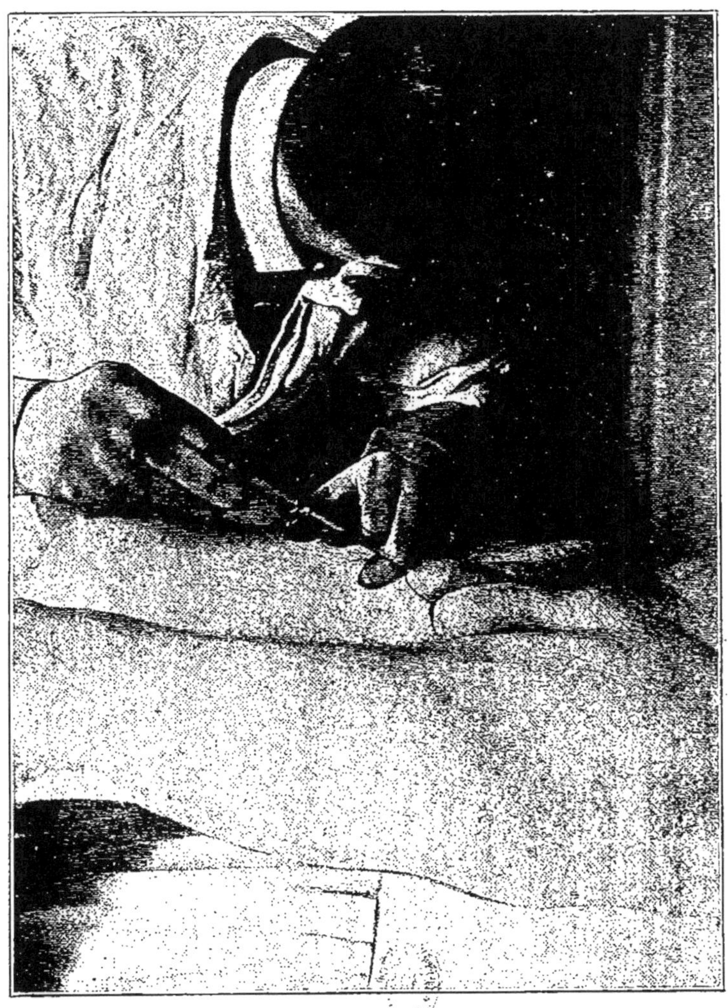

Fig. 98. — Exploration d'une pierre vésicale au cathéter métallique.

Le manche de l'explorateur est tenu avec la pulpe des cinq doigts, pour recueillir la plus minime sensation. L'oreille écoute le *choc métallique*

tion. L'oreille en est rapprochée pour percevoir le choc métallique (Pl. XXV).

La recherche s'effectue par petits mouvements continus de percussion.

Le bec de l'explorateur, tourné en haut, va sur la ligne médiane s'appuyer à la paroi postérieure ; puis, rabattu en bas, il explore à droite et à gauche le basfond vésical postérieur. Ramené sur la ligne médiane en avant, il explore encore à droite et à gauche en arrière du col (fig. 95). « Chez le vieillard, quand le basfond de la vessie est fortement déprimé, on trouve derrière le col vésical une sorte de godet où séjourne continuellement la pierre et dont elle rappelle la configuration. »

L'explorateur n'ayant rien découvert est ramené en haut, explorant la face supé-

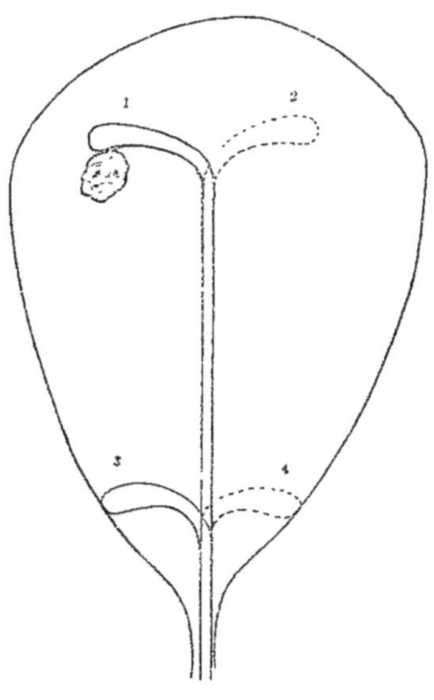

Fig. 99. — *Exploration métallique* : (Vessie vue d'en haut.) Positions successives du cathéter. Petit calcul reposant sur la paroi inférieure.

rieure au contact de laquelle se trouvent les gros calculs, parce que, spongieux et de poids spécifique faible, ils flottent : ou plutôt parce que, volumineux, ils s'appuient sur les faces latérales de la vessie.

Si par hasard cette exploration n'a rien fait découvrir, l'explorateur est laissé bec en haut, au milieu du basfond, pendant que de petites percussions répétées sur le grand trochanter ébranlent le bassin et ramènent à son contact une petite pierre ignorée. « La contractilité, dit notre maître Guyon, est un des ennemis principaux de l'exploration. Lorsqu'elle s'éveille, elle veut agir sur l'instrument comme elle a mission d'agir sur l'urine. Elle veut l'expulser. Dès lors, la vessie se rapproche le plus qu'elle peut de la sonde, s'y applique, la gêne dans ses mouvements, ne lui obéit qu'avec résistance. »

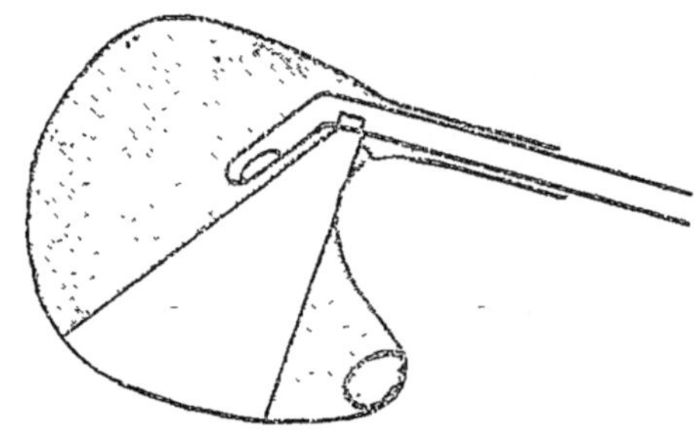

Fig. 100. — Mauvaise inspection au cystoscope oubliant un calcul dans le bas-fond

L'explorateur métallique, en heurtant le calcul, donne aux doigts une sensation de choc très nette, accompagnée d'un bruit perceptible pour le malade et les assistants, c'est le *choc métallique*. Un calcul dur (urique ou oxalique) rend un son clair ; mou (phosphatique), un son sourd. Un son petit et fugace indique un gravier à rechercher avec peu de liquide. Plusieurs petits calculs fournissent un cliquetis caractéristique.

L'instrument étant au contact du pôle postérieur du calcul, l'index repère, près du méat, sa tige graduée, il est alors ramené en avant jusqu'à ce qu'il le perde. Le volume du calcul est ainsi mesuré approximativement (fig. 96). Un calcul découvert dans une région de la vessie y gîte toujours dans les mêmes conditions d'examen.

Exceptionnellement, le choc d'une pierre poreuse peut

n'être pas perçu : « Je réduisis par lithotritie, écrivait Dol-
beau, un calcul tellement mou que les assistants ne
crurent l'opération faite que lorsqu'ils constatèrent que
l'instrument sortait gorgé de matière calculeuse. »

Cette exploration sera suivie d'un grand lavage du
canal et de la vessie avec du nitrate au 1/1 000. Le malade
aura été examiné chez lui ou mieux à la maison de santé ;

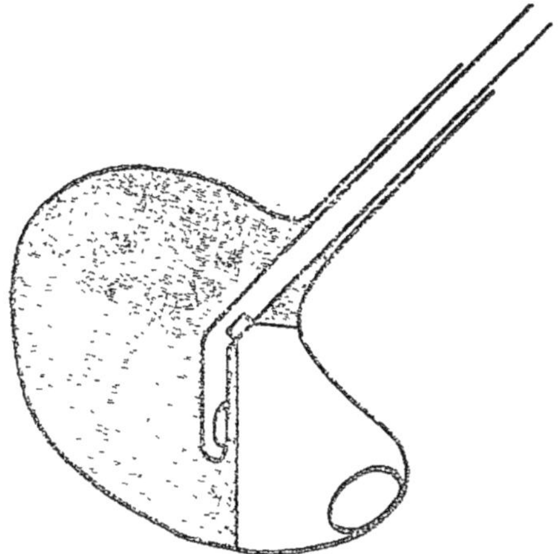

Fig. 101. — Bonne inspection éclairant le calcul.

il gardera le lit pendant quelques heures et boira des
diurétiques. Cette exploration ne doit pas être renouvelée à la veille d'une lithotritie.

CYSTOSCOPIE

La cystoscopie, toutes les fois qu'elle est possible
(urines claires, grande capacité), permet une inspection
de visu de la cavité vésicale. Elle rend, après éducation
faite, les plus grands services.

Elle fournit des renseignements précis sur la forme, le
nombre et le volume des calculs.

Plusieurs calculs uriques se taillent des facettes de frottements réciproques.

Les calculs oxaliques paraissent hérissés de saillies papillaires.

Lorsque la vessie contient beaucoup de petits calculs, et nous en avons vu plusieurs cas, ils s'amoncellent en tas de galets, d'aspect élégant, faciles à numérer sous diverses incidences et croûlant au moindre choc sur le bassin.

Il reste délicat d'inférer de la couleur des calculs leur composition chimique ; les calculs uriques, sous la lumière crue de la lampe et l'immersion dans l'eau, paraissent blancs, alors qu'ils sont fauves ; ils peuvent d'ailleurs s'être revêtus de phosphates. Les calculs phosphatiques d'aspect crayeux peuvent à leur tour être teints après hématurie par l'hémoglobine altérée.

L'appréciation du volume suppose plus d'expérience encore. Le calcul grossit ou diminue suivant qu'il est approché ou éloigné du prisme. Retenir qu'un calcul visible en entier dans une vessie garnie avec 150 grammes mesure environ 2 centimètres. La cystoscopie qui décèle les petits calculs (pour lesquels une aspiration peut suffire) contrôle admirablement l'évacuation totale des fragments après lithotritie, quand la vessie ne saigne pas.

Cette recherche des fragments doit être attentive. Pour ne pas oublier un gravier derrière le relief prostatique, il suffit : soit de déplisser la vessie en injectant un peu plus de liquide ; soit d'élever le pavillon du cystoscope (fig. 100 et 101).

TRAITEMENT. — *La lithotritie est l'opération de choix* pour les calculs petits, moyens ou pas trop durs.

Le malade peut être lithotritié dans son lit, il est chloroformisé à la « Reine », n'a qu'un choc opératoire

minime, est opéré par les voies naturelles et se lève
après trois ou quatre jours. Aussi, son consentement
est-il plus facilement obtenu.

L'infection vésicale n'est pas une contre-indication à la
lithotritie, au contraire. Désinfecter au maximum la vessie et faire ensuite la lithotritie, qui achèvera de faire
disparaître l'infection, développée à la faveur du calcul.

Le broiement du « dernier fragment » est vérifié au
cystoscope.

La *taille* nécessite le transport à la salle d'opération
(refroidissement et infection légère expliquant les morts
par congestions dites hypostatiques chez des vieillards
obèses et emphysémateux). Commande une chloroformisation complète (anurie par néphrite toxique sur des reins
déjà tarés). Oblige à la position inclinée, funeste aux
artérioscléreux (hypertension cérébrale et cardiaque).
A des suites opératoires prolongées. Des *fistules* peuvent
succéder souvent au drainage hypogastrique. Chez des
prostatiques en rétention, la guérison définitive n'est
souvent obtenue que par une prostatectomie simultanée
ou secondaire.

*La taille vit donc des contre-indications de la litho-
tritie.*

La taille reste indiquée en cas de : pyélo-néphrite
grave ; calcul trop volumineux ou trop dur pour être
brisé, même au marteau ; rétrécissement traumatique ou
blennorragique, serré au point d'empêcher le passage du
lithotrite (rare après un traitement approprié); calculs
chez l'enfant (étroitesse de l'urètre et dureté des concré-
tions souvent oxaliques).

*Concomitance d'hypertrophie prostatique et de calcul
vésical : ablation simultanée par l'hypogastre,* car une
très grosse prostate constituant à la vessie « un piédes-

tal », permet le broiement avec de longs mors, mais gêne considérablement l'aspiration.

Une *cystite ancienne avec péricystite scléreuse* enserrant la vessie dans une vraie carapace inextensible est une contre-indication de la lithotritie, menaces de poussée inflammatoire aiguë ou de rupture (grands lavages).

Tumeur de vessie concomitante (danger de l'aspiration).

Calculs enchatonnés.

En tout cas, *c'est une faute grave de ne découvrir une pierre que devenue grosse*, alors que le patient, en proie aux douleurs d'une cystite calculeuse, est exposé aux dangers de la distension et de l'infection de ses voies urinaires supérieures.

C₂ Calculs du rein

Devant quels signes cliniques le praticien devra-t-il avoir la présomption d'un calcul rénal ? et demander une *radiographie* qui apportera la certitude?

Ces signes sont évidents ou obscurs : évidents, en cas de douleurs lombaires et d'hématuries provoquées par le mouvement chez un gravelleux ; obscurs, en cas de symptôme isolé et peu caractérisé, douleurs vagues dans le flanc ou hématurie fugace dont on ignore l'origine.

Les douleurs rénales lombaires généralement unilatérales et les hématuries totales sont des signes capitaux.

Les douleurs localisées à l'une des régions lombaires sont un signe fréquent. Ces douleurs naissent et s'exacerbent par le mouvement : marche, voiture, chemin de fer. Le calcul rénal plus immobilisé que celui de la vessie, réveille moins vite la douleur. Elle cède vite au repos ;

« même au lit les calculeux prennent la position qui leur
assure le mieux l'immobilité. » « Telle malade de Guyon
ne voyageait en chemin de fer, pour amortir les chocs,
que serrée entre deux personnes. »

A côté de cette douleur intermittente d'exercice, peut
exister une douleur congestive diffuse dans tout l'hypocondre, exacerbée par toutes les causes de congestion
rénale (écart de régime, coït...), et, plus intense la nuit,
elle s'accompagne assez souvent d'hématuries.

Propagations : partie du point électif, cette douleur se
propage vers l'uretère et la vessie, voire même vers le rein
opposé ; réflexes : réno-uretéral ; réno-vésical ; réno-rénal.
On considérait ces réflexes comme de simples irradiations nerveuses ; mais la radiographie méthodique a
montré souvent que, dans ces cas, il y avait en réalité
d'autres graviers associés dans l'uretère ou le rein opposé.
L'action inhibitrice du réflexe réno-rénal douloureux
accompagnée d'anurie serait donc souvent provoquée par
une calculose bilatérale.

Sous l'influence d'une cause, souvent identique : exercice violent, mouvements d'extension et de flexion du tronc,
tels que bêcher, ramer, arracher l'herbe, le calcul petit
émigre dans l'uretère ou même y engage sa pointe, et la
colique *néphrétique* éclate avec sa violence et ses irradiations caractéristiques vers le pli de l'aine, le testicule, la
face interne de la cuisse (irradiant sur les nerfs : abdomino-
génitaux, génito-crural et fémoro-cutané...).

Elle disparaît brusquement, comme elle est venue, le
calcul étant remonté dans le bassinet ou tombé dans la
vessie.

La colique peut être précédée ou accompagnée de manifestations digestives variées (Lœper), flatulence, spasme

du pylore ; tympanisme, diarrhée, pseudo-occlusion, qui peuvent causer de graves erreurs thérapeutiques [1].

Le syndrome néphrétique est provoqué un peu par l'action traumatisante du calcul, mais surtout par la rétention d'urines accumulées en amont (le bassinet comme la vessie sont peu sensibles au contact des instruments, pointe de sonde urétérale ou explorateur et lithotriteur manœuvrant dans leur cavité ; tous deux sont, au contraire, extraordinairement sensibles à la moindre distension. Qu'on essaye d'introduire 20 grammes de trop dans la capacité pathologique d'une vessie!) Il en est de même du bassinet, lorsque l'on pratique son lavage avec la sonde cystoscopique. Le syndrome néphrétique résulte souvent d'une distension passagère du rein causée par un calcul engagé dans l'uretère, mais trop gros pour y progresser. Inversement, un certain nombre de coliques néphrétiques ont cessé en glissant une sonde au-dessus du calcul.

Souvent du sable ou de petits graviers sont plus douloureux que de gros calculs bien immobilisés.

Ces crises marquent dans l'histoire de la maladie et facilitent singulièrement le diagnostic, surtout si elles sont suivies de l'*expulsion de graviers*.

Faire radiographier toute colique non suivie d'élimination de sable ou de graviers.

L'hématurie reconnaît les mêmes causes ; provoquée par le mouvement, elle disparaît parfois à la première miction qui suit le repos, du moins son influence est « prochaine ».

Ses caractères sont rénaux : elle est *totale* (à moins d'être très abondante); *intermittente*, rarement avec caillots urétéraux.

Elle s'observe avant, pendant et surtout *après la colique*.

---

1. V. Lœper, *Leçons de pathologie digestive.*

Sa coloration variant avec sa quantité, suivant qu'elle est faible, moyenne ou forte; l'urine est bouillon trouble, brune ou rouge vif.

De même que la douleur, l'hématurie présente deux modalités : d'*exercice* et *congestive* : enfants immobilisés en gouttière de bonnet ou dans du plâtre, ayant présenté des hématuries tenaces.

Le diagnostic peut alors être difficile avec un néoplasme au début, mais dans ce dernier cas l'hématurie est un signe souvent tardif, et la main qui palpe le flanc y découvre un gros rein; par contre, l'hématurie s'observe moins fréquemment en cas de lithiase avancée, la sclérose ayant envahi le parenchyme et ses vaisseaux.

Ne jamais oublier, à propos des syndromes douloureux lu flanc, d'examiner les urines dans un verre.

Examen des urines. — Hématurie et pyurie sont reconnues *d'origine rénales, parce qu'elles troublent uniformément l'urine du début à la fin de la miction.*

Calculs à urines limpides. Les calculs uriques laissent assez longtemps les urines aseptiques.

Calculs à urines troubles : tôt ou tard, autour d'un calcul, l'infection se produit, ce dont témoigne la présence du pus dans les urines. Cette pyurie s'installe généralement insidieusement, presque à l'insu du malade, ou brusquement et avec des symptômes généraux (inversement l'infection peut aussi s'abattre sur un rein en donnant ultérieurement lieu à une gravelle phosphatique secondaire). Bien des calculs aseptiques et ignorés ne donnent signe d'existence qu'après une grippe ou une infection locale.

Il est de règle, actuellement, de *radiographier tout pyurique*. Bien des calculs seront ainsi découverts.

L'*absence de cystite* est un signe important, car il permet d'éliminer presque à coup sûr, chez un pyurique, toute idée de tuberculose. *La vessie*, pouvons-nous dire, *est le réactif le plus sensible de la tuberculose urinaire.*

Examen physique. — *Palper du rein.* — Il est *indolore* le plus souvent ; tout au plus réveille-t-on de la douleur en appuyant sur le bord externe du grand-droit (pression du bassinet), en percutant d'un coup sec la région lombaire.

a) Rein non augmenté de volume, ayant un calcul dans son parenchyme, sans hypertrophie compensatrice et sans hydronéphrose, ou dont la rétention peu tendue et molle se confond avec la consistance des tissus ambiants.

b) Rein gros, dont on atteint le pôle inférieur. On s'assurera de ses différences de volume correspondant aux crises douloureuses (congestion et hydronéphrose) et de l'absence d'accroissement progressif avec hématuries (néoplasme) ou même d'état stationnaire (périnéphrite).

Dans un cas de calculs multiples, nous avons eu la bonne fortune de constater de la crépitation, par collision réciproque des calculs. C'est un signe extrêmement rare, M. Guyon ne l'ayant rencontré que deux fois.

Au lendemain d'une colique néphrétique, on peut chercher les points *douloureux* du rein. Ils sont généralement absents.

La sensibilité de l'uretère persiste plus longtemps après la colique : la chercher en appuyant sur les points urétéraux ou sur tout le trajet de l'uretère, avec les doigts des deux mains alignées.

La *cystoscopie* peut rendre de grands services en montrant un méat urétéral boursouflé, frangé d'un petit caillot flottant à travers la chasse urineuse, parfois même une éjaculation sanglante, par expression du bassinet.

Parvenu à une présomption plus ou moins grande, le praticien peut encore demander au pharmacien une recherche de grande valeur : *l'hématurie microscopique.*

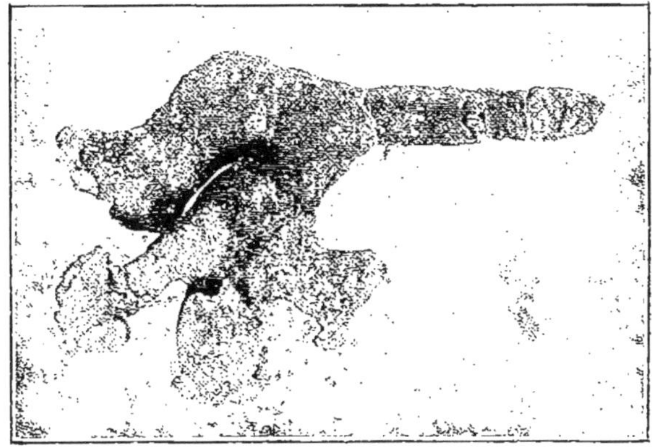

Fig. 102. — Calcul du rein (demi-grandeur naturelle) (Rafin).

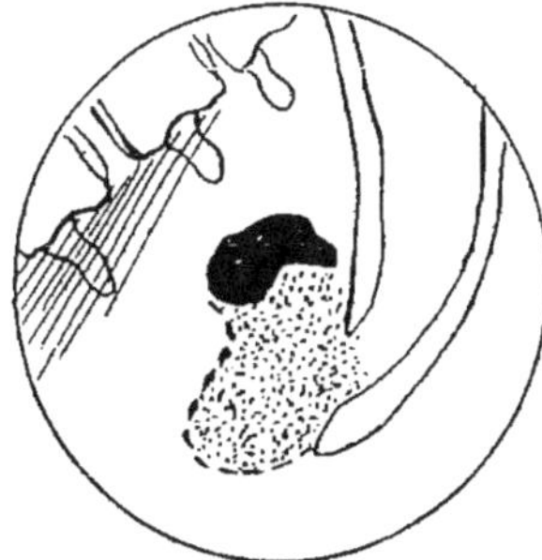

Fig. 103. — Calcul uratique du rein droit.

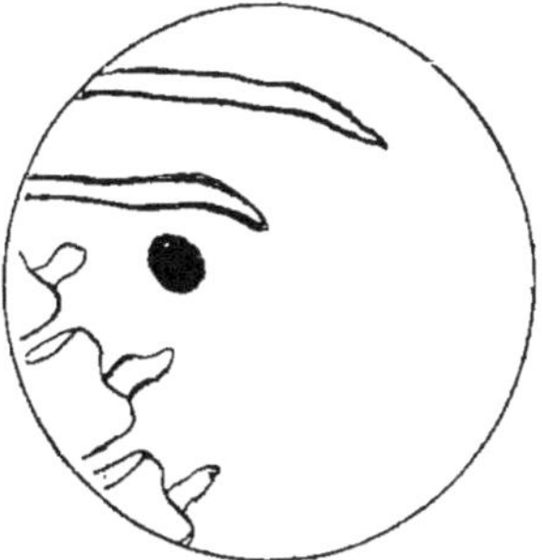

Fig. 104. — Calcul phosphatique du rein droit (clichés Cerné).

Refus opératoire. Mort de septicémie, quatre mois plus tard.

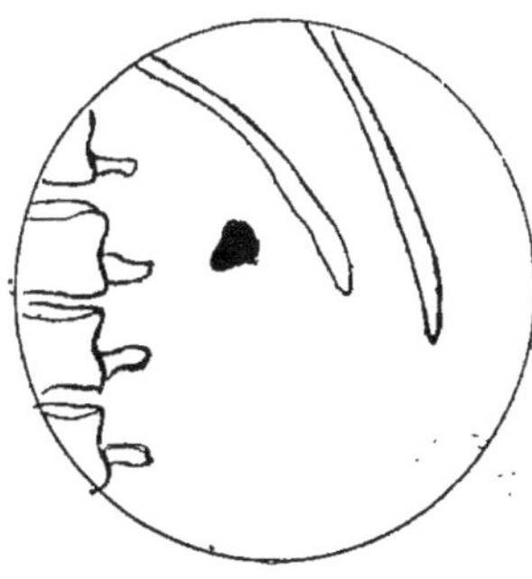

Fig. 105. — Calcul phosphatique du bassinet avec pyonéphrose.

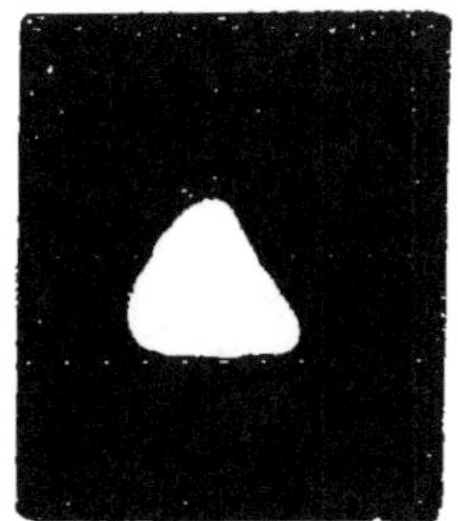

Fig. 106. — Le même, grandeur naturelle.

Pillet, *Urologie*, p. 242.

Les globules de sang sont recherchés et numérés comparativement dans les urines du matin (repos) et du soir (fatigue).

Tel calcul ne blessant pas la muqueuse au point de la faire saigner, la fait cependant desquamer. La présence constante des *hématies* et de cellules *épithéliales* après la marche est un signe de valeur. *C'est le meilleur des signes cliniques d'un calcul.*

Histologiquement. — *L'analyse des urines* décèle des *cylindres épithéliaux* ou hématiques, témoignant de l'altération des tubes urinifères ou affirmant l'origine rénale de l'hématurie.

Chimiquement :

> Une densité élevée;
> De l'hyperacidité;
> Un excès d'acide urique.

Dans le sédiment, de petits cristaux d'acide urique, d'urates, d'oxalates et de phosphates de chaux révélant jusqu'à un certain point la nature du calcul.

Si tel est le tableau classique des calculs du rein, nombreux sont les cas frustes ou tout à fait latents. La symptomatologie se résumant pour tel calculeux en névralgies testiculaires et troubles intestinaux... Un malade présente pendant dix ans des signes de typhlite à rechute avec constipation, nausées et crise au moindre écart de régime, ses douleurs irradient de la région lombaire vers le cæcum, tous signes qui disparaissent par l'élimination d'un gravier. Il n'existait aucun signe rénal, sauf des urines brunes après un exercice violent.

Tel autre, ayant depuis onze ans de la pollakiurie diurne et nocturne, présente depuis huit ans des crises douloureuses simulant l'appendicite. Il rejette un petit calcul et tous ces signes disparaissent comme par enchantement.

Enfin il existe des *calculs* complètement *latents*. Tel calcul de 2 kilogrammes a été une trouvaille d'autopsie. On a noté leur fréquence en cas de plaie de la moelle ou de paraplégie (alitement prolongé, cystite secondaire). Tel vieux-lithiasique ne s'aperçoit de l'élimination de cal-culs urétéraux (lisses comme de petites dragées) qu'au bruit de leur chute dans son vase.

« Il est des calculs dont le déménagement s'opère clan-destinement. » Ces calculeux, disait M. Guyon, sont « des pondeurs ».

Le *diagnostic* prête surtout à confusion entre la colique néphrétique et la colique hépatique ou l'appendicite.

La *colique néphrétique* a pour elle ses irradiations vers le pli de l'aine, le testicule et la vessie; l'hématurie, l'émis-sion de sable et de graviers.

La *colique hépatique* irradie vers l'épaule et s'accom-pagne d'ictère (peau, urines muqueuses, etc.)

L'*appendicite* a donné lieu à bien des erreurs réciproques, surtout l'appendicite chronique; elle est souvent liée à un mauvais fonctionnement intestinal, surtout si elle pré-sente des crises *fébriles*.

En cas de douleurs dans les hypocondres, les explora-tions spéciales peuvent être nécessaires pour éviter de les rapporter à la vésicule biliaire, la rate ou les angles des côlons.

Diagnostic des formes. — Suivant les symptômes domi-nants, on distingue les *calculs* : douloureux, pyuriques, hématuriques et surtout les calculs *latents*; quand un calcul se concrète au fond d'un calice, sans gêner l'excrétion d'urine, il peut grossir jusqu'à la pétrification totale du rein, sans donner lieu à aucun signe (tel notre cas, Pl. XXVI.).

Pronostic. — Variable suivant l'unilatéralité ou la bila-

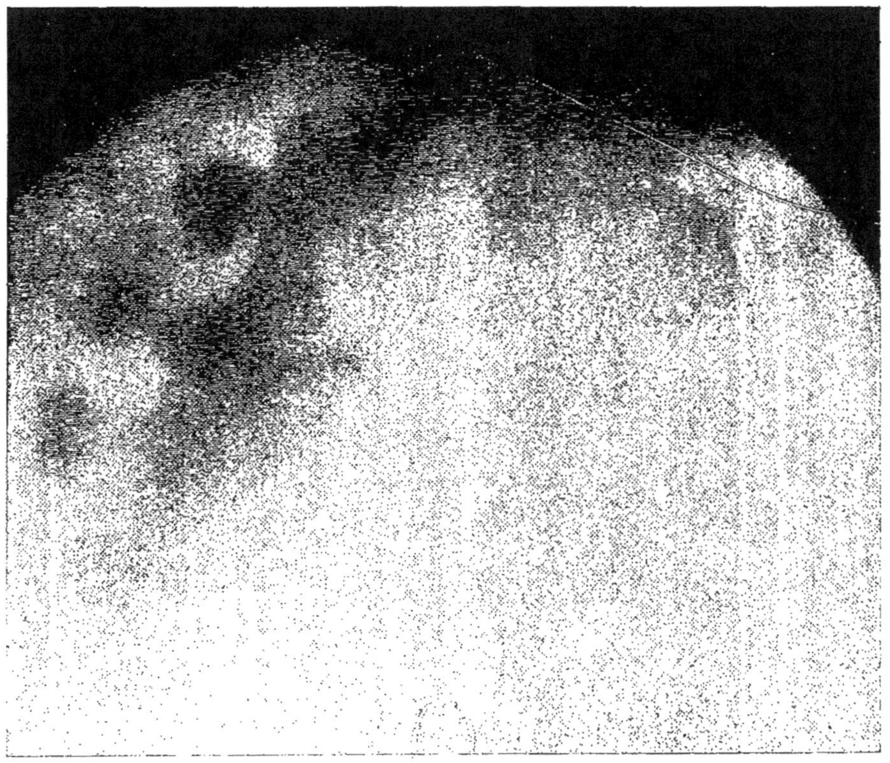

Fig. 107. — Calcul coralliforme (latent) du rein
(Découverte radiographique. Cl. Billiard.)

téralité (relativement fréquente) des calculs, l'altération
plus ou moins grande de la fonction rénale et la menace
d'anurie de l'un et l'autre rein.

Cas compliqués. — Les calculs du rein (c'est la raison
principale de leurs ablations) peuvent donner lieu à de
nombreux accidents : mécaniques ou septiques :

Hydronéphrose. — Le calcul peut s'engager, d'autant
plus facilement qu'il est plus petit, dans l'uretère. S'il s'y
enclave, la crise néphrétique s'atténue en se prolongeant;
mais le rein se distend progressivement. (V. fig. 113.)

On sent alors au palper un rein gros, abaissé, de volume
variable suivant son émission d'urine, dont les antécédents
de gravelle, l'absence de fièvre et l'aspect des urines feront
faire le diagnostic particulièrement [difficile avec les
hydronéphroses par malformations congénitales (artère
supplémentaire croisant le collet de l'uretère, rétrécissement ou coudure urétérale). Ces malformations, bien que
congénitales, ne donnent souvent signes d'existence qu'à
l'âge adulte.

L'hydronéphrose fermée par altération complète de
l'uretère amène vite l'atrophie du parenchyme rénal.
L'hydronéphrose ouverte persiste, au contraire, longtemps et peut acquérir un volume énorme.

. *Anurie.* (V. p. 348).

Infections : Pyélo-néphrite. — Tôt ou tard, le calcul irrite
le parenchyme par sa présence et le fait suppurer; l'infection peut d'ailleurs éclater à l'occasion d'une maladie
générale : grippe, typhoïde, etc.

La pyurie s'installe et persiste, le calcul jusque-là latent
devient douloureux. Le pus de cette pyélite peut d'ailleurs
persister pendant longtemps dans les urines en quantité
variable, sans altération notable de l'état général et sans
fièvre, s'il s'évacue suffisamment par l'uretère : à moins

d'atrophie rénale, peu fréquente, les rétentions rénales finissent par apparaître. C'est la *pyonéphrose calculeuse.*

Pyonéphrose calculeuse: — Elle peut acquérir un volume énorme et succède généralement à une première phase d'hydronéphrose : ces poches, que la sonde urétérale peut encore de temps à autre évacuer et laver, contiennent souvent de nombreux et volumineux calculs. Parvenu à ce stade, le rein infecté peut retentir gravement par ses toxines sur l'état général (fièvre) et sur le rein opposé.

Radiographie des calculs

La radiographie a réalisé un énorme progrès dans le diagnostic des calculs. L'épreuve étant beaucoup plus difficile à obtenir que pour une simple fracture, s'adresser à un radiographe spécialisé.

Trois causes rendent la recherche des calculs délicate :

Leur *volume.* Lorsqu'il est réduit à celui d'un pois, la pénétration des rayons et la mobilité du rein rendent leur vision douteuse (Arcelin abaisse cette limite jusqu'à 25 centigrammes).

Leur *composition chimique* (c'est-à-dire leur *densité*). « La transparence spécifique des corps aux rayons X, dit Contremoulins, est fonction de leurs poids atomiques. Si le corps recherché est contenu dans un milieu de poids atomique égal ou extrêmement voisin de ce corps, il ne se traduit pas par une différence d'opacité sur la plaque radiographique. C'est le cas de l'acide urique contenu dans les organes urinaires. » Les oxalates sont les plus visibles, puis les carbonates et les phosphates.

L'acide urique pur est difficilement visible, ainsi que

Fig. 108. — Radiographie des calculs de la pyonéphrose

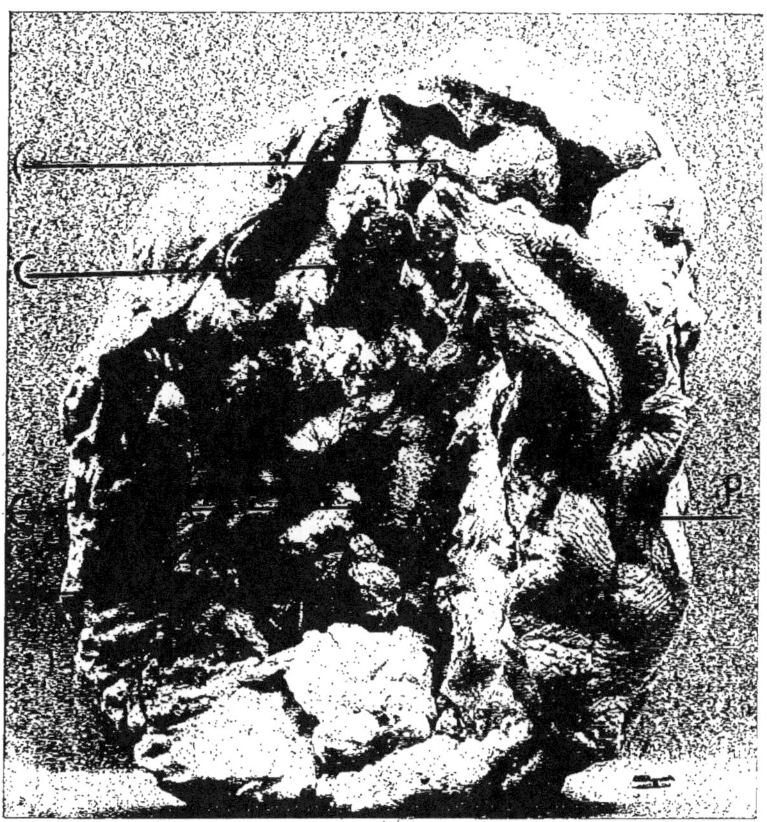

Fig. 109. — Pyonéphrose calculeuse.

P, trajet cutané de la néphrostomie antécédente.
C, C, calculs (rein droit adhérent à la veine cave).

l'ont prouvé de nombreuses expériences : calculs uriques insérés dans des reins de cadavres ; calculs pincés dans des mors de lithotriteur ; mains de goutteux semées de tophus... De fait, l'intervention a permis d'extraire des calculs après radiographies négatives. Cependant, les calculs uriques purs sont rares et le mélange d'oxalates ou d'urates les rend, surtout s'ils sont d'un volume notable, moins difficiles à déceler.

Le poids du malade. — Les obèses ne fournissent le plus souvent que des clichés très obscurs.

Préparation du malade. — Il aura été purgé énergiquement la veille et laissé à jeun le matin même. Il sera étendu nu (erreurs par boutons d'habits, etc...), en position horizontale, les cuisses fléchies à angle droit, ce qui permet le contact du dos avec la plaque.

Demander une première radiographie d'ensemble des deux reins et des deux uretères, puis plusieurs radiographies partielles, avec de petites plaques superposées (une pour chaque rein, une pour l'uretère, une pour la vessie) et au compresseur.

L'usage d'un compresseur est indispensable ; il diminue l'épaisseur des parties molles et immobilise le rein (mobilité respiratoire de 3 ou 4 centimètres). D'où le progrès des radiographies instantanées.

De plus, la localisation avec le compresseur cylindrique réduit au minimum l'action des rayons secondaires. Les corps frappés par les rayons émettent eux-mêmes des rayons dits secondaires atteignant et troublant le cliché. Les rayons doivent être mous, c'est-à-dire peu pénétrants, sous peine de ne pas déceler les petits calculs.

Une radiographie peut être considérée comme probante si elle montre non seulement l'architecture osseuse des vértèbres, mais encore le bord externe du psoas et le con-

tour inférieur du rein, surtout s'il est augmenté de volume
et en rétention (pyonéphrose).

Inspecter le cliché lui-même et non une reproduction
sur papier ; il doit être examiné à la chambre noire et à
travers un verre dépoli.

Le malade ayant été couché sur la gélatine, l'observa-
teur tournera vers lui le côté du verre. Le cliché figure
alors le malade vu de dos ; sur un cliché d'ensemble, on
saura ainsi que le calcul appartient au rein droit ou
gauche. Une tache blanche décèle avec précision sa présence et son siège, il peut être ainsi localisé dans le bassinet, les calices, l'extrémité supérieure de l'uretère. On
se rappelle que le bassinet correspond à l'apophyse transverse de la deuxième vertèbre lombaire. Si l'ombre portée
est douteuse, on demandera plusieurs épreuves à plusieurs
jours d'intervalle qui seront superposables, s'il s'agit
bien d'un calcul et non d'un défaut de la plaque.

Le siège du calcul est déterminé par la distance qui le
sépare des apophyses transverses.

Ils sont de forme : arrondie dans les calices ; triangulaire à sommet inférieur dans le bassinet ; ramifiée lorsqu'il occupe les calices et le bassinet.

Les calculs de l'uretère sont toujours au voisinage des
apophyses costiformes ; lorsqu'ils sont arrêtés dans l'extrémité supérieure de l'uretère, ils peuvent être confondus
avec ceux du calice inférieur ; voire même ceux du bassinet ou d'un rein mobile.

Causes d'erreur. — Se méfier des images de forme et
de siège atypiques, Ganglion ou frange épiploïque calci-
fiée. Corps étrangers dans l'appendice. Noyau de fruit dans
l'intestin. On observe souvent de petites taches arrondies
et nettes comme des pois, se projetant au-dessus des
épines pubienne et sciatique, sesamoïdes sans doute

développés dans les ligaments sacro-sciatiques ou les aponévroses du plancher pelvien. On en rencontre un autre à quelques centimètres plus haut, décrit par certains, comme sesamoïde du psoas. Une radiographie après cathétérisme sur mandrin métallique les différenciera aisément des calculs urétéraux parce qu'ils ne sont pas au contact de la sonde (voy. fig. 116). Il faut savoir, d'ailleurs, que la position de ces derniers peut varier notablement, avec l'état de réplétion ou de vacuité de la vessie.

L'existence d'un calcul pourra enfin être une surprise de la radiographie. Un calcul isolé en plein parenchyme ou garé dans le bassinet peut, sans intercepter le cours de l'urine, rester des années *latent*. Haines, sur deux mille autopsies, a rencontré des calculs dans plus de la moitié des cas.

Contrairement à une erreur assez répandue, les calculs ne se développent jamais en plein parenchyme. Les calculs ne se concrètent que sur la muqueuse des voies excrétrices (calices, bassinet, uretère, etc.) Quand la radiographie les montre au milieu du rein, c'est qu'ils sont dans les calices.

Aussi est-il de règle de *radiographier tout pyurique dont l'inoculation a été négative*

Avec une bonne radiographie, ils n'échapperait plus actuellement que 2 à 3 p. 100 des calculs.

Il est utile que le radiographe assiste à l'opération, le cliché en main, pour reconstituer sur la plaque tous les calculs ou tous leurs prolongements.

En cas d'épreuve positive, l'analyse séparée de l'urine de chaque rein par le cathétérisme de l'uretère indiquera les valeurs éliminatrices réciproques de chaque rein et la nature de l'acte opératoire.

Contre-indications opératoires. — Graveleux ayant eu quelques coliques passagères et éliminé du sable, radiographie négative, cures thermales; en cas de gravelle urique, recommander les eaux bicarbonatées sodiques (Vichy, Pougues, Royat), leur usage doit être surveillé à cause de poussées inflammatoires possibles.

Les eaux sulfatées calciques (Vittel, Contrexéville) sont seulement diurétiques.

Indications. — α) *Calcul aseptique* :

Radiographie, décelant un calcul rénal, pyélique ou urétéral, même sans douleurs, ni hématuries. Il n'y a aucun intérêt à attendre. La *rétention* provoquant l'atrophie du parenchyme et l'infection; surtout si la radiographie montre l'impossibilité d'une élimination spontanée.

Douleurs vives, permanentes ou coliques répétées sans élimination de graviers.

Hématuries anémiantes.

Doute sur la nature d'un rein calculeux et gros (tuberculose ou cancer associés).

β) *Calcul septique*. — Pas d'hésitation. Attendre, si possible, une période d'apyrexie.

Complications. — *Anurie* (indication formelle et immédiate) par calcul bilatéral; réflexe inhibitoire sur le rein opposé ou rein unique.

Pyélite chronique avec possibilité d'une poussée aiguë aggravant le pronostic opératoire.

Hydronéphrose, avec fièvre élevée, néphrite toxique du côté opposé, septicémie possible.

La mortalité, qui est de 3 à 5 p. 100 en cas de calcul aseptique, monte à 10 p. 100 en cas de calcul septique.

La chirurgie des calculs du rein doit être conservatrice.

C'est dire que la néphrectomie n'est qu'exceptionnellement indiquée. Deux faits sont à retenir :

Fig. 110. — Radiographie des reins (Cl. Gascard).
calculs dans le rein droit ; 5 dans le rein et l'uretère gauches. Réduction proportionnelle.

Fig. 111. — Néphrolithotomie pour les 3 calculs rénaux g. (gr. nat.).

Pillet, *Urologie*, p. 250.

1º Tel rein dont les éliminations paraissaient négligeables avant l'extraction des calculs, peut reprendre après l'opération une valeur très appréciable; tel malade de M. Marion, dont le rein ne donnait que 3 centigrammes d'urée en deux heures avant l'intervention, un mois après en donnait 3o centigrammes.

2º L'exploration fonctionnelle d'un rein calculeux peut être complètement faussée par l'oblitération du bassinet ou même, peut-être, de certains calices, oblitération qui doit être capable d'annihiler certaines portions du rein.

Même après exploration, montrant la nullité fonctionnelle d'un rein, on ne se décidera à la néphrectomie qu'après avoir constaté de visu l'absence totale de parenchyme.

Un rein rempli de poches purulentes, mais débarrassé de ses calculs et bien drainé est capable de reprendre un fonctionnement passable, et pourra même assurer la vie d'un malade dont l'autre pourra être ultérieurement détruit.

Les récidives, surtout en cas de calculose phosphatique, peuvent se faire assez rapidement.

Tout calcul, même latent, doit être enlevé. — Non seulement l'intervention met fin à une situation pénible de douleurs et d'hématurie, mais ce calcul expose le malade à de multiples dangers :

1º Développé et arrêté dans les voies d'excrétion, il compromet gravement le fonctionnement de la glande (V. Obs. I);

2º Il ne peut que grossir, nécessitant une opération plus complexe :

3º Sa présence peut provoquer des complications graves : *anurie*, souvent mortelle; *infection* plus avancée, constitution d'une vraie *pyonéphrose*;

4° Retentissement sur le rein opposé, forcé d'éliminer les toxines mises en rétention dans son congénère ;

5° Le rein primitivement atteint doit être libéré d'autant plus vite que l'affection peut devenir bilatérale.

Comment intervenir :

Pyélotomie. — Calcul unique et régulier (arrondi ou triangulaire) dont une bonne radiographie montre le siège dans le bassinet. Elle épargne complètement le parenchyme rénal et ne laisse pas de fistule longue à [guérir ; mais elle nécessite une extériorisation complète du rein, et ne permet qu'une exploration incomplète des calices.

Néphro-lithotomie. — C'est l'opération de *choix*. La lithiase étant souvent bilatérale et la valeur du rein opposé par conséquent diminuée. Elle réclame de l'éducation chirurgicale (hémorragies consécutives).

Elle est particulièrement indiquée s'il y a infection (drainage du bassinet).

Néphrectomie. — Plus simple, elle ne comporte pas de dangers d'hémorragie ni d'infection, mais supprime tout parenchyme, et l'on sait combien la moindre parcelle est vitale pour le lithiasique.

Elle n'est indiquée qu'en cas de gros calcul ayant réduit le rein presque à l'état de coque ; [comme dans ces cas d'énormes calculs ramifiés, véritables moules des calices du bassinet et de l'origine de l'uretère.

La néphrectomie est, dans ces cas, une opération grave à laquelle les malades ne survivent pas toujours longtemps.

Voici plusieurs de nos observations de calculose rénale intéressantes par quelques signes particuliers :

Néphro-lithotomie pour trois calculs du rein. Élimination de graviers après instillation urétérale d'huile stérilisée. — Alex. G..., quarante'trois ans, éprouve, en 1902, à la fin d'une journée de travail dans les champs, une violente colique néphrétique dans le flanc gauche. Il s'étend sur la paille, puis est ramené dans une voiture dont les moindres cahots lui arrachent des plaintes. Après quelques heures de lit et de fomentations chaudes, la crise s'atté-nue, mais les urines restent très diminuées, et huit jours plus tard persiste encore de l'endolorissement lombaire.

Depuis, à chaque fatigue, la douleur s'éveille et les urines sont rougies de sang. Ces hématuries sont totales.

En 1907, pendant la moisson, nouvelles crises se répétant jusqu'à deux et trois fois par semaine.

Jamais d'émission de sable ni de graviers.

Actuellement, le malade ne souffre pas. Mictions huit ou dix fois dans la journée, peut-être plus la nuit.

Analyse resumée des urines totales :

Volume.	3 litres 410 cm.
Réaction	Alcaline.
Densité	1,009.
Aspect	Louche.

	Par litre.	En 24 heures.
Urée	6 gr. 62	22 gr. 57
Acide urique.	o gr. 16	o gr. 57
NaCl	5 gr. 61	19 gr. 15
P'O⁵	o gr. 52	1 gr. 80
SO⁴H²	o gr. 86	2 gr. 95

Pas de : sucre, albumine, sang.

Présence de pus (au microscope).

Sédiment : masse ressemblant au blanc d'œuf à réaction très alcaline.

Cristaux de phosphates ammoniaco-magnésiens.

Retenons de cette analyse trois détails : la polyurie de 3 litres et demi, la présence de cristaux phosphatiques et de globules de pus.

Le palper du rein chez un malade gras, en défense et avec une hydronéphrose peu tendue, est délicat : c'est ainsi que le rein gauche, imperceptible à notre premier examen, nous apparut, au deuxième, gros et abaissé (pôle inférieur au-dessous de l'ombilic), de consistance molle et pseudo-fluctuante.

Il n'existait pas de points douloureux à la pression profonde, à l'étonnement du malade qui, au moment de ses crises, ne supportait pas le moindre frôlement.

Prostate et urètre normaux.

Vessie : capacité vésicale, 120 grammes.

Cystoscopie. — Les deux méats urétéraux sont turgescents, à demi ouverts et peu contractiles. Ils débouchent sur une grosse prostate près du col. Sur le bas-fond tourbillonnent et se déposent des grains blancs de sable phosphatique.

Cathétérisme de l'uretère. — La sonde butte à 8 centimètres sur une résistance élastique (retroussi de la muqueuse au croisement des vaisseaux iliaques).

	Rein droit.	Rein gauche.
Volume	210 cm^3	163 cm^5.
Densité $a + 15°$	1,010	1,009
Réaction	Alcaline.	Alcaline.
Urée	5 gr. 89	6 gr. 40
P^{2}O^3	0 gr. 45	0 gr. 37
NaCl	4 gr. 79	4 gr. 58

Ces résultats presque semblables s'expliquent par la présence de calculs dans les deux reins.

Radiographie. — Sur un beau cliché obtenu par M. Gascard (de Rouen), nous comptons : dans le rein gauche, trois calculs étagés en hauteur, éloignés de la colonne vertébrale dont les séparé un bassinet hydronéphrosé ; ils doivent aussi être en plein parenchyme. L'uretère, du même côté, montre encore deux graviers, l'un à son extrémité supérieure, l'autre au voisinage de la crête iliaque ; justification des coliques et de l'hydronéphrose.

Dans le rein droit existent encore trois autres calculs : deux dans le pôle inférieur, dont l'un est du volume d'un petit œuf, et un troisième dans le bassinet.

Nous avons opéré d'abord le rein douloureux et hématurique.

Néphro-lithotomie. — Incision lombaire à prolongement antérieur. Décortication et subluxation du rein hypertrophié et recourbé en fer à cheval. Compression du pédicule. La recherche des calculs est délicate, car ce gros rein, pincé entre les doigts, paraît de consistance uniformément dure. Extirpation des calculs ; un aplati et

rond comme une pièce de 5o centimes, l'autre du volume d'une
noisette et le troisième d'une grosse noix. Leurs poids respectifs
étaient à sec de o gr. 3o, 5 gr. 9o et 9 gr. 25. Ces calculs étaient
dans le parenchyme; le bassinet distendu était libre. Refoulement
des graviers urétéraux de haut en bas. Hémostase des cloisons vasculaires limitant les cavités calculeuses. Suture du bord convexe,
menée rapidement à cause de l'hémorragie. Drains dans le bassinet, et fixation du rein à la paroi.

Suites opératoires. — Une petite quantité d'urines teintées de
sang est émise après l'opération ; puis la sécrétion reste suspendue
pendant vingt-six heures. Elle reprend ensuite normalement par la
vessie et par la plaie opératoire. Apyrexie complète. Réunion par
deuxième intention, car « les néphro-lithotomies, avec urines aseptiques, se comptent ».

L'analyse des calculs démontre qu'ils sont exclusivement constitués par des carbonates et des phosphates de chaux avec traces
d'ammoniaque.

Deux mois plus tard, la fistule lombaire persistant, à cause de la
perméabilité douteuse de l'uretère, nous avons tenté le traitement
suivant : exploration de l'urètre avec une petite boule olivaire
métallique vissée sur le mandrin d'Albarran. A 5 centimètres au-
dessus du méat, nous percevons un *froitement calculeux* des plus
nets, non seulement *aux doigts, mais à l'auscultation* (avec un sthé-
toscope d'accouchement), pratiquée *à travers la paroi abdominale*,
par M. le principal Testevin. Franchir l'obstacle étant alors impossible, nous avons laissé le mandrin de baleine à demeure. Le lendemain, une sonde urétérale fut aisément glissée jusqu'au bassinet.
Nous avons alors instillé au-dessus de l'obstacle 20 centimètres
cubes d'huile stérilisée, ce qui était anodin, la fistule persistant.
Le malade émit tous les jours suivants une petite quantité de sable,
paraissant provenir de la désagrégation de ses graviers, et presque
immédiatement la fistule se ferma. Elle se rouvrait malheureusement quinze jours plus tard et est maintenant (après les alternatives habituelles) cicatrisée définitivement. Opéré depuis dix mois,
ce malade a repris sa vie habituelle.

Ce malade est mort deux ans après avec une volumineuse pyonéphrose : le palper décelait une masse pierreuse qui paraissait
bien être un gros calcul.

D. Calculs de l'uretère

La radiographie a montré qu'ils sont plus fréquents qu'on ne le croyait.

Leur forme est généralement allongée : en noyau de datte, de clou (dont la tête est moulée dans le bassinet), parfois aussi de haricot, de noisette.

Presque tous, tombant du rein, doivent être assez exigus pour que leur engagement soit réalisable.

Ils sont généralement de petit volume, grain de chénevis, pois (bien qu'Israël en ait extirpé un de 17 centimètres de long sur 2 centimètres d'épaisseur).

On cite, encore, le cas d'un calcul développé autour d'une suture à la soie piquée dans l'uretère. Ce calcul mesurait 6 centimètres de diamètre.

Les points d'arrêts des calculs sont aussi les points normalement rétrécis du conduit :

1° Union du bassinet et de l'uretère (collet de l'uretère).
2° Niveau du détroit supérieur.
3° Niveau de l'extrémité inférieure.

Les graviers s'arrêtent fréquemment aussi au niveau des courbures urétérales, la courbure pelvienne en particulier (celle-ci est parfois très marquée ainsi qu'en témoigne la forme des sondes urétérales laissées quelques heures en place).

On rencontre, par ordre décroissant de fréquence, des calculs pelviens, lombaires et iliaques.

Symptomes. — Les *douleurs*, après la fatigue ou la marche, peuvent revêtir le type de *coliques néphrétiques*, parfois *prolongées*, le calcul ne parvenant pas à tomber dans la vessie.

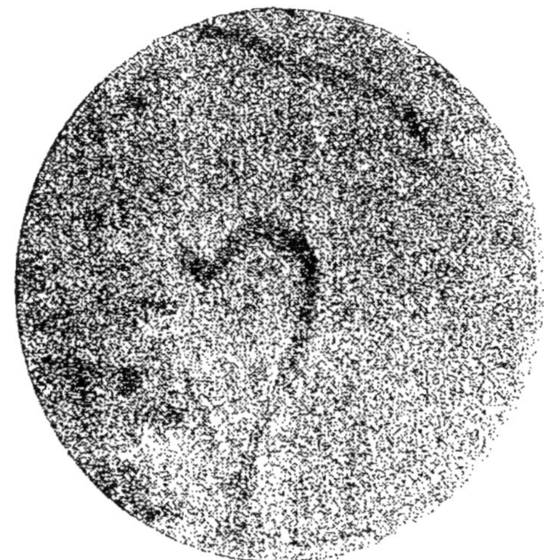

Fig. 112. — Traînée de sable phosphatique dans le bassinet et l'uretère
d'un rein mobile (Cl. Billiard).

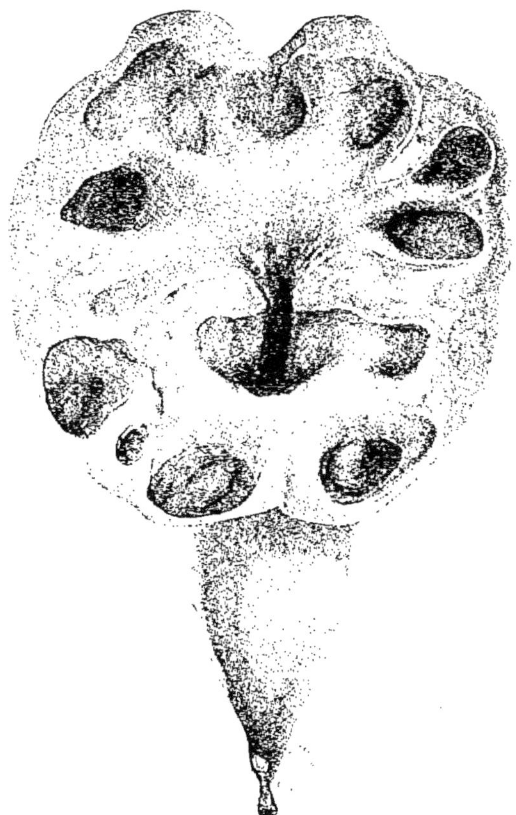

Fig. 113. — Hydronéphrose due à un petit calcul arrêté par un rétrécissement
de l'urètre iliaque.

La pierre est vue par transparence au-dessus de l'étranglement. L'uretère atteignait le
volume du gros intestin et sa paroi était très amincie. (Jeanbrau).

Pillet, *Urologie*, p. 256.

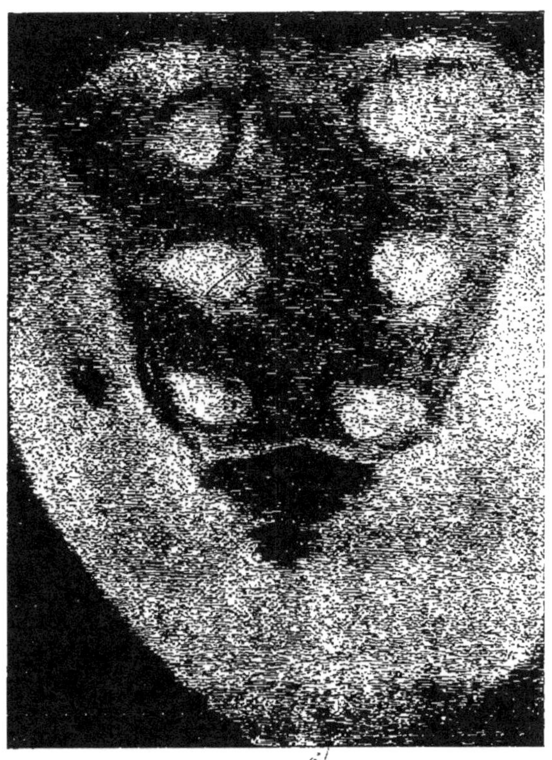

Fig. 114. — Calcul de l'uretère chez un enfant.

Pillet, *Urologie*, p. 250.

Par son séjour dans l'uretère, le calcul provoque souvent des *crises urétérales* spéciales. Leur point de départ constant siège sur le trajet de l'uretère à un niveau variable avec le point d'arrêt du calcul. La douleur irradie vers le rein, vers la vessie, avec une intensité comparable à celle de la colique néphrétique. Elle persiste ainsi quelques heures ou plusieurs jours, soulagée par certaines attitudes particulières, par la pression large de l'abdomen. Ces crises se répètent sous l'influence de la même cause et peuvent devenir sub-intrantes. Elles révèlent un calcul de la portion ilio-pelvienne de l'uretère.

Simultanément existe de la parésie intestinale : constipation, météorisme, absence de gaz pouvant simuler l'occlusion.

Les urines succédant à ces crises sont chargées, sanguinolentes, purulentes même. Il est plus rare qu'il y ait polyurie claire d'urines nerveuses.

En d'autres cas, on observe seulement de la gêne, des tiraillements permanents à la marche (urétérite et péri-urétérite).

Les calculs du rein ou du bassinet s'accompagnent plus aisément d'*hématuries* (action traumatisante du calcul, néphrite congestive). Le calcul urétéral étant généralement bien immobilisé.

M. Guyon fit cependant le diagnostic de calcul engagé en se basant sur la persistance et la continuité d'une hématurie.

La polyurie existe généralement par néphrite diathésique associée.

Les calculs urétéraux exposent à diverses complications, la plus fréquente est l'*hydronéphrose intermittente*, puis, l'*infection* annoncée par le trouble des urines. Ne pas oublier aussi, que près des deux tiers des *anuriques* présentent des calculs urétéraux arrêtés dans les portions pelvienne ou lombaire de l'uretère (détail opératoire important).

Les lésions traumatisantes de ces calculs sont assez intenses pour perforer l'uretère et provoquer des abcès périurétéraux avec formation de fistules au niveau de la fosse iliaque. Souvent il y a dilatation au-dessus et rétrécissement au-dessous.

Signes physiques. — Rechercher les *points douloureux urétéraux* (V. chap. Exploration du rein). Si l'un d'eux est constant, persistant, facile à réveiller par la pression profonde, c'est un signe de valeur. On peut ainsi, chez des malades maigres, à ventre souple, sentir, bien que rarement, rouler l'uretère et son calcul au fond de la fosse iliaque. Nous l'avons senti nous-même, une fois, en position de Trendelenburg. Vérification opératoire en fut faite. (Ce palper étant aussi sujet à caution que celui de l'appendice.)

Le *toucher vaginal* ou *rectal* combiné au *palper hypogastrique* permet, en de rares cas de calculs arrêtés dans l'extrémité de l'uretère, de pincer le calcul entre deux doigts opposés. Encore faut-il se défier d'un noyau de périurétérite.

Le *diagnostic* est à faire avec :

L'appendicite chronique, erreur souvent commise, à cause des crises localisées à la fosse iliaque, avec nausées et constipation. Toutefois, dans l'appendicite, il y a plus de retentissement péritonéal, de température, d'atteinte de l'état général. L'exercice a peu d'influence et il n'existe pas de troubles de la miction. Dans un cas, avec l'appendice, on attira l'uretère qui renfermait un calcul. Dans un autre, une fistule métérale succéda à une appendicectomie à chaud.

Chercher les symptômes urinaires, examiner les urines, provoquer l'épreuve de l'hématurie par la marche, pratiquer le cathétérisme des uretères, demander une radiographie.

Les calculs urétéraux ont encore été confondus avec la sigmoïdite, l'entéro-colite membraneuse, et surtout avec certaines *salpingites adhérentes*. Plicque rapporte qu'une femme fut prise deux jours après ses règles de douleurs vives dans le flanc gauche. Le toucher révélait, dans le cul-de-sac vaginal gauche, une tuméfaction du volume d'une noix, rénitente, très sensible à la pression; la|mobilisation de l'utérus était douloureuse, on crut à une salpingite. Quelques jours plus tard, la malade éliminait plusieurs calculs et restait complètement guérie. On sentait dans le cas de Jacobs une tumeur du volume d'une mandarine régulière, non adhérente, siégeant dans un cul-de-sac. Il pensa à une annexite, malgré la coexistence de pyurie. L'intervention montra un calcul de l'uretère.

Dans tous ces cas, la *cystoscopie* est d'un grand secours, elle montre un méat entr'ouvert, cerné d'un liséré rougeâtre. L'urine s'en écoule en petite quantité et en bavant ou pas du tout. Il est possible de diagnostiquer ainsi l'oblitération complète de l'uretère. Nous en avons observé plusieurs cas vérifiés par cathétérisme. Parfois encore, le méat est entouré de bulles d'œdème.

Le *cathétérisme de l'uretère*, pratiqué avec une sonde, ou mieux, une petite olive métallique vissée sur mandrin, relève un *frottement calculeux* typique, qu'il est même possible de contrôler par auscultation à travers la paroi abdominale. (Observ., p. 252.) Pasteau insiste sur un signe dont il a vérifié plusieurs fois l'exactitude : la sonde urétérale facilement enfoncée ne peut être retirée, elle est absolument coincée. Il suffit de la laisser à demeure et elle sera facilement enlevée le lendemain.

La certitude n'est acquise enfin que par *une bonne radiographie* (V. Radiographie des calculs urinaires, p. 246). Une radiographie après cathétérisme urétéral sur mandrin métallique permettra d'éviter leur confusion avec les petits sésamoïdes épars dans la cavité pelvienne. Il est fréquent d'en rencontrer un assez haut dans le psoas. Deux autres, arrondis comme des pois, se projettent juste au-dessus du rebord antérieur du bassin, ils appartiennent aux ligaments ou aponévroses de la paroi postérieure. (V. fig. 116).

Traitement. — Vingt-quatre ou quarante-huit heures de *sonde urétérale à demeure* peuvent suffire à provoquer l'élimination d'un calcul urétéral, surtout s'il est petit, bas situé, ou que le malade en ait déjà rendu d'autres. Généralement, ils sont éliminés dans les heures qui suivent le retrait de la sonde; tous les urologues en ont eu des exemples.

Il est exceptionnel que des pressions douces, exercées par le toucher vaginal combiné au palper, puissent ramener le calcul jusque dans la vessie.

Traitement chirurgical (V. Pappa.)

Quand le calcul urétéral est engagé dans le méat uretéral (dans un cas, un long calcul en noyau de datte, dépassant le méat, appuyait de sa pointe sur le bas-fond), tenter la dilatation du méat, ou mieux, user du cystoscope à vision directe; saisir le calcul avec une pince ou débrider le méat. Sinon, taille.

Si le calcul est arrêté dans l'extrémité inférieure, l'extirper chez la femme par découverte de l'uretère dans le cul-de-sac vaginal antérieur.

Si le calcul est iliaque, user de la voie extra-péritonéale

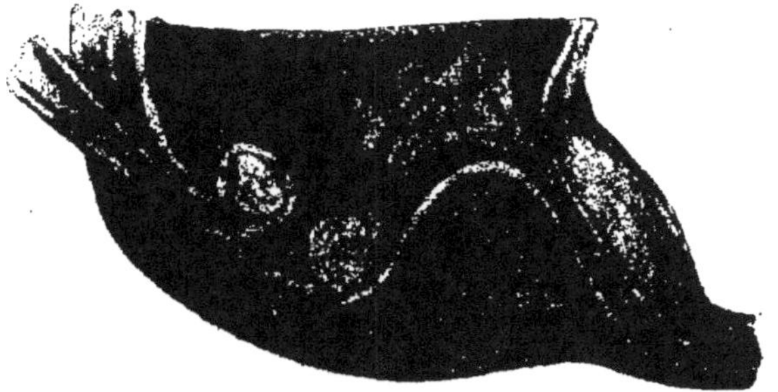

Fig. 115. — Nécessité d'un examen cystoscopique pour découvrir le calcul urétéral.

L'explorateur métallique ne pouvant déceler que le calcul vésical (Newman).

Fig. 116. — Causes d'erreur dans le diagnostic des calculs de l'uretère pelvien.

Sésamoïdes : du psoas (en haut); des ligaments de la paroi postérieure (en bas) ; Radiographie faite après cathétérisme urétéral. Aucune de ces mouchetures n'est en contact avec la sonde.

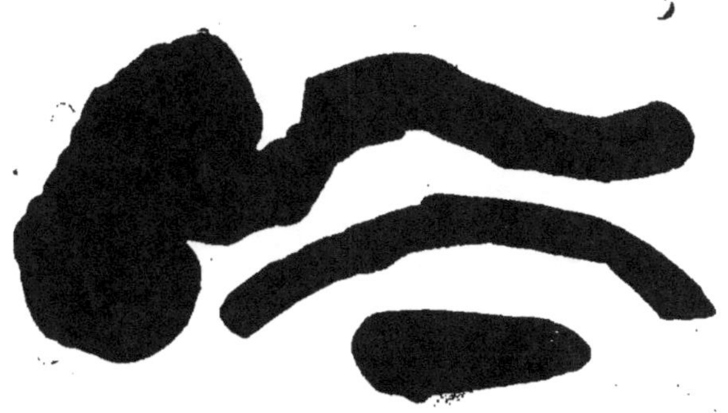

Fig. 117. — Calcul urétéral de 19 centimètres, pesant 52 grammes
Professeur Fédoroff (de Saint-Pétersbourg).

(incision débutant au-dessus de l'épine iliaque et s'arrêtant à 1 centimètre du bord du grand droit).

Incision de la néphrectomie pour l'uretère lombaire, le *pôle* inférieur du rein étant alors le meilleur repère.

Quel que soit le procédé, vérifier à la sonde urétérale, de bas en haut ou inversement, la perméabilité de l'uretère. La purulence des urines et l'atteinte de l'état général disparaissant vite avec sa désobstruction.

Traitement médical des calculeux

Lithotritié, taillé ou néphrotomié, le lithisasique doit se soumettre, s'il veut éviter une récidive, à un régime sévère, qui variera suivant la nature de sa lithiase.

Régime des *graveleux* en général et particulièrement des *uriques* :

ALIMENTS RECOMMANDÉS. — *Régime lacto-végétarien et fruitarien.*

Tout aliment frais est utile.

Tout aliment conservé est nuisible.

Viande seulement au déjeuner. Poulet, bœuf (bouilli), porc frais, jambon fumé, viandes grillées en petite quantité.

Additionner la viande de cinq à six fois son poids de féculents.

Purées de : pommes de terre, pois, fèves décortiquées, lentilles. Haricots verts (tomates et épinards en petite quantité), choux et choux-fleurs, endives. Salade cuite.

Bouillies de céréales. Soufflés au fromage ou au chocolat.

Pâtes alimentaires : Macaroni, nouilles. Entremets : gâteaux de riz, de semoule.

Œufs très frais et en petite quantité.

Lait et laitage. Fromage à la crème, Gervais. Fromages cuits : Gruyère, Port-Salut, Hollande (en évitant les variétés trop salées). Crème et beurre frais.

Boire de l'eau (Évian, Vittel, Contrexéville) coupée d'un peu de vin rouge ou mieux de jus de raisin non fermenté (Mas de la Ville ou Challand).

Thé ou café légers.

Régime avec peu de viande et de sel.

Dentition en bon état : mâcher longuement, boire à petits coups, en quantité modérée et à la fin du repas. S'étendre ensuite trois quarts d'heure.

Une selle quotidienne.

ALIMENTS DÉFENDUS. — Viandes noires, faisandées, (gibier), marinées. Foie, rognons, ris de veau, laitance de poissons, salaisons, mets épicés, conserves, graisses, charcuterie (excepté le maigre de jambon), crustacés, oseille, asperges, champignons, fromages fermentés. Pâtisseries (sauf les tartes aux fruits ou les pâtisseries de ménage (flan).

Bière, alcool, liqueurs, vin blanc.

Pendant la première quinzaine du mois, prendre le matin à jeun deux grands verres d'eau de Contrexéville réchauffée, dans laquelle on aura fait dissoudre un des paquets suivants :

Benzoate de lithine. . . . . . . 0,50 centigrammes

Tous les matins, frictions sèches au gant de crin et à l'eau de Cologne. Exercice quotidien lent et progressif, bains chauds et laxatifs fréquents.

Les oxaliques. — S'astreindront à une *réduction de la quantité des aliments* et particulièrement :

1° Suppression de tous les vins généreux, café, thé et des boissons trop gazeuses ;

2° Suppression de l'oseille, des épinards, de la rhubarbe, du cacao et du chocolat ;

3° Suppression des abats, gélatine et riz de veau. (V. Loeper). Prescrire alors les alcalins, les farineux, etc.

Les phosphatiques. — Provoqués par la suppuration urinaire (modification de la muqueuse, âge, etc.), prescrire les antiseptiques internes et les lavages au nitrate de la vessie et du bassinet.

Modifier enfin, si possible, la réaction des urines en l'acidifiant (acide phosphorique) ou alcalinisant. Veiller enfin à l'insuffisance hépatique.

Les cures d'eaux minérales : Évian, Vittel, Contrexéville sont particulièrement utiles chez les obèses.

Enfin les récidives seront attentivement surveillées, particulièrement chez les phosphatiques, en pratiquant de temps à autre une analyse ou une radiographie de surveillance.

CHAPITRE XXII

Les Cancéreux

A. Néoplasmes de la prostate

Un malade d'âge mûr consulte pour de la fréquence nocturne des mictions, pour une rétention d'urine, et son âge le fait qualifier de prostatique. Mais cette apparition du syndrome prostatique est soudaine et spontanée, sa marche ultérieure est précipitée.

Chez un autre, c'est une *hématurie* des premières gouttes, discrète et répétée, qui entre en scène, encore toute spontanée. Rarement totale, elle peut être d'une désespérante ténacité. Enfin elle peut manquer.

Une *névralgie* sciatique ou crurale, un petit ganglion inguinal, découvert au hasard d'une exploration minutieuse, tels sont encore les signes prémonitoires. Toujours atténués, ils distraient parfois l'attention de l'appareil urinaire et conduisent rarement le malade au spécialiste.

Alors que le cancer utérin débute par une période latente, ici l'envahissement rapide du tissu cellulaire et par conséquent des nerfs explique la constance et la précocité des *douleurs*.

Douleurs au sacrum, aux lombes, au périnée, irradiant jusqu'au bout du gland, douleurs à la racine des cuisses.

Elles conservent, où qu'elles siègent, une remarquable fixité.

En présence d'une sciatique tenace, penser, à vingt ans, à une sacro-coxalgie; à cinquante, à une *carcinose prostatique*. Plus rarement, la névralgie porte sur le nerf crural, voire même sur la branche fémoro-cutanée.

Parfois, *œdème* unilatéral et passager d'une jambe. Compression d'une veine iliaque par une masse ganglionnaire, dont la circulation dérive vers ses voies anatomiques.

A côté des formes urinaires existent les formes rectales : hémorrhoïdes, épreintes, crises de rectite, obstruction intestinale.

Chez tous, l'atteinte de l'état général est hâtive et marquée : lassitude inexpliquée, anorexie, amaigrissement, cachexie.

EXPLORATION. — *Le toucher rectal* suffit au diagnostic. Pratiqué par principe dans tous les cas douteux, il permet de découvrir des carcinomes *devenus silencieusement volumineux*.

La prostate apparaît grosse, irrégulière, de consistance inégale et surtout indurée, *prostate lobulée et d'une dureté ligneuse*, signe pathognomonique.

Prostate *immobile*, fixée qu'elle est à tout le petit bassin. C'est la *carcinose prostato-pelvienne de Guyon*, se développant moins du côté de la vessie que du côté du tissu cellulaire et des ganglions pelviens. « Il m'a semblé bon d'avertir le clinicien qu'il n'a ordinairement pas affaire à une lésion localisée, évoluant avec plus ou moins d'intensité à son point de départ, mais à un cancer de rapide et multiple extension. » Donc, ne pas oublier de *rechercher au palper* combiné les m sses *ganglionnaires*, qui parfois prolongent les cornes prostatiques *jusque dans les fosses iliaques*.

La propagation aux ganglions inguinaux est tardive; elle serait sous la dépendance de l'envahissement de l'urètre et de la verge.

Le *cathétérisme* décèle parfois un ressaut et de la douleur à l'entrée de la portion prostatique de l'urètre. D'ailleurs, allongée (point d'écoulement de l'urine). Devant la certitude d'un cancer, s'abstenir d'exploration, les fausses routes étant faciles, hémorragiques et infectables.

Les cellules cancéreuses n'existent dans l'urine que tardivement, lorsque la tumeur a ulcéré l'urètre.

DIAGNOSTIC. — Avec *l'hypertrophie simple*; un vrai prostatique a de cinquante-cinq à soixante-dix ans. Avant ou après, toute hypertrophie doit être considérée comme suspecte. Douleurs et surtout hématuries spontanées n'existent que dans le cancer. L'hypertrophie dégénère parfois en cancer, dont les nodules sont au début minimes (nodule central, ou englobant le bec de la prostate et l'urètre membraneux. Induration en bandelette étendue d'une vésicule à l'autre). C'est par transition insensible que le cancer succède à l'hypertrophie; bien des prostates enlevées ont été reconnues histologiquement néoplasiques. On y pensera lors de prostate d'extirpation difficile pendant la prostatectomie.

Par contre, on ne portera pas un pronostic sombre, chez des vieux urinaires à indurations prostatiques ayant gardé plus ou moins longtemps la sonde à demeure.

Il existe des *périprostatites* anciennes, que l'on ne confondra pas avec un carcinome propagé. Car la forme de ces brides rétractiles en arceau, de consistance presque osseuse, « en porte de Salamandre » (Guyon), ne trompe pas ceux qui l'ont une fois éprouvée. Un néoplasme du rectum propagé à la vessie ne peut prêter à confusion qu'à une période avancée.

La propagation de la prostate à la vessie est beaucoup plus fréquente que la marche inverse. On doit la suspecter lorsque les hématuries deviennent abondantes.

Le traitement reste, avant tout, symptomatique. Rétention complète ou incomplète : sondages aseptiques transitoires ou prolongés.

Les douleurs seront amendées par des suppositoires morphinés. Si les hémorragies ne cèdent pas à l'administration de quelques gouttes de solution d'adrénaline au millième ou de chlorure de calcium (4 grammes) ou d'ergotine, *la sonde à demeure* reste le procédé de choix. Elle fait bouchon sur les lésions prostatiques et met au repos la vessie, mais est parfois difficilement supportée.

La prostatectomie, pour être curative, doit être étendue au delà de la capsule, toujours envahie quand le malade consulte ; elle reste une opération grave, de résultat problématique.

En cas de cathétérismes douloureux ou difficiles, de résidu vésical considérable accumulé en permanence au-dessus de l'obstacle prostatique : *cystostomie* (comparable à l'anus iliaque en cas de cancer rectal). La marche précipitée du cancer rendant parfois ses résultats précaires.

Observation. — M. P..., cinquante-neuf ans, consulte, en juillet 1906, pour des mictions fréquentes, la nuit surtout (toutes les heures), avec retard des premières gouttes et dysurie. Les urines sont claires.

Jamais d'hématuries, jamais de sable.

Urètre perméable au 21, avec léger obstacle prostatique. Un matin, *au réveil, œdème du membre inférieur droit qui est doublé de volume*, retour au volume normal en huit jours. En même temps, apparition de douleurs erratiques sur le trajet du sciatique et dans la fesse. Quelques érections pénibles réveillent les souffrances dans les mêmes régions.

Au toucher, la *prostate* est du volume d'une grosse noix, très dure, *de bois*, surtout à droite. Rétention vésicale chronique.

Au palper, un paquet ganglionnaire prolonge dans la fosse iliaque la corne prostatique.

Anorexie (complète pour la viande et les graisses).Régurgitations aqueuses, amaigrissement.

Six mois plus tard, le résidu vésical atteint 800 grammes. Polyurie d'urines claires comme de l'eau. Au toucher, la corne prostatique droite forme un véritable repli saillant dans le rectum ; explication de la déviation du canal du côté opposé révélée par la sonde avant son entrée dans la vessie.

Longueur de l'urètre, 29 centimètres (normal, 16).

Intermittences cardiaques. Bientôt : œdème malléolaire. Cachexie. Résidu de 1 litre ; quelques heures après l'évacuation, la vessie est remontée à l'ombilic. Le cathétérisme, effectué très doucement avec une sonde n° 16, arrache des plaintes au malade, de même que l'évacuation trop complète de la vessie. Nous pratiquons avec un de nos collègues une *cystostomie*. Le premier jour, vomissements bilieux, pouls très arythmique ; médication cardiaque, suivie d'une diurèse de 1 litre et demi. Les jours suivants, le facies est bon, le pouls régulier, les urines claires, la plaie réunie, le malade ne souffre plus et est en état de guérison opératoire. Lorsque le onzième jour apparaît, un œdème du pied droit, déjà apparu puis disparu deux mois auparavant, qui, de deux heures en deux heures, remonte au genou puis à la hanche. Cette *thrombose cancéreuse* est bientôt suivie d'anurie complète.

B. Tumeur de la vessie

Interrogatoire. — Un homme de quarante-cinq à cinquante ans consulte parce qu'il a pissé du sang : cette hématurie est souvent le seul symptôme d'une tumeur de la vessie (mode de début trois fois sur quatre). Ses caractères feront facilement dépister sa cause.

Cette *hématurie* est spontanée, capricieuse, éclatant en plein sommeil et absente après une marche fatigante. La légère distension d'une prise de capacité peut la provoquer en quantité redoutable. Cette disproportion entre l'insignifiance du traumatisme et l'abondance de l'hématurie fait suspecter la tumeur.

Elle est *abondante*, anémiant rapidement le malade à moins de s'espacer à de rares intervalles. Aussi s'accompagne-t-elle de caillots (signe d'hématurie copieuse), gros et courts, ressemblant à de petites sangsues gorgées, forme qui indique leur origine vésicale. Ils obstruent souvent l'orifice urétral et provoquent des rétentions complètes. L'abondance de l'hématurie est indépendante du volume et de la nature de la tumeur. Son hématurie peut être aussi abondante que l'hématèse d'un ulcère d'estomac : le bocal de l'un est aussi sanglant que la cuvette de l'autre. L'accumulation de caillots provoque toujours dans ces cas une rétention aiguë, avec globe vésical remontant à l'ombilic.

Elle est *terminale*, le sang colorant d'autant plus les urines qu'il y en a moins dans la vessie. Les dernières gouttes sont du sang pur ; elles tachent la chemise du malade. C'est l'affirmation de son origine vésicale.

Donc, hématurie spontanée, copieuse et terminale, que rien ne modifie ni en bien ni en mal en l'absence de tout autre trouble urinaire. L'hématurie précède généralement de quelques mois l'éclosion des autres symptômes. Elle peut rester longtemps le seul symptôme (trente-deux ans dans un cas de M. Guyon).

L'hématurie peut faire défaut, tel ce cas, d'Albarran, d'hématurie ayant manqué complètement pendant toute l'évolution d'un énorme encéphaloïde déchiqueté et sanieux, remplissant littéralement la vessie. Nous avons vu nous-même nombre de tumeurs de vessie *révélées simplement par des signes de cystite*. Aussi faut-il se défier de toute cystite survenant sans cause, chez un malade d'âge mûr.

Les *douleurs* souvent n'apparaissent qu'à la première rétention (caillots).

Les *troubles de la miction* sont rares : rétention, arrêt du jet en cas de polype faisant clapet sur le col, *incontinence* par envahissement secondaire du col.

Exploration. — Elle est défendue ou permise, suivant que le malade consulte pendant ou dans l'intervalle des hématuries. L'infection étant à ce moment très aisée.

L'exploration intravésicale sera réduite au minimum (*sonde molle* de Nélaton) et d'une asepsie rigoureuse. La cystite coïncidant avec l'apparition des douleurs.

Noter, en passant, l'absence ou la présence de résidu.

Parfois, la sonde glissant sur la surface villeuse de la tumeur donnera un frottement velouté spécial, que M. Guyon compare à celui de la barbe. La sonde peut encore, à son entrée dans la vessie, heurter une masse qui paraît molle (polype). Un prolongement peut faire clapet sur l'œil unique de la sonde. Un petit coup de piston ou une torsion de la sonde la dégage, sa réapplication provoquant une nouvelle interruption du jet. Ces petits signes ont leur valeur, mais sont rares. On les notera en passant ; sans, pour les chercher, faire chevaucher la sonde dans tous les coins de la vessie.

La *vessie vidée*, le *toucher rectal* combiné au *palper hypogastrique* fournira parfois une certitude (fig. 118). La vessie vide paraît encore contenir quelque chose, c'est une induration, un épaississement néoplasique du bas-fond. Signe d'ailleurs tardif et inconstant, car si la tumeur siège sur la face antérieure ou le sommet, si elle est pédiculée, elle passera inaperçue. Son absence démontre encore que la tumeur n'est pas grosse et qu'elle n'infiltre pas considérablement la paroi. Le doigt appréciera au passage le volume et la consistance de la prostate ; bien des tumeurs de la vessie lui étant secondaires, d'où leur fréquence chez l'homme. (Une grosse prostate gêne d'ailleurs ou rend impossible cette exploration du bas-fond.)

Le *toucher vaginal* permet une exploration beaucoup plus étendue de la paroi postérieure.

Pendant le toucher, une sonde molle est laissée dans la vessie, on recueille ainsi plusieurs gouttes de sang pur.

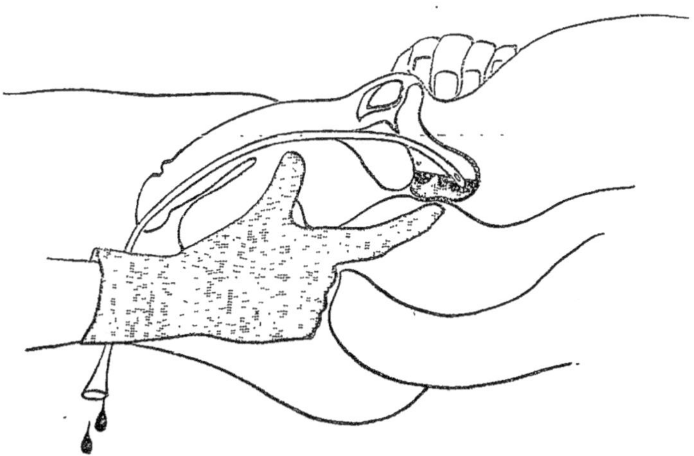

Fig. 118. — Toucher combiné d'une tumeur de vessie. Le doigt sent l'épaississement du bas-fond et provoque à vessie vide une légère hématurie.

Les urines des heures suivantes seront gardées ; une hématurie tardive succédant à un examen prudent est un signe de valeur.

S'il faut être très sobre d'exploration instrumentale, ne la pratiquer de préférence qu'à la maison de santé (hématurie) et n'employer le plus souvent que la *sonde molle*. Le *cystoscope reste le procédé de choix*, il montre la tumeur (sans contact direct), indique son siège, son volume et même sa variété, règle du pronostic. Il est ici indispensable.

L'*examen des urines* fournit des renseignements importants :

Présence et persistance d'une urine microscopiquement hématurique.

Présence et constance de nombreuses cellules atypiques (cancer). Parfois elles suffisent, à elles seules, à troubler la transparence de l'urine.

Débris muqueux évacués par la sonde ou arrêtés dans son œil. Si le débris est petit, le « pêcher » avec une pince et le mettre dans un verre; on voit flotter ses franges. Si l'hésitation est permise avec un caillot décoloré, le microscope donne un résultat définitif.

Si les franges peuvent être typiques, souvent la macération dans l'urine les rend méconnaissables. Association fréquente de nombreux cristaux d'oxalates.

Fibrinurie. — Urine prise en gelée visqueuse peu de temps après l'émission, par coagulation de la fibrine transsudée; elle s'accompagne d'une strangurie violente.

Il existe deux variétés de tumeurs de la vessie, bénignes et malignes. Les unes, *pédiculées* et se développant vers la cavité vésicale, *vrais polypes vésicaux*. Elles s'observent chez les jeunes, et largement extirpées ne récidivent généralement qu'à longue échéance; elles peuvent être considérés comme *bénignes*. Les autres, *infiltrées* dans l'épaisseur de la paroi, la couvrent de végétations fongueuses; l'ulcère la perfore. Elles s'accompagnent d'urines putrides, de complications rénales précoces; observées à l'âge mur, elles se comportent comme des *tumeurs malignes*.

Au microscope, les *papillomes* sont constitués par un épithélium disposé régulièrement autour d'axes conjonctivo-vasculaires : épithéliomas typiques.

Les *néoplasmes infiltrés* sont constitués par des cellules

fusiformes à disposition irrégulière. Épithéliomas atypiques (visibles sur les coupes).

Les myxo-sarcomes s'observent parfois chez les fillettes ;
ils envahissent rapidement tout le trigone, s'engagent
dans l'urètre, provoquant rétention et incontinence, font
saillie parfois à la vulve.

Certains malades, d'âge mûr, consultent pour des
douleurs et des urines troubles, qui semblent dues à une
cystite ancienne ; car ils n'ont aucun signe de tumeur. La
capacité étant petite, la cystoscopie est impossible. Mais
pratique-t-on l'examen des urines, après instillation de
nitrate, on y décèle de nombreuses cellules kératinisées :
c'est une *leucoplasie vésicale évoluant vers le cancroïde*.

Pronostic. — La malignité clinique d'une tumeur n'est
pas en rapport avec sa malignité histologique. Un cancer
peut évoluer très lentement. Un papillome peut, au contraire, provoquer par son implantation au voisinage des
orifices urétéraux, des complications rénales précoces.
*En principe, toute tumeur de vessie est maligne ou peut le
devenir.*

Diagnostic. — On éliminera facilement les *calculs vésicaux* reconnus aux douleurs et hématuries provoquées par
la marche, à l'arrêt brusque du jet dans la miction verticale et mieux, aux émissions antécédentes de graviers
urétéraux ou de sable. En cas de doute, explorer à la lampe
et non à l'explorateur métallique.

Une *hypertrophie* de la *prostate* saigne facilement et
beaucoup, surtout chez les obèses. Ces hématuries, provoquées le plus souvent par le cathétérisme, peuvent être
aussi spontanées. Mais l'hématurie est initiale (possibilité,
toutefois, d'une tumeur avoisinant le col). Le cathétérisme
explorateur, le toucher rectal, etc., permettent d'éviter
l'erreur.

Période d'état. — Les *douleurs* qui, au début, étaient nulles (toute tumeur aseptique étant indolore), éclatent avec violence à l'apparition de la *cystite*, malheureusement fatale à une certaine période de l'évolution. Les plexus périvésicaux sont aussi envahis.

La cystite est intense, accompagnée de mictions, répétées toutes les heures, tous les quarts d'heure, atrocement douloureuses, avec spasme vésical angoissant, entravant tout repos, réveillant du plus profond sommeil sans que les traitements habituels de la cystite, même associés à la morphine, parviennent à les soulager. Les urines gluantes répandent une odeur infecte de macération anatomique, se répandant même hors de la chambre du malade (sang, pus et débris sanieux pourrissant dans la vessie).

La tumeur apparaît alors au toucher, comme une masse ligneuse, infiltrant toute la paroi postérieure, souvent perforée dans le rectum ou le vagin.

On a cité un certain nombre de cas de coexistence de cancer et de calculs de la vessie.

Une malade de cinquante-huit ans se plaint d'incontinence remontant à trois mois.

Après avoir pris un grand bain, la malade s'aperçut qu'elle venait de laisser échapper par le vagin ces deux pierres, dont l'une, arrondie, devait occuper le trigone vésical, et l'autre, de forme contournée, devait, vraisemblablement, s'être enclavée dans la perforation. Ces calculs pèsent ensemble 19 grammes.

Le toucher vaginal décélait un col utérin dur, immobile, dévié et enclavé dans le cul-de-sac droit du vagin. A cet endroit et en avant du col existe une dépression en forme de fente difficile à délimiter et qui est la paroi inférieure de la vessie largement perforée.

La *mort* est provoquée par les *hématuries* répétées avec

état d'anémie aggravant singulièrement, si l'on tarde, le pronostic opératoire.

L'*hydronéphrose* par compression d'un uretère et l'*anurie*, relativement rares.

L'épuisement succédant aux crises de douleurs, l'*infection* et la *cachexie urinaire* plus encore que la cachexie cancéreuse.

On ne confondra pas, à cette période, une tumeur de la vessie avec un cancer du rectum ou de l'utérus propagé à la vessie.

Bien qu'ils puissent se compliquer à leur tour de fistules vésico-vaginales ou rectales, l'histoire de la maladie suffira à les différencier; l'erreur est de peu d'importance pronostique.

Le *traitement* doit être curatif à la première période et palliatif à la deuxième.

TRAITEMENT CURATIF. — *Ablation de la tumeur.*

INDICATIONS. — Dès qu'un diagnostic certain est obtenu, soit par l'analyse serrée des signes fonctionnels, soit mieux par une cystoscopie, le malade suspect de tumeur de la vessie doit être rapidement adressé au chirurgien qui pratiquera soit : l'extirpation cystoscopique par voie urétrale, si la tumeur est petite (noisette); 2° une *taille hypogastrique.* L'intervention hâtive a, seule, avec des risques minimes, de grandes chances de succès. Un polype dont le pédicule a été largement extirpé, ne récidive souvent que de trois, cinq, dix ans après et plus encore. La cautérisation large et profonde des tumeurs au thermocautère ou par la haute fréquence arrête les hématuries et retarde considérablement l'évolution. La dégénérescence néoplasique restant longtemps cantonnée à la muqueuse.

Les indications opératoires sont formelles en cas de

coexistence de calcul, de tumeur encore superficielle, de danger d'hémorragies secondaires.

La cystectomie totale n'est guère indiquée qu'en cas de polypes nombreux disséminés, opération grave, laissant le plus souvent un état précaire.

Contre-indications. — *Extension du néoplasme* relativement indépendante du volume de la tumeur et très tardive. Siège d'implantation au voisinage des orifices urétéraux, obligeant à des opérations étendues et d'un pronostic toujours sérieux.

Anémie profonde causée par des hémorragies profuses. Remonter le malade d'abord.

Infection grave empêchant toute exploration, renseignant sur le volume, la nature, le siège de la tumeur. Impossibilité d'arriver à une désinfection suffisante de la vessie.

Les *récidives* (lorsqu'elles ne siègent pas au pourtour du col) peuvent être cautérisées au galvano, à l'aide des cystoscopes à vision directe.

Le traitement palliatif appartient à tout praticien; il s'adresse aux symptômes dominants et, en particulier, aux hématuries.

Le repos absolu au lit, la sonde à demeure et l'aspiration des caillots sont les indications capitales.

C'est dans la position couchée que le malade devra uriner, afin qu'un caillot ne vienne obturer le col et provoquer une rétention complète. En ce cas, on pratique l'aspiration suivie d'un lavage de la vessie. Une grosse sonde numéro 23 ou 25, en gomme, est introduite dans la vessie; rien ne s'écoule; on injecte avec un coup de piston une petite quantité d'eau bouillie, qui débouche l'œil de la sonde, et l'on aspire avec force et lenteur les caillots qui s'amassent dans la seringue. On réinjecte un peu de liquide et chaque fois que l'écoulement s'arrête, on réaspire. Le liquide ressort-il sans caillots, mais très rouge? on instille dans la vessie une solution d'antipyrine à 4 p. 100.

Le *sérum physiologique tiède* est le liquide de choix pour ces lavages, il dissout aisément les caillots, est hémostatique et toléré indéfiniment par la muqueuse vésicale. On peut employer aussi une solution stérilisée de tanin à 2 p. 100.

Si l'hématurie ne cédait pas, on fixerait, après une bonne mise au point, une *grosse sonde à demeure* (n° 25). Celle-ci assure le drainage et la mise au repos de la vessie, en lui épargnant la moindre mise en tension. Son fort calibre lui permet de ne pas être obturée à chaque instant par un caillot, ce qui accroîtrait la distension et les douleurs.

L'hématurie cède presque toujours à l'aspiration complète des caillots et à la sonde à demeure, « c'est alors merveille de voir ces malades tout à l'heure en proie à de cruelles souffrances accuser un soulagement complet et se reposer dans un calme parfait ».

La cystite secondaire est combattue par les lavages et les instillations au nitrate.

Contre la rétention ou l'incontinence, on peut laisser la sonde à demeure pendant quelques jours.

User le plus tard possible de la morphine.

Une *cystostomie* reste enfin une précieuse ressource en cas de *douleurs* vives et d'*hématuries* profuses pour désinfecter et mettre au repos absolu la vessie. On n'hésitera pas à la pratiquer précocement. Elle peut être le premier ou le dernier temps d'une opération curatrice.

C. Néoplasmes des reins

INTERROGATOIRE. — Un homme de cinquante ans environ consulte parce qu'il a été surpris brusquement par *un pissement de sang abondant, indolore et spontané.*

Apparu pendant le repos de la nuit, il manque après la fatigue. Il est *total*, car il vient du rein, à moins d'être si copieux qu'il semble terminal, le sang colorant d'autant plus les urines qu'il en reste moins dans la vessie.

Ces hématuries, pour être moins fréquentes que celles des néoplasmes vésicaux, sont souvent plus abondantes, au point de compromettre la survie du malade et de causer un état d'anémie profonde avec décoloration des muqueuses, teint cireux, etc.

Cette hématurie peut s'accompagner d'émission de *caillots très grêles et très longs* (20 centimètres et plus), vrais moules *urétéraux*. Ne pas les confondre avec certains caillots urétéraux moulés spontanément dans l'urètre prostatique ou coagulés dans la sonde pendant un cathétérisme lent et refoulés dans la vessie au premier coup de seringue.

L'élimination des caillots urétéraux s'accompagne d'ébauche de colique néphrétique.

L'obstruction passagère de l'uretère explique les mictions alternativement claires et sanglantes, suivant que le rein saignant donne ou non dans la vessie. Le malade note ainsi dans la même journée des urines rouges, puis brunes, puis claires et de nouveau rouges.

Souvent, c'est à l'occasion de la première hémorragie que l'on palpe le flanc, où se découvre une tumeur déjà grosse. L'hématurie est alors un signe singulièrement tardif.

L'hématurie peut être assez abondante pour se compliquer de *rétention aiguë,* par volumineux caillots obstruant le col.

Brusquement, sans cause, comme elle est venue, l'hémorragie disparaît.

Le début par les *douleurs* est beaucoup plus rare. A part les quelques douleurs passagères des rétentions dans le bassinet ou la vessie, les douleurs manquent généralement jusqu'à une période avancée ; mais elles éclatent avec violence quand le néoplasme a envahi les nerfs du plexus et le tissu périrénal. Élancements pongitifs dans un des flancs exagérés par la station verticale ou le mouvement irradiant vers l'aine et l'épaule, apparaissant et disparaissant inopinément. Leur intensité, leur fixité, leur résistance à tout traitement peuvent (même en l'absence de gros rein) faire suspecter leur cause. Ces crises se répètent, s'exagèrent, se prolongent, bientôt confirmées, si elles ne l'ont encore été, par l'apparition d'une hématurie ou d'un gros rein.

La douleur peut encore relever d'une métastase vertébrale d'hémorragies dans la tumeur ; fixes, elles seraient dues à des adhérences avec le diaphragme.

N'existe-t-il pas un *varicocèle symptomatique ?* Il est parfois précoce, provoqué soit par des ganglions, soit par la tumeur comprimant la terminaison des veines spermatiques. C'est un signe de haute valeur, surtout s'il persiste dans la position couchée, chez un malade qui n'en présentait pas antérieurement.

Palper profondément les deux hypocondres, après détente musculaire complète et dans diverses positions, dorsale, latérale, assise et mieux dans notre position verticale. (V. chap. Exploration du rein.)

Une tumeur au début peut ne s'annoncer que par une

hématurie dont la nature n'est pas douteuse, mais dont la localisation dans l'un ou l'autre rein ne peut être faite sans l'exploration instrumentale.

Gros rein. — Souvent, à l'insu du malade, il est depuis longtemps énorme, et tel, qui consulte dès sa première hématurie, porte une tumeur du volume de deux poings, et plus. C'est un symptôme constant : 13o fois sur 134.

Cette tumeur présente tous les caractères d'une tumeur rénale : sonore en avant (présence du côlon ; l'insuffler au besoin), renitente, ballottante. Plus grosse, elle se subluxe dans la fosse iliaque et, prenant contact direct avec la paroi, devient mate en avant.

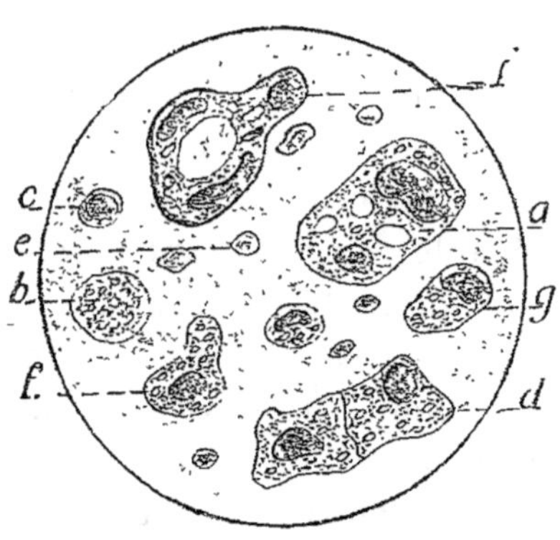

Fig. 119. — Cellules cancéreuses du rein, recueillies par cathétérisme urétéral et permettant un diagnostic précoce.

a, grande cellule à noyaux multiples et nucléolés. Vacuoles. — *b*, leucocyte mononucléaire altéré. — *c*, lymphocytes. — *d*. cellules vacuolaires à noyaux nucléolés. — *e*, globules rouges. — *f*, leucocyte vacuolé. — *g*, cellule endothéliale. — N. B. L'iode colore très bien les cellules cancéreuses.

Examen des urines. — En période inter-hématurique : urines claires et sans pus. Découverte d'une hématurie microscopique, de cylindres hématiques ou *de cellules rénales atypiques* dans le culot de centrifugation. Il est plus fréquent de les déceler dans les dernières gouttes retenues dans la sonde urétérale.

L'urine urétérale contient, au contraire, en cas de tuberculose ou de calculs, des leucocytes ; ils ne se rencontrent dans le cancer qu'en cas de tumeur ouverte dans le bassinet ou d'infection secondaire, parfois lithiase associée.

En période hématurique : constater la présence du

sang dans les trois verres. Son abondance. Insister sur la présence *de longs caillots urétéraux* (exceptionnels, mais presque pathognomoniques).

Israël a rencontré dans les urines sanglantes des néoplasiques des formations qu'il considère comme spéciales aux néoplasmes : petits caillots effilés ressemblant aux filaments de la blennorrhée, qui peuvent même avoir jusqu'à 2 centimètres de long. Microscopiquement, ils sont constitués par un stroma fibreux contenant des hématies, des leucocytes, de gros globules de graisse et des cellules épithéliales volumineuses. Causés par la fonte des végétations néoplasiques, ils indiquent l'envahissement du bassinet.

La *cystoscopie* du méat urétéral pendant l'hématurie (aidée au besoin de l'irrigation) indique, en l'absence de tumeur, le rein hématurique. Elle peut déceler un caillot engagé dans l'orifice urétéral.

Variétés cliniques, on pourrait diviser les tumeurs du rein en deux variétés :

1° Il y a *tumeur*, de volume souvent énorme alors que le malade consulte, effrayé par la première hématurie. C'est une forme relativement lente. Chez des vieillards, on en a vu durer huit, dix, quinze ans.

2° Il y a des *douleurs* profondes, violentes, résistant à la morphine (ne s'accompagnant pas toujours d'hématurie) et pour lesquelles on découvre à peine un pôle inférieur du rein, néoplasies envahissant, sans doute, le pôle supérieur (surtout à gauche), le pédicule ou même la capsule surrénale. Car elles entraînent la mort à brève échéance.

Variétés anatomiques :

Chez l'adulte on observe presque exclusivement des carcinomes ;

Chez l'*enfant,* ce sont des *sarcomes* ou *adéno-sarcomes.*

Ils se rencontrent généralement avant quatre ans. Ces sarcomes de l'enfant débutent par l'hypertrophie du rein qui atteint en quelques semaines un volume énorme. Ils refoulent successivement la masse intestinale, les côtes, la colonne vertébrale (scoliose), donnant au ventre un aspect globuleux contrastant avec l'amaigrissement des membres.

Les sarcomes mous peuvent donner une fausse sensation de fluctuation.

Les hématuries, rares, s'observent plutôt au début qu'à la fin. Les douleurs sont minimes. Réseau veineux superficiel. OEdème, ascite ont été notés ; le varicocèle est exceptionnel ; l'évolution précipitée.

La confusion est possible avec les tumeurs du foie et surtout de *la rate.*

La tuberculose des ganglions mésentériques, ou *carreau,* forme des tumeurs multiples, mamelonnées, avoisinant l'ombilic.

Les *néoplasmes* du *bassinet* et de l'*uretère* sont des *papillomes* sujets à dégénérescence, vrais néoplasmes implantés sur la muqueuse par un pédicule, épanouis en choux-fleurs, égrenant sur toute la hauteur de l'uretère et séparés par des étages de muqueuse saine (greffes secondaires). Après plusieurs mois ou années, une tumeur du bassinet peut ainsi récidiver dans le méat urétéral. Ces néoplasmes sont souvent associés à des calculs ayant, à titre de corps étrangers, un rôle prédisposant. Ils peuvent s'accompagner d'hydro, d'hémato ou de pyonéphrose.

Ces papillomes sont intéressants au point de vue anatomo-pathologique ; *cliniquement, ils ne peuvent être que soupçonnés,* à moins que le *cystoscope ne découvre des touffes papillaires herniées à travers le méat urétéral,* comme un polype à travers le col utérin. La pointe de la sonde urétérale peut préciser l'insertion de leur pédicule dans ou autour du méat.

La sonde butant dans l'uretère, en provoquant une hématurie assez abondante, surtout après un petit lavage, est un des signes importants.

Les reins polykystiques sont aussi une dégénérescence néoplasique. Ils s'observent à deux âges différents : chez les nouveau-nés et de quarante à cinquante ans. L'affection est souvent bilatérale et parfois familiale. Les kystes nombreux, inégaux, tassés les uns contre les autres, ont fait comparer le rein à une grappe de raisin. Certains reins ont été hypertrophiés jusqu'à mesurer 44 centimètres et à peser 16 livres.

Les douleurs sont fréquentes et bilatérales. Quand on aura constaté l'existence d'une augmentation de volume des deux reins, on sera bien près d'avoir dépisté les reins polykystiques.

Les urines restent claires. Des hématuries s'observent.

Les *tumeurs paranéphrétiques* développées en particulier aux dépens de la capsule surrénale sont des raretés.

Le *diagnostic* est ou très facile ou très difficile.

Il peut être malaisé quand il n'existe qu'un symptôme isolé : douleurs, hématuries. Passer en revue leurs diverses causes. Chez un cancéreux jeune, on peut penser à la *tuberculose* : hématuries, amaigrissement sans causes, sont des caractères communs.

Dans l'intervalle des hématuries, les urines sont bientôt louches ; puis purulentes, sans augmentation constante du rein (absence de rétention). Avec des urines claires sans leucocytes et un gros rein, la tuberculose peut être écartée. A moins qu'il ne s'agisse exceptionnellement d'une pyonéphrose fermée. L'habitus extérieur, les antécédents, l'inoculation mettent sur la voie. Le cancéreux a généralement passé l'âge de la tuberculose.

Les douleurs font souvent penser à un calcul. Mais l'absence d'émission de graviers ou de calculs, de coliques néphrétiques, la persistance d'urines claires, au besoin, une radiographie négative élimineront la lithiase. Ce diagnostic n'est pas toujours aisé : tel cancéreux ayant des hématuries provoquées par le mouvement. Chez une malade d'Albarran, le saignement extrêmement abondant se prolongea pendant deux mois, malgré le repos au lit; l'opération démontra qu'il s'agissait d'un calcul du rein droit. Le malade de Guillet eut pendant quinze jours des hématuries continues et abondantes ne cessant pas par le repos; il s'agissait d'un calcul enclavé dans la partie inférieure de l'uretère.

En pathologie urinaire, comme en pathologie biliaire, il n'est pas rare de voir la lithiase se compliquer de cancer. Nous connaissons tel calculeux rénal (ancien malade de Tillaux) mort depuis d'un cancer; et, tel autre, vieil abonné de Contrexéville, ayant souffert depuis des années de coliques néphrétiques et chez lequel nous constatons, en même temps qu'une tumeur du rein (vérifiée par ponction exploratrice), un amas de sable vésical au cystoscope.

Le pôle inférieur du rein est-il seul palpable ? Faut-il dire le rein gros ou seulement abaissé ? Le rein mobile s'observe parfois chez l'homme, surtout à gauche. Il est réductible et s'accompagne de crises de rétention calmées par le décubitus horizontal.

En cas de grosse tumeur, la clinique indique plus facilement parfois sa nature que le viscère auquel elle appartient.

La question se pose toujours la même : A droite, est-ce un angle du côlon, une vésicule ou un rein ? A gauche, un angle du côlon ou une rate ? Chacune de ces affections ayant d'ailleurs ses signes propres.

Les tumeurs du foie et de la vésicule peuvent être d'une différenciation difficile en l'absence de signes fonctionnels hépatiques. Les deux signes importants sont : l'absence de ballottement et l'absence d'une zone sonore entre le foie et le rein ou, mieux, d'une dépression dans laquelle on peut enfoncer les doigts et qui sépare le foie du rein. Syndrome de l'ictère, absence de varicocèle, etc.

Si l'hésitation est permise avec une tumeur de la rate, demander l'examen du sang (leucocythémie).

Les tumeurs des angles des côlons ou de la grande courbure de l'estomac sont plus aisément reconnues ; elles sont accolées à la paroi antérieure, s'accompagnent de méléna, d'alternatives de diarrhée et de constipation, d'obstruction chronique, etc.

Il n'est pas jusqu'aux kystes de l'ovaire avec anses intestinales interposées qui ne puissent entrer en ligne dans le diagnostic.

Apprécier par la mobilité de la tumeur, le degré des adhérences, chercher les propagations ganglionnaires.

S'assurer par une radiographie après cathétérisme urétéral avec une sonde opaque, que la tumeur est bien un rein. Étudier la valeur du rein malade (quand le néoplasme a détruit peu de parenchyme, la sécrétion peut rester presque normale) et valeur du rein opposé, préambule indispensable de toute intervention.

La cystoscopie pendant les hématuries, l'étude des troubles fonctionnels, l'analyse histologique de l'urine urétérale dans leur intervalle, révèlent le rein malade.

Inutile de perdre un temps précieux à attendre l'apparition de la tumeur.

Reste, dans les cas obscurs, une dernière ressource : l'*incision exploratrice*, qui peut être la seule à fournir une réponse décisive. Pour bien explorer un rein, « il faut le décortiquer, examiner sa surface, le palper, l'inciser en examinant la section du parenchyme, introduire le doigt dans le bassinet et pratiquer alors le palper combiné. Il faut, en outre, si le cathétérisme urétéral n'a pas été fait de bas en haut, le pratiquer de haut en bas. »

Cette incision sera le plus souvent le premier temps d'une opération curative. L'incision *lombaire* doit être préférée, à moins de tumeur très volumineuse, auquel cas l'incision antérieure serait pratiquée, moins pour palper l'autre rein (renseignement peu important sur sa valeur fonctionnelle) qu'à cause du volume de la tumeur qui, surplombant le pédicule, cache souvent derrière elle d'énormes paquets ganglionnaires découverts après son extirpation.

Traitement curatif. — Obtenir précocement, par tous les moyens, fût-ce par l'incision exploratrice, un diagnostic précoce, car il existe des exemples non douteux de guérisons radicales sans récidives après de longues années.

Si, au début, la tumeur n'apparaissait pas à la surface du rein après sa décortication, faire une néphrotomie exploratrice. En cas de confusion avec une néphrite hémorragique (exceptionnel), elle l'améliorerait encore considérablement.

Ces néoplasmes sont parfois d'évolution lente, et une *néphrectomie précoce* peut leur fournir une survie prolongée; même chez l'enfant, où les tumeurs sont d'ordinaire particulièrement malignes, on a pu réunir un cer-

tain nombre de survies de quatre, neuf et quatorze
ans.

En cas de grosse tumeur, lorsque la vie peut encore se
prolonger quelque temps, sinon sans hémorragies
graves, du moins sans souffrances, il n'est guère indiqué
de pratiquer une opération aussi grave que celle de l'ablation systématique du rein, de sa capsule adipeuse et des
ganglions du hile. Pourtant, l'extirpation de noyaux de
récidive a encore fourni des survies importantes de quatorze mois, deux ans, etc. Mais plus généralement la
récidive est rapide.

En cas de néoplasme du bassinet et de l'uretère : néphro-
urétérectomie.

Traitement palliatif. — Calmer les douleurs, diminuer,
si possible, l'hématurie (ergotine, chlorure de calcium),
aspiration vésicale des caillots.

Les observations ci-jointes fournissent quelques exemples d'indication et de contre-indication opératoires :

OBSERVATION I. — *Gros néoplasme du rein gauche. Résection cos-
tale. Néphrectomie. Guérison.* — R..., quarante-huit ans, présente
depuis longtemps des urines sableuses.

Fin novembre 1908 : Coliques néphrétiques à exacerbations violentes toutes les sept ou huit heures et d'une durée totale de cinq
jours. Hématurie abondante accompagnée d'élimination dysurique
de nombreux caillots. La lithiase parut à son médecin seule en
cause.

Actuellement, le malade consulte parce qu'il « a senti une
tumeur dans son ventre » et qu'il présente des hématuries. Le palper
décèle, en effet, une tumeur volumineuse dont le bord interne reste
à deux travers de doigts de la ligne médiane, dont le bord externe
remplit le flanc, dont le pôle supérieur se perd sous les côtes et dont
le pôle inférieur, très hypertrophié, descend à trois travers de
doigts au-dessous de l'ombilic.

Sa face antérieure, sonore en haut (côlon), est mate en bas (contact de la paroi). Elle ballotte et suit les mouvements respiratoires.

Son volume égale celui d'une tête de fœtus; sa consistance est dure. Pas de coïncidence de nævi sur la peau.

Gros varicocèle gauche, dont le développement a été rapide.

Le diagnostic de néoplasme du rein s'impose.

Notons à titre de coïncidence : une atrophie notable du bras gauche, suite de névrite. Le malade étant un ancien syphilitique, nous ne pensons pas qu'il s'agisse d'un noyau médullaire secondaire de métastase cancéreuse, néanmoins possible.

Exploration. — Urètre sain. Capacité vésicale normale.

Cathétérisme de l'uretère gauche (malade). Le méat urétéral est très étroit et plusieurs sondes butent sur son orifice sans le pénétrer. Le cathétérisme est enfin effectué avec un n° 6.

	Rein droit.	Rein gauche (malade).
Volume	90 cm³.	17 cm³.
Aspect	Limpide.	Limpide.
Réaction	Acide.	Acide.
Urée	23 gr. 90	8 gr. 35
Phosphates	0 gr. 53	Traces.
Chlorures	10 gr. 60	2 gr. 90

Examen histologique du sédiment : nombreux leucocytes (de divers types). Quelques cellules épithéliales plus ou moins altérées. Quelques *rares cellules* à gros noyau *suspecies.*

Opération. — Incision de Grégoire. Relèvement du lambeau cutanéo-musculaire. Résection de la XII° côte. Décortication extra-capsulaire. Ligature des anastomoses veineuses reliant la tumeur à sa capsule. Le pôle inférieur est de décortication difficile; celle-ci, effectuée au plus près, doit être poussée jusqu'au voisinage des dernières vertèbres. L'hémorragie en nappe, alors assez abondante, est arrêtée par tamponnement.

Luxation de la tumeur; ligatures enchaînées du pédicule, section et hémostase définitive. Drainage et sutures.

Suites opératoires : apyrexie. Noter seulement le pouls rapide (de 110 à 130) pendant quelques jours après l'opération. (Une médication cardiaque énergique est instituée, un certain nombre de néphrectomisés pour tumeur mourant de collapsus cardiaque.)

Quantité d'urines :

1er jour : 450 grammes d'urines brunes.

2e jour : 1 200 grammes.

3e jour : 1 500 grammes.

Du 8e au 10e jour : 2 litres et demi, vraie polyurie de convalescence.

Léger sphacèle de l'angle supéro-interne du lambeau (38°5 pendant deux jours). Désunion de la partie moyenne de la cicatrice, comblée par bourgeonnement secondaire. Radiothérapie.

Examen macroscopique : le pôle inférieur du rein, très augmenté de volume, dépasse le volume du poing d'un adulte. A la coupe, les deux tiers du rein sont, ainsi que le bassinet, envahis par la tumeur. Le pôle supérieur est sain. Le poids du rein est de 700 grammes.

L'examen microscopique montre un épithélioma à cellules claires en pleine activité.

Cinq semaines après l'opération, le malade, guéri, quitte la maison de santé.

Obs. II. — *Néoplasme inopérable du rein gauche.* — R..., quarante-deux ans, gros homme de 94 kilogrammes, d'une santé antérieure parfaite.

En mars 1908, après un voyage en chemin de fer, miction hématurique. Trois ou quatre hématuries se renouvellent après les promenades en voiture et après avoir « loché des noix ».

Le 15 septembre, après un voyage en chemin de fer suivi d'une course à pied, hématurie abondante durant deux jours, avec caillots et dysurie.

En janvier 1909, ce malade nous consulte pour des douleurs lombaires, irradiant vers le sacrum et le pubis.

Ventre très gros, rénitent et sensible, de palper difficile. Sous le rebord costal, on refoule en haut une première tumeur, qui semble bien être le pôle inférieur de la rate; au-dessous, paraît exister un rein gros.

Urètre sain. Capacité vésicale, 130 grammes. Prostate volumineuse, empêchant d'atteindre par le toucher le bas-fond vésical sus-jacent.

Exploration métallique négative.

Cystoscopie, cathétérisme ou division sont impossibles, aucun de ces instruments ne parvenant à dégager leur bec de la prostate hypertrophiée.

Analyse des urines totales :

Quantité , ...	1 350
Densité	1 013
Réaction	Acide.
Urée	12 grammes.
Acide urique.	o gr. 44
Chlorures.	4 gr. 87
Albumine	o gr. 78
Sucre.	Néant.

Présence de scatol et d'indoxyl.

Épreuve de l'hématurie provoquée.

Urine de repos : leucocytes ; albumine, o gr. 45.

Urine de fatigue : leucocytes plus nombreux. Pas d'hématies. Albumine, 3 gr. 75.

Ces quantités très différentes d'albumine sont intéressantes à noter. Elles relèvent sans doute de troubles sécrétoires orthostatiques par néphrite concomitante ou de calcul associé.

La radiographie chez cet obèse est restée négative.

Après quelques semaines, les crises douloureuses deviennent plus fréquentes, à irradiations absolument fixes vers le sacrum et le pubis.

Sur ce malade, notablement amaigri, le palper décelait un gros rein néoplasique accompagné d'un gros varicocèle symptomatique. Les rapports suivants étant tous trop faibles :

$$\left(\frac{\Delta \times V}{P} = 1\,945. \qquad \frac{\delta V}{P} = 1\,339. \qquad \frac{\Delta}{\delta} \quad 1,45 \right)$$

et toute exploration du côté sain étant impraticable, les douleurs de propagations étant devenues constantes, nous avons renoncé à l'intervention. Mort quelques semaines plus tard.

Obs. III. — *Gros néoplasme inopérable du rein droit.* — M. H..., soixante-douze ans. En 1879, début de gravelle avec émission de sable urique ayant nécessité plusieurs saisons à Contrexéville.

Depuis deux ans, les crises douloureuses se sont espacées, mais s'accompagnent d'hématuries.

Dans le flanc droit existe une tumeur du volume d'une tête d'adulte, descendant jusqu'à l'épine iliaque antérieure et supérieure, mais dont le malade n'a jamais souffert. Rénitente dans l'espace costo-iliaque, elle paraît fluctuante en avant. Il n'existe pas de varicocèle à droite. Appartient-elle au foie ou au rein? Dans ces cas douteux, l'exploration tranche habituellement la question.

Urètre sain. Capacité vésicale normale. Sur le bas-fond existe un petit tas de sable qui apparaît jaune vif, sous la lumière du cystoscope. Serions-nous donc autorisés à penser à une hydronéphrose?

Introduite dans l'extrémité inférieure de l'uretère, la sonde urétérale ne donne absolument rien. Poussée jusqu'à *trente-cinq centimètres* dans l'uretère, elle laisse écouler quelques gouttes d'urines (mais sans jet comme dans certaines hydronéphroses). La sonde n'obtient de l'urine qu'à cette profondeur; elle disparaît presque dans le conduit du cystoscope laissé en place. Ce fait est-il dû à l'allongement de l'uretère, étiré par la tumeur (symptôme à vérifier sur d'autres cas), ou l'uretère est-il comprimé à sa partie moyenne par la tumeur?

Cathétérisme urétéral droit :

Quantité. . . . .   13 cm³ (limpides).
Urée. . . . . - .   11 gr. 5o
NaCl. . . . .   4 — 10

Examen histologique : leucocytes et hématies normales. Cellules urétérales isolées ou réunies en petits placards de structure normale. Nous nous demandons encore s'il ne s'agit pas d'une tumeur du foie. Nous ne saurions mieux faire afin de faire connaître la difficulté de ces problèmes cliniques que de reproduire la consultation d'un médecin de nos anciens collègues :

« Finalement, après nouvel examen, je me range au diagnostic de kyste hydatique du foie : 1° Vue au jour et à contre-jour, la tumeur m'est apparue nettement proéminente en avant. C'est en avant d'ailleurs qu'elle a commencé à se montrer, il y a deux ans (au niveau du ventre supérieur du grand droit). 2° Son bord gauche s'avance notablement à gauche de la ligne médiane. 3° Ce n'est que tout à fait en bas que j'ai pu percevoir le côlon roulant sur son bord, et non sur sa face antérieure, comme il m'avait semblé. On ne peut donc pas dire que la tumeur soit rétro-intestinale. Elle est d'ailleurs relativement mate dans toute son étendue (relativement parce que le reste de l'abdomen hypersonore résonne à distance quand on percute. 4° La tumeur est mobile avec les fortes inspirations; elle semble donc bien appartenir au foie; bien que celui-ci soit difficile à délimiter et que la tumeur ballotte nettement.

« Ces caractères physiques, joints à la rénitence de la tumeur, à la lente évolution de l'affection sans altération bien accentuée de l'état général, sans retentissement digestif notable, semblent plaider en faveur d'un kyste, d'autant qu'il existe une éosinophilie très accentuée : 14,3 p. 100. »

Ce diagnostic ne nous paraissant encore que probable, nous demandons un nouvel avis à un chirurgien, qui affirme l'origine rénale de la tumeur, « hydronéphrose probable ».

En désespoir de cause et reculant devant une incision exploratrice non bénigne chez un vieillard de soixante-douze ans, nous pratiquons une ponction extrapéritonéale qui n'évacua que du sang.

L'évolution ultérieure montra qu'il s'agissait bien d'un gros néoplasme du rein greffé sur une lithiase; coexistence assez fréquente.

Nous sommes intervenu dans un certain nombre de cas... avec récidives, souvent aussi nous nous sommes abstenu; car toujours nous avons vu ces malades beaucoup *trop tard*.

DEUXIÈME PARTIE

TRAUMATISMES DE L'APPAREIL URINAIRE

A. Ruptures et rétrécissements traumatiques de l'urètre

Quel est l'avenir d'un blessé atteint de rupture traumatique de l'urètre? C'est l'apparition d'un *rétrécissement traumatique* mettant en danger sa vie; car il est grave par sa précocité, comptée par semaines (quinze jours dans un cas), grave par sa sténose, aboutissant à l'oblitération complète (urètre drainé par ses fistules), grave par la distension précipitée de tout l'appareil urinaire (vessie, uretère, bassinet), grave enfin par l'infection liée à des cathétérismes répétés (abcès urineux, cystite, pyonéphrose, septicémie urineuse). Le *rétrécissement traumatique* reste donc l'unique préoccupation du chirurgien dans le traitement immédiat et éloigné des ruptures de l'urètre.

L'évolution précipitée du rétrécissement traumatique, constitué en quelques semaines, est toute différente de l'évolution lente du rétrécissement blennorragique, qui se compte par années.

Le rétrécissement est constitué par la sclérose du tissu spongieux contus et infecté par les urines, d'où la dérivation proposée pendant la cicatrisation des sutures.

PÉRIODE CHIRURGICALE : CONTUSION ET RUPTURE DE L'URÈTRE

La contusion peut être localisée sur l'urètre :

1° *Pénien* (faux pas du coït, écrasement de la verge, rupture de corde);

2° *Périnéo-bulbaire* (cas le plus fréquent);

3° *Membraneux* (fracture de la branche ischio-pubienne).

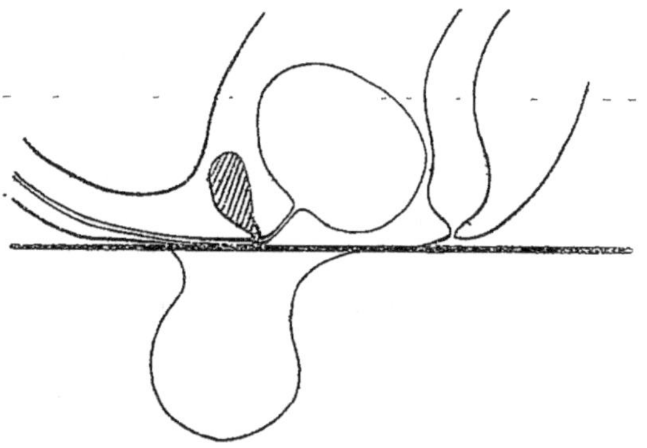

Fig. 120. — Rupture de l'urètre périnéal par chute à califourchon.
L'urètre est écrasé entre le corps contondant et le bord inférieur de la symphyse.

PÉRIODE CHIRURGICALE. — *Contusion urétro-périnéale.* — Un homme tombe à califourchon sur un tampon de wagon, un rebord de tonneau, un dossier de chaise; il ressent une douleur vive au périnée, du sang s'écoule au méat; aux premiers besoins, quelques gouttes d'urines sont émises avec effort ou la miction est d'emblée suspendue. Bientôt, les douleurs de la distension apparaissent et le globe vésical saille à l'hypogastre.

La palpation décèle une tumeur sous-jacente au raphé ano-bulbaire, allongée dans le sens de l'urètre, rénitente et bientôt accompagnée d'une tuméfaction ecchymotique du scrotum. A telle tumeur petite peut d'ailleurs correspondre un écrasement grave de l'urètre ; la gravité de la rupture étant en rapport avec l'arête vive de l'objet sur lequel s'est écrasé le périnée (barre de fer, rebord de tonneau).

Urétrorragie, rétention aiguë et tumeur périnéale constituent la triade des ruptures de l'urètre. Leur intensité varie des cas légers aux cas graves.

TRAITEMENT

Cas légers. — Malade ayant fait un faux pas du coït, ou reçu un choc sur le périnée ; quelques gouttes de sang se sont écoulées par l'urètre. On observe un peu de rétention et, après quelques jours, une légère tuméfaction périnéale. *C'est le seul cas où l'on puisse évacuer la vessie par quelques cathétérismes.*

Cas graves. — *Dans tous les autres cas, c'est le bistouri qu'il faut prendre et non la sonde* (Albarran). Tous les anciens traitements vouent, en effet, le malade au rétrécissement traumatique :

1° La sonde à demeure, si l'on parvient à la passer, draine la vessie, mais fait corps étranger sur la plaie contuse de l'urètre. Elle provoque dans le milieu urétral toujours septique, même chez l'enfant, un suintement constant. L'urine s'infiltre vite entre la sonde et le canal, provoquant vite un phlegmon urétral localisé ou diffus.

Donc bannir la sonde comme traitement unique ou prolongé et l'associer presque toujours à la périnéotomie.

C'est une grosse faute (dans un cas sérieux) de s'acharner à passer sur divers mandrins, plusieurs sondes qui, sorties du bout antérieur, butent dans le périnée, labourent les vestiges de l'urètre et infectent le foyer hématique.

2° La ponction hypogastrique n'est qu'un expédient.

3° La *suture de l'urètre* a été pendant longtemps tentée par beaucoup de chirurgiens. Pas un cas ne s'est montré à distance exempt de rétrécissement. Elle se termine exceptionnellement avec réunion aseptique par première intention. Plus fréquemment, les fils, placés sur les tissus contus et voués au sphacèle, coupent. Si le périnée a été réuni, il y a infiltration et fièvre ; s'il a été laissé ouvert, il y a apyrexie. Mais, dans les deux cas, fistule parfois et *rétrécissement toujours*. Il faut lui adjoindre absolument la dérivation.

Que faut-il donc faire?

Deux méthodes seules efficaces sont en présence :

A) *Urétrostomie périnéale avec autoplastie secondaire* (Pasteau et Iselin).

B) *Résection et suture des deux bouts avec dérivation des urines en arrière de l'obstacle.*

A) Abouchement de l'urètre au périnée

Si le cathétérisme est possible, passer une sonde béquille sur mandrin et inciser longuement « en vraie vulve » le périnée pour évacuer le sang et l'urine ; la sonde ayant été passée, la paroi supérieure subsiste ; la rupture est incomplète et la paroi inférieure pourra se reconstituer autour de la sonde par une autoplastie *spontanée*, sans rétrécissement ultérieur ; l'urètre laissé ouvert ne s'étant pas reconstitué avecles débris de sa paroi, mais avec les tissus périnéaux, ne fera pas de rétrécissement.

Le cathétérisme est impossible. — La rupture est complète.

Recherche des deux bouts. — Sonde glissée jusqu'au

bout antérieur. Incision de la peau de l'aponévrose du bulbe, dont l'extrémité postérieure est fendue ou relevée.

La *recherche du bout postérieur* dans ce tissu d'hématome infiltré et saignant est délicate; se tenir exactement sur la ligne médiane. Une pince est-elle placée d'un côté pour l'hémostase, on en placera une autre vis-à-vis pour la tension symétrique de la plaie ; comprimer avec un tampon d'adrénaline au 1/1 000, trouver à la pointe de la

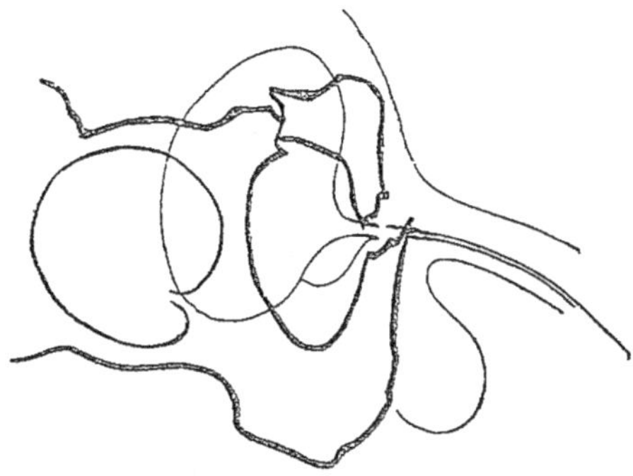

Fig. 121. — Rupture de l'urètre membraneux.
La fracture de la branche ischio-pubienne entraîne la déchirure consécutive de l'aponévrose moyenne et de l'urètre, parfois même de la vessie.

sonde cannelée le fin pertuis d'où s'écoulent par pression de l'hypogastre quelques gouttes d'urines.

Si la rupture est postérieure, brancher au besoin sur l'incision sagittale une incision transversale de prostatectomie (en Y renversé), refouler le bulbe en avant, sectionner le muscle recto-urétral, découvrir le bec prostatique en évitant la blessure du rectum, et suivre le bout postérieur de haut en bas.

Cette recherche, effectuée un peu au hasard, est souvent difficile, les repères anatomiques faisant défaut dans cette région contuse, profonde et saignante.

Les deux bouts légèrement incisés en éventails sont

amarrés sans tractions à *la peau ou au plus près des lèvres cutanées* (Pasteau et Iselin) (ce qui est d'autant plus facile que la rupture est plus antérieure, le bout postérieur devenant de plus en plus fixe).

La sonde apportant fatalement avec elle l'infection, il est préférable de laisser le blessé pisser par le périnée et de ne pas mettre de sonde à demeure; tout au plus la laisserait-on vingt-quatre ou quarante-huit heures.

Le *cathétérisme rétrograde*, d'ailleurs plus facile, si l'on

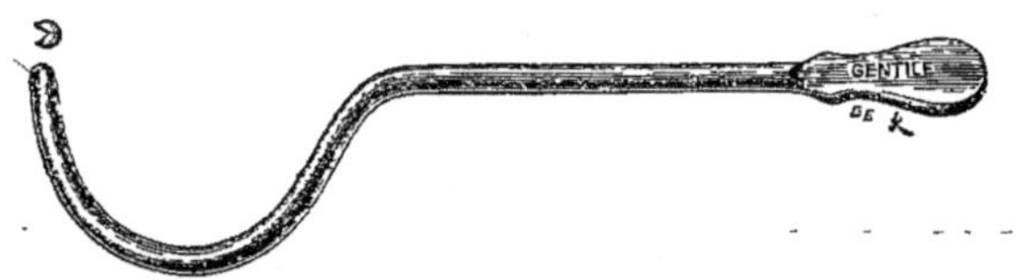

Fig. 122. — Cathéter rétrograde du Professeur Guyon.

n'a pas trouvé le bout postérieur, est la dernière ressource ; il est surtout indiqué en cas de déchirure de l'urètre membraneux par fracture du bassin. Si la vessie est en rétention, il est facile. Si elle s'est évacuée pendant l'incision périnéale, force est de la découvrir avec décollement du tissu cellulaire rétro-pubien. Engagement du cathéter rétrograde de *Guyon* dans l'orifice vésical de l'urètre, fixation à son extrémité d'une sonde à bout coupé passée déjà dans le bout antérieur et ramenée dans la vessie.

Le premier cathétérisme au Béniqué est délicat. Suivre attentivement la paroi supérieure. Commencer au 3o pour atteindre au 5o. La dilatation doit être poursuivie à intervalles rapprochés pendant plusieurs mois.

On a ainsi constitué un canal cutanéo-muqueux par lequel l'urine s'écoule facilement. Plus généralement, il

reste une fistule périnéale, qu'il faut fermer par une
autoplastie.

Reconstitution de la paroi inférieure spontanément ou
par autoplastie à double lambeau (fig. 123). Après épila-
tion de la surface cutanée par une légère application de
pâte de Canquoin, taille de deux lambeaux, l'un à pédicule interne, l'autre à pédicule externe. Ces lambeaux
cutanés ne doivent être ni trop minces (trouée de la
peau), ni trop épais (entaille du bulbe); le premier est
retourné, sa surface cutanée formant la paroi intérieure
de l'urètre, le second fixé directement après glissement.
Sonde à demeure.

L'urètre ainsi reconstitué présentera non un rétrécissement, mais une dilatation.

B) Reconstitution de l'urètre par l'urétrorraphie circulaire
   avec dérivation de l'urine. (Technique du Pr Marion[1].)

1. Incision périnéale médiane, sans s'occuper des fistules, au moyen d'induration;
2. Mise à découvert de l'urètre;
3. Résection des fistules et tissus sclérosés;
4. Résection de la partie malade de l'urètre;
5. Libération du bout antérieur;
6. Mise en place des fils de soutien;
7. Suture de l'urètre;
8. Dérivation des urines par cystostomie;
9. Rapprochement partiel de la plaie.

« Les résultats immédiats de ce mode de reconstitution
de l'urètre sont toujours étonnants. Sur quarante-deux
cas que j'ai opérés, je n'ai eu qu'un insuccès, dû à ce que

---

1. Voir *Journal d'urologie*, 15 avril 1912.

j'opérais le malade après un abcès urineux. En quinze
jours la guérison est complète. L'urètre revu plus d'un
an après, admet d'emblée un 54 Béniqué. »

PÉRIODE URINAIRE, RÉTRÉCISSEMENT TRAUMATIQUE

Un malade, ayant fait quelques mois auparavant une
chute sur le périnée, consulte pour des signes de rétrécissement très serré : jet déformé, réduit au goutte-à-
goutte, retard des mictions, efforts de plus en plus violents.

Explorer l'urètre à la boule olivaire : celle-ci butera
comme sur un mur. Vérifier par le palper le siège de
cette boule, c'est constater le siège du rétrécissement
(partie antérieure et moyenne du bulbe ; partie périnéale).
Essayer une fine bougie coudée. Une filiforme à extrémité
tortillée ou présentée en faisceau butera souvent de
même. Ne pas s'entêter à passer quand même, surtout si
le malade urine seul.

La palpation, après refoulement du scrotum en avant
ou en arrière, révèle une nodosité allongée dans le sens
de l'urètre et faisant corps ave lui. Ses connexions urétrales sont faciles à constater, surtout quand une sonde
ayant effectué le cathétérisme sert d'axe fixe au palper.

Le pincement de la peau à la surface de la tumeur permet d'apprécier sa mobilité, ce qui a son importance en
cas d'autoplastie. On peut encore, avec un gant, explorer
le périnée entre le pouce à sa surface et l'index dans le
rectum.

Quel est, enfin, le degré de retentissement de l'obstacle sur l'ensemble de l'appareil urinaire ?

Mesurer le résidu d'urines s'écoulant à l'entrée de la sonde ; si le cathétérisme est impossible, ce qui est fréquent, toucher combiné au palper appréciant la quantité d'urines résiduelles.

Prise si possible de la capacité vésicale.

Palper des reins. Sont-ils gros ?

Y a-t-il eu déjà des accès de fièvre ?·

Réponses importantes pour le pronostic et dont quelques-unes indiquent l'urgence de l'intervention.

Devant un rétrécissement traumatique, que faut-il ne pas faire ?

La dilatation. — Elle suppose le passage d'une filiforme ; même possible, elle reste incomplète et éphémère. Elle est contre-indiquée en cas d'accidents infectieux récents.

L'urétrotomie. — L'urétrotomie interne ou externe ne met pas davantage à l'abri de la récidive. Car il est impossible d'obtenir des tissus souples en cherchant à réparer le canal aux dépens de ses propres éléments ou au moyen des tissus périurétraux.

Que faut-il faire ? La résection des masses scléreuses et de l'urètre (qui sera plus aisément découvert après leur extirpation). *Abouchement des deux bouts le plus près possible à la peau.*

Si l'urètre est perméable, passer une filiforme et visser sur elle un cathéter cannelé de Syme.

Si l'urètre est imperméable, amener le cathéter jusqu'au contact de l'obstacle qu'il fait saillir.

Incision médiane. — Ouverture de l'urètre sur la cannelure ou sur le bec de l'instrument. Suivre de très près le fin pertuis souvent tortueux et dévié qui conduit au bout postérieur, utiliser le stylet de *Guyon* et poursuivre l'incision jusqu'à l'urètre sain, généralement dilaté.

Résection des masses scléreuses périurétrales, réséquer tout le tissu blanc nacré du rétrécissement en ne laissant qu'une mince bandelette sur la paroi supérieure. (Éviter la blessure des corps caverneux.) S'il y a de grosses masses périurétrales, les fendre d'emblée jusqu'à l'urètre et les disséquer de la profondeur à la superficie, incision cruciale au besoin. Si l'urètre est complètement enserré dans la cicatrice : résection totale.

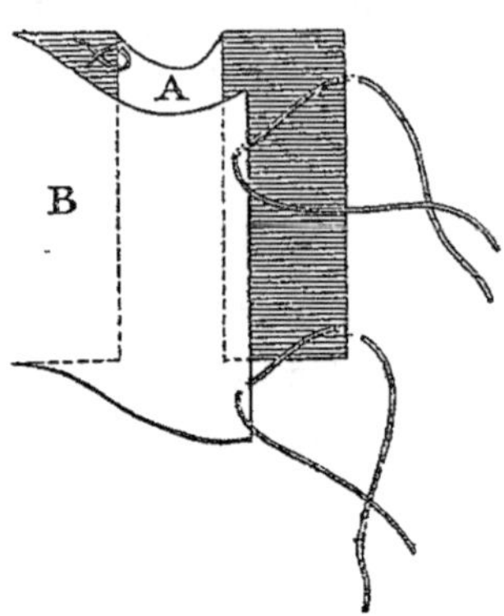

Fig. 123. — Autoplastie urétrale à deux lambeaux latéraux superposés (Pasteau et Iselin).

Le premier, retourné (A), constitue par sa surface cutanée la paroi intérieure de l'urètre. Le second (B), glissé directement, recouvre le premier.

Après cet évidement total du périnée, la situation est la même qu'en cas de rupture complète. Donc, pratiquer, soit :

1. Une urétrostomie avec autoplastie;

2. Une résection avec dérivation.

B. Plaies de la vessie

Les plaies de la vessie reconnaissent les mêmes causes que les plaies de l'abdomen. Elles peuvent aussi succéder à une opération irrégulière ou difficile : Décollement vésical amorcé trop bas, pendant une myomectomie. Hystérectomie pour adhérences pelviennes. Opérations sur le rectum. Les déformations vésicales y prédisposent considérablement : Cystocèle, diverticule. Il n'est pas de cause plus fréquente que les *fractures du bassin*. Elles intéressent plutôt le bas-fond, alors que les contusions de l'abdomen intéressent plutôt le sommet.

Leur symptomatologie varie suivant que la plaie est :

Extra-péritonéale : Troubles de la miction (dysurie...), hématuries, écoulement d'urines par la plaie.

Intra-péritonéales : De toute gravité. « *Cui persecta vesica, lethale* » (Hippocrate). 152 morts sur 152 cas ! Des *phénomènes abdomino-péritonéaux* enlevant en quelques jours ces malades, comme dans les plaies pénétrantes de l'abdomen, avec lesquelles se confond leur symptomatologie.

TRAITEMENT. — *Plaies chirurgicales : s'en méfier et s'en apercevoir*. Fermer la vessie par un double surjet, drainer le cellulaire périvésical et placer une sonde à demeure.

Plaies accidentelles :

Que la plaie soit extra ou intrapéritonéale, l'intervention est aussi indiquée, d'autant qu'elles sont souvent mixtes.

1° Arrêter l'hémorragie, s'il y a lieu ;

2° Prévenir l'infiltration et l'infection.

Plaie extra-péritonéale :

Ouvrir le trajet, suturer la vessie ; tamponner ou *drainer la plaie*. Pour la face postérieure : intervenir au besoin à travers une taille hypogastrique.

Si la plaie descend trop bas et que la suture soit impossible, même avec le plan incliné, tamponner et drainer largement.

Plaie intrapéritonéale : Laparotomie.

S'il y a plaie du sommet à bords mâchés : Cystostomie de nécessité.

Ruptures traumatiques de la vessie

Elles s'observent après un traumatisme portant sur la vessie en rétention : ivrognes, combattants, écrasés. (Fracture du bassin.)

Le blessé perd connaissance et reste pendant les heures suivantes en état de choc prononcé : lypothimies, pâleur de la face, hypothermie, pouls filiforme.

Le ventre, sensible à la pression, présente une douleur diffuse et de la défense musculaire. Le palper révèle la vacuité vésicale. Malgré des envies répétées et impérieuses accompagnées d'efforts, le cathétérisme ramène à peine quelques grammes d'urines sanglantes. Ou bien une notable quantité d'urines s'évacue en bavant, sans que la tumeur plus ou moins irrégulière observée à l'ombilic s'affaisse. On peut observer de la matité étalée sur l'hypogastre débordant sur les fosses iliaques, mobile (exceptionnellement) avec la position. L'autopsie n'a pas toujours décelé de liquide dans les flancs (pouvoir résorbant du péritoine). Si l'on n'intervient pas, après quelques heures d'un calme trompeur, éclatent les signes de *péritonite* généralisée et plus rarement de phlegmon urineux de la cavité de Retzius. La précocité de la péritonite varie suivant le degré de septicité des urines, le siège de la rupture (extra ou intrapéritonéale), la résistance du sujèt.

Le diagnostic est souvent facile : antécédents, absence de globe vésical; vacuité constatée au cathétérisme.

L'absence d'ecchymose et de défense musculaire dans le flanc permet d'éliminer la contusion du rein.

Les ruptures succèdent aussi à la distension. Garnissage vésical avant la taille, même avec une quantité modérée,

200 grammes (Guyon). Elle peut être aidée par les efforts du début de la chloroformisation ; la poussée abdominale se joignant à la poussée vésicale. Pousson insiste sur l'existence constante d'une hypertrophie de la musculeuse (rétrécissement...), *a fortiori* de péricystite scléreuse.

Les ruptures s'observent, le plus souvent, en cas de rétention chronique, avec distension ; la vessie altérée, ayant atteint la limite de son élasticité, le moindre effort suffit alors à la rompre.

TRAITEMENT. — Le cathétérisme doit être rigoureusement aseptique et unique s'il y a lieu de penser à une rupture de la vessie ; surtout ne pas réinjecter de liquide, mais laisser la sonde à demeure et pratiquer d'urgence la laparotomie. Toute temporisation engage lourdement la responsabilité du médecin. Sutures vésicales comme pour les plaies de vessie.

La belle observation suivante est due à notre confrère le docteur Martin :

A trois heures du matin, nous étions appelés d'urgence auprès d'une malade enceinte de trois mois et demi, présentant une rétroversion de son utérus gravide et par conséquent de la rétention chronique. Cette femme, à la suite *d'un éternuement*, avait été prise de violentes douleurs dans le ventre, et il nous sembla que ce diagnostic était insuffisant pour expliquer à lui seul des accidents graves tels que : sensibilité extrême du ventre, facies grippé, fréquence et petitesse du pouls.

D'ailleurs, la malade avait eu depuis quelques jours des difficultés pour uriner et s'était plainte de mictions fréquentes et peu abondantes.

L'état général s'aggravant rapidement et le cathétérisme ayant ramené un grand verre d'urines sanglantes, nous pratiquons la laparotomie.

La vessie était rompue sur sa face antérieure sur une longueur de 5 centimètres. Sutures par un double surjet. Sonde à demeure

Réduction de l'utérus gravide maintenue par tamponnement. Guérison et évolution de la grossesse.

C. Contusions du rein

Cliniquement, elles se divisent en :

Cas légers, guérissant par le traitement médical ;

Cas graves, nécessitant une intervention d'urgence.

Cas légers. — Un homme tombe sur le rebord d'un trottoir et éprouve une douleur vive dans le flanc. Il pâlit, sa respiration et son pouls s'accélèrent. La première miction est sanglante. Cette hématurie est pathognomonique d'un écrasement du rein ; elle indique que la déchirure s'est propagée aux calices. Mais, après quelques heures, la température d'abord abaissée est redevenue normale, le pouls plein, et au-dessous de la défense musculaire n'existe pas de tumeur rénale.

Le sang persiste dans les urines pendant quelques jours, parfois quelques semaines, douleurs et défense musculaire s'effacent, et le malade guérit.

Ces reins doivent être encore surveillés, il serait intéressant de savoir quel est leur fonctionnement ultérieur.

Cas graves. — Un homme tombe de haut sur une traverse d'échafaudage et perd connaissance. Couché, réchauffé, ranimé, il reste en état de choc profond ; la face est pâle, cireuse, les conjonctives décolorées, les yeux à pupilles contractées roulent lentement dans l'orbite.

Pelotonné en boule sur le côté sain, le blessé, s'il en est dérangé, s'y replace. Vomissements, éructations, hoquet s'observent si l'accident est survenu après le repas. Associés à de l'excitation avec carphologie, ils font croire parfois à tort à l'ivresse.

Cet état de choc est en rapport avec l'hémorragie et la douleur. Celle-ci, parfois violente, avec sensation de déchirure profonde, peut être nulle. Tel cet enfant de dix ans, venu à pied à l'hôpital et qu'il faut néphrectomiser ; tel ce vieillard qui va et vient « avec un rein séparé en deux morceaux » ; tel ce laboureur de Pousson qui, pendant quinze jours, mène sa charrue.

L'*hématurie* étant abondante, la vessie est bientôt encombrée de caillots, et la *rétention* s'installe d'emblée ou dès les premières mictions. Le cathétérisme peut être nécessaire pour la déceler, mais le palper hypogastrique la fait prévoir. Elle peut s'accompagner de phénomènes dysuriques assez prononcés et d'anurie, pour qu'on ait cru à des ruptures vésicales. Cette hématurie présente tous les caractères rénaux : elle est totale à moins d'être très abondante ; intermittente : par obstruction passagère de l'uretère, exacerbation brusque, météorisme, vomissements..., puis l'uretère se débouche et l'hématurie se produit avec caillots urétéraux possibles.

L'hématurie peut n'apparaître qu'après plusieurs mictions claires.

Son abondance peut devenir, à elle seule, une indication opératoire. Elle peut aussi manquer avec un *hématome* périrénal énorme, le rein étant broyé et séparé de son pédicule ou de son uretère.

Le *palper* fournit les plus utiles renseignements. Après avoir rassuré incessamment le malade pour obtenir le maximum de détente musculaire, on finit par déprimer la paroi antérieure, on perçoit au-dessous d'elle les contours de la collection. « On la sent, dit Lardennois, grosse comme le poing, tendue, occupant l'hypocondre, paraissant coiffer le pôle inférieur du rein, grosse comme une tête de fœtus, envahissant la région du flanc ; on peut la découvrir énorme, rénitente et bosselée, affleurant le rebord osseux du bassin, pénétrant même dans la fosse iliaque et s'étalant dans sa moitié inférieure jusqu'à la ligne médiane. »

Le lendemain de l'accident, on constatait, dans un cas, une énorme tuméfaction remplissant les régions ilio-costales, abdominales et lombaires, si saillante que la ligne des apophyses épineuses paraissait déprimée.

L'hématurie avertit de la lésion, l'hématome mesure sa gravité; il peut la précéder, la suivre, parfois exister seul.

Le palper bimanuel doit être très discret sous peine de rupture.

L'hypothermie, notée au moment du choc, se maintient ou même s'exagère en cas d'hémorragie grave en même temps que le pouls s'accélère et devient dépressible.

L'ecchymose superficielle renseigne sur la nature et l'orientation du traumatisme ; l'ecchymose profonde par *infiltration* de l'hématome périrénal n'apparaît qu'au quatrième ou sixième jour ; elle s'étale sur la région lombaire, le flanc droit, suivant parfois les vaisseaux spermatiques jusqu'au canal inguinal.

COMPLICATIONS. — Si le *péritoine est déchiré* (ce qui serait plus fréquent chez l'enfant), sa compression sur l'hématome disparaît, sang et urines tombent librement dans sa cavité et les signes d'épanchement, puis de réaction péritonéale, apparaissent.

Après les déchirures du péritoine, il faut citer par ordre de fréquence les *déchirures du foie*, de la rate... Moins graves mais plus fréquentes sont les *fractures associées* des apophyses transverses des vertèbres lombaires et des côtes.

Le blessé, ayant échappé aux premières hémorragies, peut présenter des *hématuries secondaires*, produites par

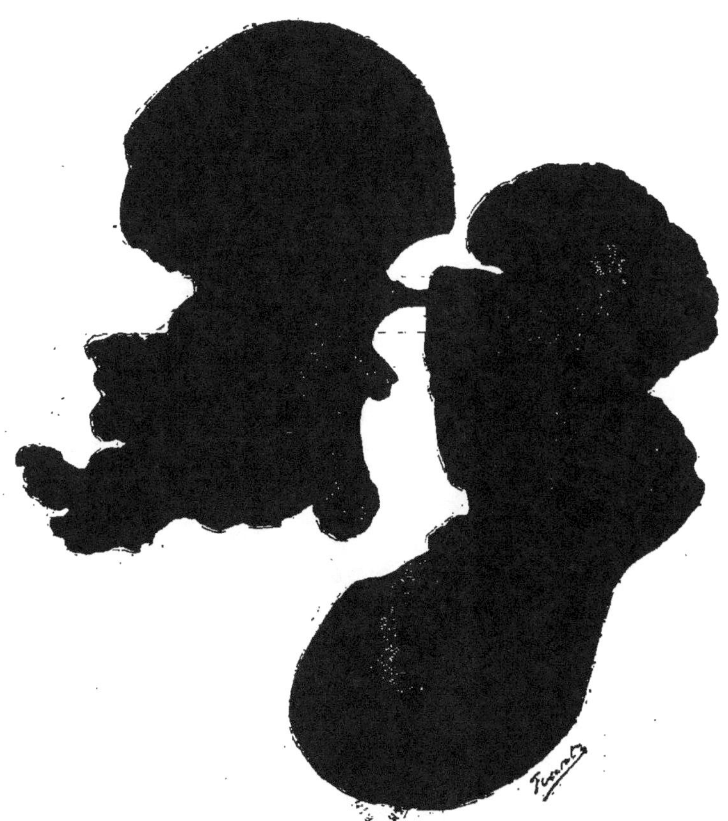

Fig. 124. — Rupture traumatique du rein par contusion grave.

Le fragment supérieur a été rabattu en avant pour montrer qu'il n'est plus rattaché au fragment inférieur que par un calice les autres éléments du pédicule étant rompus. Carlier Heitz-Boyer. (*Encyclopédie d'urologie.*)

les mêmes vaisseaux, ou par l'évacuation d'une poche
hématique.

Une *hémato-uro-néphrose* peut encore se constituer. Un
gros vaisseau déchiré saigne dans le parenchyme, comprime les tubes collecteurs et les capillaires; la sécrétion
se ralentit, s'arrête, et l'atrophie survient. Ces hémato-
néphroses doivent être évacuées sous peine de transformation en *pyonéphroses* avec ou sans fusées périnéphrétiques.

L'attrition mécanique du parenchyme explique la
néphrite traumatique : polyurie avec albuminurie (en l'absence d'hématurie) et cylindres épithéliaux, puis oligurie
progressive avec insuffisance rénale, œdème, anasarque,
parfois précoces et plus souvent tardifs.

Échappé aux premiers dangers d'hémorragie, le blessé
reste menacé d'*infection*.

La *cystite* est sa première étape; que de blessés, qu'il
était inutile de sonder pour affirmer le diagnostic, dont un
cathétérisme septique a infecté le milieu hématique. Après
la cystite, la *pyélonéphrite* s'annonce d'ordinaire avec ses
frissons, sa fièvre, sa pyurie...

Diagnostic. — Il s'impose le plus souvent :

En cas de *rupture de la vessie*, il n'existe ni rétention,
ni globe vésical. La rupture ne permet plus à la miction
de s'effectuer, et c'est à peine si le cathétérisme ramène
un peu d'urines sanglantes. La matité prévésicale est caractéristique; malheureusement, elle s'observe aussi en cas
de déchirure du rein avec sang épanché dans le péritoine.

La *contusion de l'abdomen* s'accompagne de phénomènes
abdominaux : « ventre de bois », d'absence d'émission de
gaz, de disparition de la matité hépatique en cas de perforation (à moins de distension du côlon). Elle peut coexis-
ter après une contusion lombaire légère ; s'il y a dispro-

portion entre le traumatisme et les signes observés, penser
à une tare rénale antérieure (préexistence de calculs). Tuberculose au début.

Le *pronostic* est variable suivant :

1° Le degré de la rupture. A part la déchirure des vaisseaux du hile et les écrasements étendus du parénchyme,
les contusions du rein guérissent bien.

2° Les *lésions viscérales associées* (foie, rate, intestin,
estomac, rein opposé); aussi, après les contusions antérieures et surtout les plaies par armes à feu, le pronostic
est-il bien plus grave. La statistique de Grawitz comprend,
sur cent huit cas, cinquante morts se décomposant ainsi :

> 18 par complications viscérales associées,
> 14 par hémorragie primitive,
> 8 par hémorragie tardive,
> 7 par infection,
> 3 par urémie;

3° L'âge et l'état de santé antérieur ;

4° Le traitement.

TRAITEMENT. — *Cas légers.* — Immobilisation dans un
bandage serré ou vessie de glace sur le flanc. Surveiller
la température (qui doit rester à 37°), le pouls (qui ne doit
pas dépasser 100), l'état du rein et des urines. *Pas de
cathétérisme*; s'il est obligatoire, qu'il soit rigoureusement
aseptique.

Cas graves. — *Indications opératoires : Hémorragie*
abondante (par la plaie), *hématurie* et surtout *volumineux
hématome,* avec anémie consécutive. L'hémorragie, pour
être abondante, n'a pas le caractère foudroyant d'une
hémorragie intrapéritonéale, l'hématome étant comprimé
par le tissu qu'il infiltre. Aussi l'intervention n'est-elle
pas immédiatement urgente et permet-elle d'attendre que
le malade soit remonté du choc.

Des signes généraux graves persistant quelques heures après le traumatisme, loin d'être une contre-indication, sont une indication immédiate.

Après l'incision lombaire classique, avec ou sans débridement latéral, on pratiquera :

1° Soit l'ouverture et la détersion du foyer, au besoin après décortication et compression du pédicule, puis l'hémostase par les *sutures* et le *tamponnement*. Traitement de choix.

Malheureusement, il n'est pas toujours possible : les *artères du rein* étant (comme presque toutes les circulations artérielles) *de type terminal,* on peut être forcé de réintervenir après quelques jours *pour des nécroses partielles du parenchyme.* Mais la conservation d'un rein, lorsqu'elle paraît possible, vaut bien qu'on la tente.

2° Soit la néphrectomie, si les lésions sont trop considérables. Celle-ci est pratiquée dans de meilleures conditions sur un malade remonté du choc.

L'hémostase n'est pas plus certaine avec une intervention tardive : hémorragie grave, dans le foyer, après un mois et demi. On peut être appelé à intervenir d'urgence, après plusieurs semaines, en cas d'*hématuries secondaires,* ou plus souvent d'*infiltration* et d'*infection urineuse,* qu'une opération précoce eût évitée[1].

---

1. Nous avons eu occasion de voir chez des blessés de la guerre :

1° Des rétrécissements traumatiques par sections de l'urètre dues à des balles ;

2° Des plaies de la vessie, dont l'une était un véritable cloaque ayant ouvert le rectum et fracturé la branche pubienne, plaie à laquelle le blessé survécut un mois.

3° Des corps étrangers de la vessie, un éclat d'obus vu au cystoscope et enlevé par taille hypogastrique. Dans le service d'un de nos collègues, un blessé pissa une balle de fusil par le canal.

4° Des plaies du rein, dont une n'ayant intéressé qu'un calice inférieur, forma une fistule urineuse guérie par dilatation urétérale.

TROISIÈME PARTIE

L'UROLOGIE CHEZ LA FEMME

Les urinaires sont beaucoup moins fréquentes chez les femmes. Aussi n'étudierons-nous que les quelques affections qui lui sont particulières.

Polypes de l'urètre

Les polypes de l'urètre s'observent surtout chez les femmes âgées ; ils forment de petites tumeurs du volume d'un pois, rouge vif, insérées sur le pourtour du méat et apparaissant dès qu'on entr'ouvre les petites lèvres.

On distingue les tumeurs papillaires (ayant parfois une sensibilité vive) et les tumeurs folliculaires (développées dans les follicules de la muqueuse) et indolentes.

Leur *symptomatologie* se résume en : douleurs mictionnelles, urétrorragies, suintement sanieux, et parfois cystite du col. On les différenciera :

De l'hypertrophie de la muqueuse, développée surtout

aux dépens de sa paroi postérieure, formant un bourrelet de surface mamelonnée et s'accompagnant d'une dilatation du méat qui peut admettre l'extrémité du petit doigt;

Du prolapsus de la muqueuse, observé chez les enfants et surtout les vieilles, à la suite d'efforts répétés.

Enfin, à côté des polypes bénins, existent les épithéliomas de l'urètre, rares, susceptibles de se propager à l'urètre, au vagin, au col et de s'accompagner alors d'incontinence.

TRAITEMENT. — *Extirpation.* — Après recherche du pédicule à la sonde cannelée, au besoin après dilatation du méat, ablation avec le serre-nœud et pointe de galvano sur le pédicule ou taille sous-symphysaire.

Demander l'examen histologique, afin d'être sûr de ne pas être en présence d'un début de tumeur maligne.

Rein mobile

La mobilité du rein est des plus fréquentes, surtout chez la femme et à droite; presque toujours acquise, elle est due surtout au relâchement de la sangle abdominale (grossesses répétées).

Le rein mobile traumatique succède à une chute dans la position verticale sur les pieds ou le siège.

Cette mobilité est expliquée par de multiples considérations anatomiques. Les moyens de suspension du rein dans la position verticale sont faibles. Ce sont : ses adhérences à sa capsule adipeuse, son pédicule (quand il est court) et surtout l'appui qu'il prend sur la masse intestinale soutenue elle-même par les muscles de la paroi.

Les raisons particulières de sa fréquence à droite sont :

La pression du foie;

La suspension du cæcum au cellulaire prérénal.

Le rein mobile n'est sans doute qu'une manifestation de la ptose généralisée.

Le rein suit, d'ailleurs, les mouvements respiratoires qui lui sont transmis par le diaphragme et s'abaisse de 3 à 4 centimètres à chaque inspiration.

On distingue plusieurs degrés :

1° Rein dont on palpe seulement le pôle inférieur ;

2° Rein tout entier au-dessous des fausses côtes ;

3° Rein abdominal.

La capsule surrénale, très fixe, n'adhère pas au rein et ne le suit pas dans ses déplacements.

Symptomes. — Le début s'effectue insidieusement par une sensation de gêne continue dans le flanc (tiraillement des plexus nerveux) ; le plus souvent, le rein mobile est découvert au hasard d'une exploration complète ; il n'est pas de multipare sans ptose rénale uni ou bilatérale. De temps à autre, des crises douloureuses éclatent accompagnées de souffrances vives, de nausées, de vomissements. Le pouls est petit, le facies grippé, couvert de sueurs, les urines rares. Cet état se prolonge quelques heures, puis s'amende brusquement par une polyurie abondante.

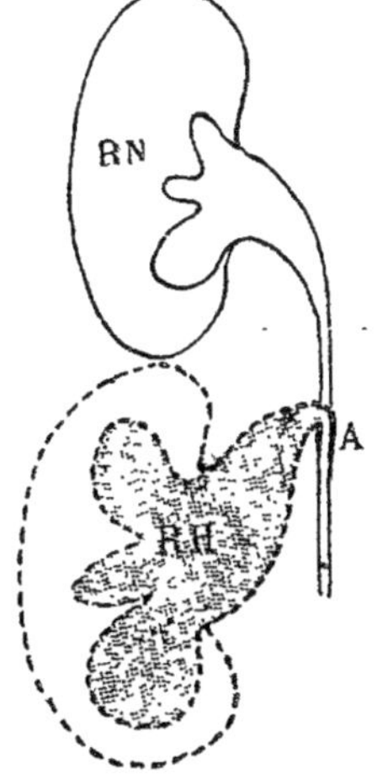

Fig. 125. — Hydronéphrose par rein mobile.

RN, rein normal. — RH, rein mobile hydronéphrosé ; — A. adhérences maintenant la fixité de l'uretère.

Ces crises d'*hydronéphrose intermittente* ne sont nulle part plus nettes que dans le rein mobile.

La *dilatation d'estomac* est un signe constamment associé. Elle se révèle par du clapotage au niveau de la grande courbure et s'accompagne souvent d'une dyspepsie atonique avec constipation. Cette dilatation est due, soit à la compression du duodénum, soit à une ptose associée. Aussi beaucoup de ces malades consultent-ils pour des troubles digestifs.

Le pôle inférieur du rein adhérent déprime et coude le

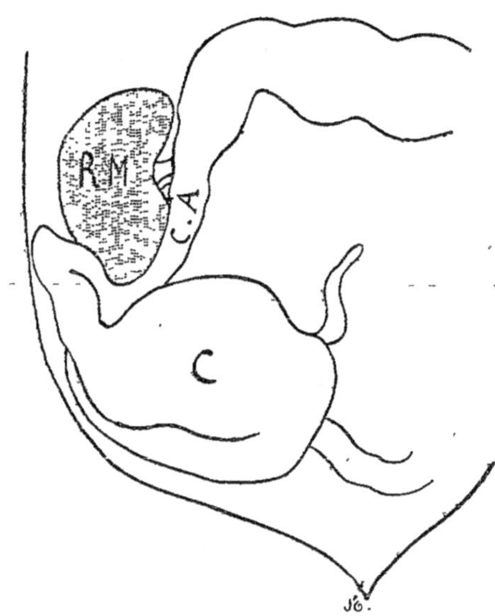

Fig. 126. — Déformation du côlon ascendant par rein mobile adhérent en position basse (d'après Alglave).

RM, rein mobile adhérent. — C, cæcum distendu. — CA, côlon ascendant plicaturé.

côlon ascendant : explication des douleurs subcontinues dans la fosse iliaque, voire même de l'obstruction.

Les *troubles nerveux* associés sont fréquents : nervosisme, neurasthénie, parfois même signes d'hystérie.

Signes physiques. — La *palpation* est la méthode de choix. Lorsque le rein est peu abaissé, il faut quelque habitude pour découvrir son pôle inférieur : examiner la malade dans la position assise, commander plusieurs inspirations profondes et obtenir une détente musculaire complète. Au contraire, lorsque le rein est très ectopié, on peut, après abaissement par une large inspiration, le caler en pinçant le flanc au-dessus de son pôle supérieur et palper à l'aise toute sa face antérieure. Constater sa *réductibilité* dans la fosse lombaire, vers laquelle il s'échappe comme une savonnette entre les mains.

C'est surtout en cas de rein mobile que l'examen dans *notre position verticale* (V. Exploration du rein) rendra de grands services.

Ballottement, mobilité et *réductibilité* sont ses caractères pathognomoniques.

Le rein mobile peut donner lieu à plusieurs complications :

L'albuminurie. — Pratiquement le rein mobile provoque rarement l'hydronéphrose : les reins sont souvent d'un volume au-dessous de la normale et sans dilatation du bassinet.

Cette albuminurie (qualifiée à tort d'orthostatique) s'améliore ou disparaît par le repos, le port d'une ceinture ou la néphropexie.

L'hydronéphrose. — Parfois le rein, dans sa ptose, n'entraîne pas avec lui l'uretère qui, fixé à la paroi postérieure, se coude, d'où gêne excrétrice, immédiatement traduite par des douleurs souvent vives. Tel rein apparaît légèrement mobile au palper, et, cependant, la sonde urétérale évacue en jet 15, 20 centimètres cubes et davantage de son bassinet.

Ces petites uronéphroses sont à connaître, car elles sont souvent douloureuses et commandent la fixation.

Cette rétention, d'*intermittente*, peut devenir *permanente*, et la valeur excrétrice du rein est de plus en plus compromise. L'infection compliquera bientôt la distension ; la *pyélonéphrite* avec urines troubles est donc assez fréquente.

L'irréductibilité par adhérences. — Le rein ptosé contracte avec le temps des adhérences unissant ses capsules propre et graisseuse en un vrai sac séreux dont la décortication devient difficile. Plus tard, le rein perdra droit de domicile dans sa loge, tirera de son poids sur le duodénum, coincera le côlon ascendant, ectasiant le cæcum jusqu'à l'occlusion.

L'infection peut aller jusqu'à la *pyonéphrose*. Une fixation précoce suffit à protéger le rein contre ces complications dont plusieurs deviennent des indications. de néphrectomie.

Diagnostic. — Le rein mobile est-des plus fréquents. Recherché par principe chez toutes les multipares et en position verticale, il est trouvé d'une façon à peu près constante, parfois même des deux côtés.

Lorsqu'on découvre un rein mobile indolore chez une femme qui l'ignore, il est inutile de l'en informer, c'est un prétexte à inquiétudes et à nervosisme.

La grosse faute clinique est de *prendre pour un rein mobile une tumeur rénale au début.*

Le rein ectopié conserve souvent son volume normal, s'observe, nous le répétons, chez des multipares, et à droite ; il peut être bilatéral.

On l'a noté aussi chez l'enfant (absence de capsule cellulo-adipeuse) et chez les nullipares, parfois après amaigrissement rapide.

Le rein mobile s'observe rarement, il est vrai, chez l'homme ; nous en avons vu plusieurs, plutôt à gauche.

Hors de ces conditions, toutes les fois qu'on découvre au palper le pôle inférieur d'un rein, c'est qu'il présente une hypertrophie pathologique (tuberculose, calcul, cancer), à plus forte raison si le rein est gros, abaissé et adhérent dans une fosse iliaque.

Dans tous ces cas, une réponse formelle sera fournie par l'examen des urines, la méatoscopie et le cathétérisme des uretères. Le rein mobile irréductible sera différencié de toutes les tumeurs de la région (vésicule, rate, côlon).

Traitement. — *Palliatif*. — Maintenir le rein en soutenant surtout la paroi abdominale : un large crêpe Velpeau retenu par des sous-cuisses suffit souvent. Conseiller la sangle de Glénard, large, sans pelote, retenue en bas par les jarretelles. Elle devra être appliquée dans la position couchée et

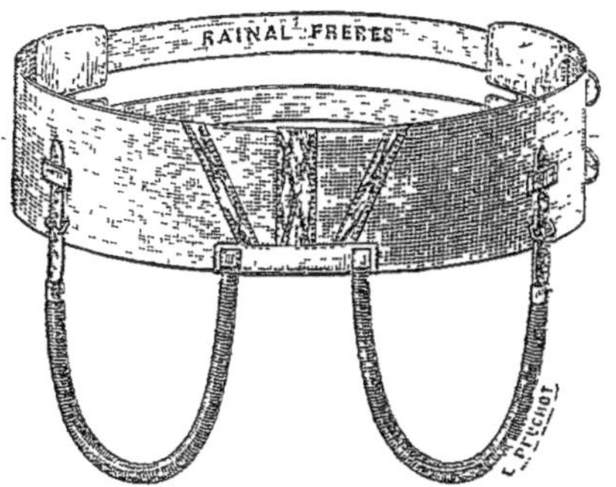

Fig. 127. — Sangle de Glénard.

après réduction du rein dans sa loge. Ces ceintures sont efficaces en même temps contre la ptose généralisée. Renforcer la sangle musculo-abdominale par le massage, l'exercice, la gymnastique suédoise, l'hydrothérapie, etc.

Calmer les crises de rétentions rénales par la position horizontale, les fomentations chaudes.

Cathétérisme urétéral et lavages du bassinet. — On s'assurera toujours, en cas de rein mobile, qu'il n'y a pas de rétention cyclique, ni d'obstacle urétéral que révélerait la sonde. Le cathétérisme suffit à dilater l'uretère, à redresser ses courbures, à modifier, s'il y a lieu, la muqueuse du bassinet par des instillations nitratées. Ce traitement cystoscopique est toujours à pratiquer avant la pexie.

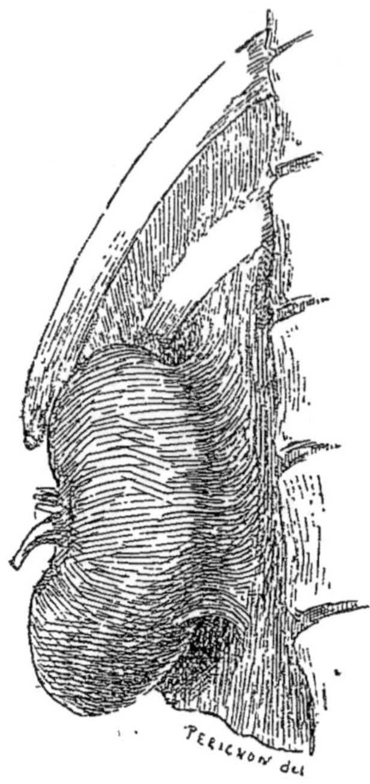

Fig. 128. — Résultats éloignés de la néphropexie (Duret).

Indications opératoires. — Douleurs persistantes et crises de rétention malgré le port d'une ceinture.

Contre-indications. — Etat névropathique avancé (ces malades n'étant jamais guéries).

L'intervention de choix est la *néphropexie* jointe à la libération de la coudure urétérale et à la pyéloplastie, s'il y a lieu.

Il n'est pas d'intervention rénale plus bénigne.

Il sera assez souvent indiqué d'enlever, en prolongeant un peu l'incision, l'appendice souvent atteint chroniquement.

La néphrectomie ne saurait être proposée qu'exceptionnellement, en cas de rein de valeur très diminuée et infecté.

Pyélo-néphrites de la grossesse

Les uretères étant comprimés par l'utérus gravide, les reins se congestionnent et sur ce terrain, d'infection facile, cultive le coli, résultat lui aussi de la constipation gravidique.

Chez la plupart de ces femmes, la constipation n'est pas avouée parce qu'elle est ignorée. Ce sont des constipées inconscientes, des rétentionnistes incomplètes, ne vidant chaque matin que le trop-plein de leur ampoule rectale et conservant dans leur côlon une grosse masse stercorale. D'où l'intoxication lente, l'altération de l'épithélium hépato-rénal et l'insuffisance des émunctoires.

En un mot, la pyélite gravidique est due, d'une part, à la stase stercorale favorisant la diffusion du coli dans le courant circulatoire et infectant le bassinet par voie descendante; d'autre part, à la compression de l'uretère provoquant la rétention dans le bassinet.

Il existe aussi des cas d'infection urinaire préexistants à la grossesse et exagérés par elle; des cas d'infection ascendante due, soit à une gonococcie ignorée de l'urètre ou du vagin (leucorrhée), soit à un cathétérisme septique pratiqué au cours de la grossesse et surtout des lésions tuberculeuses.

Presque toujours, la pyélite gravidique est d'origine circulatoire et provoquée par le coli.

Chez la multipare, l'hydronéphrose d'un rein mobile est une nouvelle cause prédisposante.

Symptomes. — L'infection urinaire peut se cantonner sur la vessie avec les signes habituels de la cystite. Elle est souvent *réno-vésicale*, envahissant le plus souvent un *seul rein*, parfois les deux.

Cette infection peut s'installer insidieusement, décelée seulement par un examen méthodique des urines pendant la grossesse, ou, au contraire, éclater bruyamment avec des symptômes d'une pyrexie aiguë : haute température, pouls rapide, subdélire, olligurie, pyurie abondante, etc...

Les douleurs se résument souvent en une sensation d'endolorissement lombaire, mais l'uretère reste sensible à la pression sur son trajet et accompagné de défense musculaire.

La vessie reste généralement de grande capacité et indifférente devant cette pyurie rénale ; tout au plus réveillerait-on de la sensibilité à l'embouchure inférieure de l'uretère.

La pyurie est variable : urines seulement louches, à dépôt abondant d'un ou plusieurs travers de doigt au fond du bocal ; totale, puisqu'elle vient du rein ; intermittente d'un jour à l'autre, suivant le degré de rétention.

La polyurie de défense est fréquente.

Le *rein* devient perceptible à la palpation parce qu'il est augmenté de volume. Le palper du rein devient, d'ailleurs, difficile à partir du septième mois.

La *fièvre*, à 37°5 le matin, atteint 38° le soir, avec son cortège habituel de signes généraux (inappétence, céphalée, vertige).

On a remarqué que l'évolution souvent fébrile dans les premiers mois de la grossesse est plutôt apyrétique dans les derniers.

L'histoire de la pyélo-néphrite gravidique, comme celle des autres infections rénales, peut être marquée d'épisodes bruyants de *rétention rénale*.

Celle-ci, provoquée par un grumeau de pus ou par une coudure de l'uretère du rein gros et prolabé, se termine spontanément, après vingt-quatre ou quarante-huit heures de repos : les douleurs cessent, la fièvre tombe et le malade fait une véritable décharge de pus.

Diagnostic. — Il est important, avant tout, de *ne pas classer parmi les albuminuriques les femmes enceintes présentant du pus dans leurs urines*, que ce pus provienne de la vessie (cystite blennorragique, cathétérisme septique) ou du vagin (vaginite gonococcique). De même que l'albumine ne doit pas être recherchée au moment des règles : *albumine du pus et du sang.*

Un diagnostic délicat est parfois celui de la pyélite avec l'appendicite.

Leur fréquence est à peu près égale au cours de la grossesse, le siège des douleurs presque le même. Une appendicite recto-cæcale simule absolument par le siège de la douleur et les signes généraux une crise de pyélite. Pourtant le diagnostic est indispensable, car il sera nécessaire d'enlever à froid l'appendice entré en résolution au cours de la grossesse. Le diagnostic se basera sur la douleur et sur la défense musculaire plus voisines de l'ombilic et de la ligne médiane. L'examen des urines, troubles à l'émission, et l'évolution de la maladie trancheront le diagnostic.

La pyélite apparaît souvent vers le cinquième mois, quand l'utérus vient comprimer l'uretère au détroit supérieur. Les douleurs lombaires, à début brusque, accompagnant une rétention rénale, peuvent faire croire à une menace d'avortement. L'examen des urines, pratiqué, par principe, chez toute femme enceinte, rendra le diagnostic facile. Le toucher vaginal décelant l'état du col utérin et l'évolution des symptômes pendant vingt-quatre ou quarante-huit heures, apporteront enfin leur confirmation.

Après l'accouchement, la pyélite a-t-elle été jusque-là latente, on peut penser à l'infection puerpérale ; la question est d'autant plus utile à résoudre qu'en ces cas la désinfection utérine s'impose d'urgence; tandis que l'intervention n'est pas urgente dans la pyélite. Quelques cliniciens conseillent de s'en rapporter aux symptômes généraux plus intenses, à la rapidité du pouls plus grande dans l'infection puerpérale, d'examiner les urines après cathétérisme. Mais les exceptions sont fréquentes. Rien ne vaut un interrogatoire et une analyse. Albumine. Pus. Colis. Prendre la température avant l'accouchement pour déceler la pyélite.

Surtout, on n'oubliera pas la *tuberculose rénale* qui peut débuter, s'aggraver pendant ou après la grossesse, sous couvert de pyélo-néphrite. Pratiquer la cystoscopie, la recherche de l'uretère induré, l'inoculation.

PRONOSTIC. — Quelle est la gravité d'une pyélo-néphrite pour la mère et pour l'enfant?

Persiste-t-elle après l'accouchement?

Quel traitement convient-il de faire?

Telles sont les questions que se pose le praticien.

Le pronostic est bon, en ce sens que la grossesse évolue souvent normalement et que la maladie disparaît avec la décompression de l'uretère, c'est-à-dire avec l'accouchement. L'accouchement prématuré est cependant assez fréquent. La pyélite unilatérale compliquée de symptômes généraux graves commande une intervention chirurgicale. Bilatérale, elle reste une menace de septicémie.

Si la pyélo-néphrite est généralement bénigne pour la mère, il n'en est pas de même chez l'enfant, qui court un réel danger. Celui-ci est exposé à la mort, soit *in utero*, soit quelques jours après l'accouchement prématuré, surtout si la grossesse est peu avancée.

TRAITEMENT. — a) *Médical*. — Lait, repos au lit, urotropine.

Décubitus sur le côté sain.

b) *Urinaire*. — En cas de cystite antécédente, instillations ou lavages au nitrate. *Être très sobre de cathétérisme chez la femme enceinte où l'injection est si facile.*

Lavages du bassinet de haut en bas comparables aux injections intra-utérines.

c) *Obstétrical.* — Attendre que l'enfant soit viable et provoquer l'accouchement prématuré (sept, huit mois).

d) *Chirurgical.* — Néphrotomie; se pratique en cas d'atteinte de l'état général (hyperthermie, rétention dans un rein infecté).

Valeur relative de ces trois traitements.

. Le traitement médical et urinaire est le plus souvent suffisant.

L'accouchement prématuré est l'intervention de choix, puisqu'elle met l'enfant à l'abri de l'intoxication maternelle. La néphrotomie est surtout précieuse quand la malade est enceinte de quatre à cinq mois. Elle laisse une fistule bienfaisante qui empêche le rein de rester en tension et le draine amplement. Souvent la fistule se ferme spontanément après l'accouchement.

Indications et contre-indications opératoires.

Pyélite sans fièvre et sans complications ou avec fièvre moyenne et sans complications graves : traitement médical et urinaire.

Pyélite avec complications graves et complexes (infection, altération de l'état général).

a) La lésion est unilatérale : néphrotomie.

b) La lésion est bilatérale (rare) : accouchement prématuré.

Pyélo-néphrites des suites de couches

Elle s'observe particulièrement chez les malades présentant une constipation très tenace, ou dont la vessie a été infectée au moment de l'accouchement, ou ayant eu des poussées de pyélo-néphrite pendant leur grossesse.

Elle évolue en deux périodes :

Période présuppurative. — Début le troisième ou le quatrième jour (l'utérus à ce degré de subinvolution comprimant particulièrement l'uretère). L'infection colibacillaire est diffuse dans l'organisme, les *symptômes généraux dominent* : ascension thermique brusque. Fièvre rémittente oscillante du matin au soir de trois degrés. Pouls rapide, céphalée, langue blanche, *constipation opiniâtre* avec selles très fétides.

Période suppurative. — Après quelques jours, l'infection se cantonne sur l'appareil urinaire et les *symptômes locaux dominent* : troubles de la miction, douleurs vésicales, pollakiurie (3 ou 4 litres), bactériurie, pus et albumine dans l'urine. L'apparition de cette pyurie amène une cédation constante des signes généraux.

Diagnostic. — *La difficulté consiste à différencier à la période présuppurative la pyélite de la fièvre puerpérale.*

La fièvre puerpérale s'observe après un accouchement laborieux, avec rupture prématurée des membranes, toucher et interventions multiples. *Délivrance incomplète.* La température monte en lysis.

Céphalée. Assoupissement. Subictère fréquent.

Vulve et vagin œdématiés, à escarres grisâtres.

Échec de la périnéorraphie immédiate.

Lochies absentes ou fétides.

Traitement. — Un diagnostic sûr évitera des curettages *post-partum* inutiles et parfois dangereux.

Lait. Boissons diurétiques. Révulsion lombaire. Urotropine (1 à 2 grammes).

Distension vésicale, deux fois par jour, par un garnissage aseptique lent et assez abondant, qui incite les reins à la sécrétion.

Corps étrangers

Les corps étrangers des voies urinaires sont des plus variés :

1° *Dans l'urètre* : Quand ils sont dans l'urètre antérieur, on peut tenter de les extirper à la pince urétrale, en les calant avec un doigt périnéal. La pince doit d'ailleurs être maneuvrée avec prudence, à cause des prises aveugles qu'elle peut faire sur la muqueuse.

Dès qu'un corps étranger est enfoncé jusqu'au voisinage du sphincter, mieux vaut utiliser l'urétroscopie. Il est nécessaire d'agir vite à cause du suintement sanguin qui obscurcit l'urètre postérieur. En cas d'échec restent le refoulement dans la vessie ou l'urétrotomie externe.

2° *Dans la vessie* : La brièveté de l'urètre de la femme explique leur fréquence relative, dont le type est l'épingle à cheveux. Toujours orientée dans le diamètre transversal de la vessie, elle est facilement visible au cystoscope et extirpée sous son contrôle. Elle peut devenir le noyau d'un calcul vésical. Ceux-ci *étant très rares chez la femme*, on se méfiera toujours de leur développement autour d'un corps étranger. Notons aussi la possibilité d'abcès chaud ouvert dans la vessie : abcès, fusée appendiculaire avec perforation et scyballe, ou abcès froid de coxalgie avec séquestre (voir notre observation).

Nous y avons vu une soie chirurgicale, un cure-dents, etc. Chez l'homme, on y rencontre, avec une particulière fréquence, des bouts de sondes brisés. Nous en avons extirpé aussi une tige de graminée de 3o centimètres. Tous peuvent devenir le centre d'un noyau vésical, d'où la nécessité de les extirper.

L'extraction de ces corps étrangers n'est pas toujours aisée et nécessite une instrumentation variée de spécialiste.

QUATRIÈME PARTIE

SÉMÉIOLOGIE

Troubles de la miction

Fréquence des mictions. — Normalement, il ne doit pas y avoir de miction nocturne. La fréquence s'observe pendant la période digestive, en particulier, sous l'influence de certains aliments. Les appareils digestifs et urinaires étant en connexion étroite, la fréquence s'observe chez les névropathes, les hypocondriaques, les neurasthéniques ; ces derniers sont dans l'impossibilité d'uriner s'ils se sentent surveillés... même à travers un mur mitoyen ! Ils ont du « bégayement urinaire ».

La fréquence représente un tiers des cas de début du tabes.

L'interruption brusque du jet. — Souvent considérée comme un signe de calcul, elle est, en réalité, rare ; elle n'a de valeur que dans la position verticale et chez l'enfant ; car elle suppose l'absence de relief prostatique ou un petit calcul assez mobile pour rouler jusqu'au col. (Vérification en serait faite à l'explorateur ou au cystoscope.)

Si les mictions se répètent par le mouvement et l'usage des voitures et que les nuits soient calmes, ce peut être un *calculeux.*

Les mictions fréquentes et douloureuses chez un homme âgé, notées, surtout la nuit, alors que les journées sont tranquilles, d'autant plus que le malade a été plus sédentaire, avec retard des premières gouttes, et même rétention si le malade s'est retenu, annoncent un *prostatique.*

Enfin, si les mictions restent douloureuses et fréquentes sans que le repos ou l'exercice aient sur elles quelque influence, il y a lésion inflammatoire ou organique (tuberculose, cancer). Lorsque ce dernier envahit la prostate ou le bas-fond, il existe en particulier des irradiations sur le sciatique.

Rétentions aiguës

Un homme jeune est pris brusquement, à la suite d'excès de table ou de coït, d'impossibilité absolue d'uriner : il fait des efforts, les répète, varie les attitudes, s'accroupit, tire sur sa verge et pousse jusqu'à la défécation, sans qu'aucune goutte ne s'écoule. Douleurs hypogastriques progressivement croissantes, jusqu'à l'angoisse, avec retentissement nerveux, sueurs, etc. Le globe vésical apparaît à la percussion et à la palpation, combinée ou non au toucher rectal.

Le patient réclame avec angoisse un rapide sondage, lequel, pour être bien réalisé, suppose cependant un diagnostic de la cause.

Cette cause varie avec l'*âge.* Disons cependant qu'il n'en est pas de plus fréquente que le *rétrécissement et l'hypertrophie prostatique.*

C'est un *vieillard* : les antécédents de fréquence diurne et surtout nocturne. La rétention survenue à la suite d'une retenue prolongée de l'urine (wagon, spectacle) accroissant la congestion pelvienne. Le toucher rectal enfin feront facilement reconnaître une grosse prostate.

Une *hématurie* abondante, suite de sondage dans une prostate saignante par exemple, peut s'annoncer par une rétention aiguë. Quelques gouttes de sang s'échappent par la sonde puis s'arrêtent, celle-ci ayant pénétré dans une vessie remplie de caillots.

C'est un *adulte* atteint huit à dix ans auparavant de blennorragie avec miction sur « les bottes »; gouttes retardataires; anneaux multiples et de plus en plus serrés devant l'olive qui explore le canal : *rétrécissement*.

Chez un *jeune* : pris brusquement de rétention aiguë, penser à *l'abcès de la prostate* succédant à une injection abortive, suite de coït suspect. La rétention persiste dans ces cas jusqu'à ce que l'abcès soit évacué.

Penser encore aux calculs et corps étrangers de l'urètre.

C'est un enfant. — Chez l'enfant : atrésie du méat, poussée de balanite par phimosis, lien constricteur autour de la verge.

C'est un blessé. — Dans les ruptures de l'urètre, la rétention fait partie de la triade symptomatique; elle est constante dans les cas graves.

Dans les *fausses routes*, la rétention préexistante aux tentatives de cathétérisme persiste par exagération du spasme.

La rétention aiguë est fréquente en cas de : *fractures du crâne* ou du *rachis*, de *contusion abdominale* ou de *traumatismes génitaux*, dans les *suppurations pelviennes*, *appendicite*, *salpingite*, *pelvi-péritonites*, de même qu'à la suite des interventions sur les mêmes régions : cure de varicocèle, d'hémorroïdes, voire même d'un tamponnement vaginal trop serré.

La rétention est fréquente encore dans la cystite blennorragique aiguë.

Mais les deux classes de malades les plus fréquemment atteints de rétentions aiguës sont les *rétrécis* et les *prostatiques*.

Antécédents et examen physique conduisent vite au diagnostic : blennorragie six ou huit ans auparavant; miction sur les bottines ; gouttes retardataires ; anneaux multiples et de plus en plus serrés devant l'olive qui explore le canal.

TRAITEMENT. — Un bon cathétérisme suppose :

1° Un diagnostic précis.

2° Une asepsie rigoureuse.

3° Une exploration urétrale à la boule olivaire, unique et discrète; elle indique le siège et parfois la nature de l'obstacle.

Les rétentions *réflexes* chez des malades médicaux ou chirurgicaux ne sont qu'un symptôme surajouté et pratiquement sans intérêt, le cathétérisme étant facile : recommander d'abord les inspirations profondes, les cataplasmes chauds, les grands bains et ne pratiquer qu'après résistance morale le cathétérisme auquel les nerveux s'habituent, avec infection possible de leur vessie.

Atrésie du méat — Méatotomie.

Phimosis. — Débridement et ablation du prépuce.

Urinaires ayant subi une médication trop intensive : suspendre tout traitement urétral, employer les moyens médicaux et cathétérisme, si besoin, après lavage abondant de l'urètre.

Rétréci, passer d'emblée et par surprise une filiforme

simple. La main gauche, saisissant la couronne du gland, tire fortement sur la verge, ce qui tend le rétrécissement. Autant il faut de force dans la main gauche qui tend la verge, comme pour soulever le bassin, autant il faut de douceur dans la droite qui présente la pointe de la filiforme devant le pertuis rétréci. La main inexpérimentée qui appuie éprouve une fausse sensation d'enfoncement bientôt arrêtée, pendant qu'une goutte de sang perle au méat; la muqueuse est dilacérée et les cathétérismes suivants compromis, leur butée s'effectuant dans cette amorce de fausse route. Le pertuis du rétrécissement étant souvent excentrique, employer soit. la. filiforme à extrémité tortillée ou en baïonnette, soit le cathétérisme en *faisceaux* : deux ou trois filiformes sont passées ensemble dans l'urètre ; pendant que deux d'entre elles sont maintenues devant le rétrécissement, l'autre est enfoncée. La filiforme passée est fixée à demeure, elle obture d'abord le rétrécissement et le malade fait de la rétention douloureuse, mais après quelques heures l'obstacle se ramollit et l'urine filtre autour de la bougie. La vessie est ainsi évacuée. Le canal est prêt pour l'urétrotomie. Si le rétrécissement est infranchissable, *ponction hypogastrique* (V. chap. Rétrécissements).

Prostatique (V. Fausses-routes) : Si l'urètre a déjà notablement saigné, recourir d'emblée à la cystostomie, qui sera le premier temps de la prostatectomie ultérieure. Sinon, on peut tenter le cathétérisme sur mandrin.

Calcul sous corps étrangers.

Ruptures traumatiques de l'urètre. — Sauf dans les cas légers, il faut préférer le bistouri à la sonde et fendre largement le périnée : cathétérisme du bout postérieur directement ou par décollement sous-prostatique, ou cathétérisme rétrograde.

Rétentions chroniques

Découvrir qu'un prostatique est en rétention chronique avec distension, c'est savoir qu'avec des apparences de santé, ce malade est dans un état grave ; s'il y a une grosse prostate et que les urines soient claires, mieux vaut une cystostomie qu'un sondage.

Hématuries

L'hématurie est, de tous les syndromes urologiques, le plus fréquent. Elle révèle souvent une lésion grave. Inquiet, le malade consulte vite, et vite aussi le praticien doit dépister sa cause. Elle n'est qu'un symptôme, son étude qu'un diagnostic différentiel, c'est dire qu'elle commande moins une prescription médicamenteuse qu'un acte opératoire.

Nous éliminons de cette courte étude les hématuries médicales (par néphrite aiguë ou intoxications), en mentionnant toutefois les hématuries des néphrites atrophiques des vieillards, pouvant être abondantes, spontanées, unilatérales en l'absence de tout signe de néphrite.

L'urine contient-elle du sang ? Quand l'hématurie est discrète, la réponse n'est pas toujours facile. Éliminer les urines fiévreuses, médicamenteuses. Pratiquer la recherche : des globules (microscope) ; de l'albumine (albumine du sang) ; des raies de l'hémoglobine (spectroscope d'Hénocque). Cette dernière épreuve ne différenciant pas l'hématurie de l'hémoglobinurie.

On conçoit l'importance de la découverte d'une hématurie microscopique unilatérale en cas de douleurs lombaires faisant soupçonner un néoplasme rénal, encore impalpable.

Inversement, ne pas croire à l'hématurie ou à l'albumi- nurie lorsque du sang a été mélangé à l'urine (Règles chez les jeunes filles).

Hématurie chez un urinaire.

L'hématurie est-elle spontanée chez un bien portant? Deux questions seules se posent :

A. Le sang vient-il de la vessie ou du rein ?

B. S'agit-il de tuberculose, de calcul ou de cancer ?

A. LE SANG VIENT-IL DE LA VESSIE OU DU REIN ?

I. *Epreuve des trois verres*. — Le malade a-t-il noté si le début ou la fin de la miction étaient le plus colorés ? Si elle l'était uniformément dans sa totalité? Qu'il effectue au besoin la prochaine miction dans trois verres successifs afin d'apprécier exactement la coloration, prendre trois verres de même dimension et autant que possible égale- ment remplis (différence d'épaisseur). Le *premier* verre est-il le plus foncé? le sang vient *de l'urètre ou de la prostate*. Est-ce le *dernier?* le sang vient de *la vessie* (l'urine étant d'autant plus colorée que celle-ci en contient moins).

Les trois *verres* sont-ils uniformément colorés? Urine et sang sont excrétés simultanément. Le sang vient *du rein*.

II. *L'aspect du dépôt* peut révéler la provenance de l'hématurie.

L'hématurie vésicale est bien influencée par la disten- sion exercée par les lavages; on ne parvient à obtenir un milieu clair qu'en évitant d'évacuer totalement la vessie pendant le lavage, c'est-à-dire en la laissant sous tension.

a) S'il y a mélange *de sang et de pus*, le dépôt seul est sanglant; l'urine qui surnage est claire. « Le pus a englué les hématies » et la décantation est parfaite. Le dépôt présente alors deux types :

1° Jaunâtre, à stries délicates et élégantes, dessinant de petites lignes ondulées qui séparent le dépôt en plusieurs couches, rappelant « les coupes qui servent en géologie à faire distinguer les diverses couches de terrain » (Guyon). Il indique une *cystite subaiguë*.

2° Glaireux, très adhérent au fond du vase, ponctué de nombreuses stries sanglantes; il indique une *cystite suraiguë*.

Ces deux types *d'urines hémo-purulentes viennent de la vessie*.

b) S'il y a du *sang pur*, les urines qui surnagent même après un repos prolongé sont colorées et d'autant plus foncées qu'elles sont plus inférieures et plus voisines du dépôt.

L'origine de l'hématurie, à l'aspect, reste alors imprécise.

III. *Forme des caillots*. — Leur formation est d'autant moins facile que les urines sont plus abondantes; d'où l'indication des diurétiques.

Peu de sang suffit à colorer beaucoup d'urine : 12 à 15 grammes par litre donnent une coloration intense. La présence de caillots est la preuve de son abondance.

Leur forme indique leur origine :

Gros et courts, de 1 à 2 centimètres, pareils à de petites sangsues bien gorgées, ils sont d'origine *vésicale*.

Vermiformes et très grêles, de 15 à 20 centimètres, ils constituent de vrais moules de l'uretère et sont pathognomoniques d'une hématurie *rénale*. Un syndrome n'accompagne leur élimination que s'ils obstruent l'uretère et provoquent une rétention passagère dans le bassinet. L'hématurie s'arrête brusquement et les urines apparaissent claires (rein opposé). Puis reprise brusque de l'hématurie avec expulsion d'un caillot urétéral.

Exceptionnellement, des caillots allongés, plus gros que les précédents, de 10 à 12 centimètres seulement, peuvent se mouler, soit dans l'urètre profond au-dessus du sphincter, soit dans la sonde pendant une lente traversée prostatique; refoulés dans la vessie par le lavage et évacués plusieurs jours après, ils ne seront pas confondus avec des caillots urétéraux.

Enfin des caillots *fibrineux*, décolorés et grisâtres, ressemblant à des « morceaux de chair », peuvent, après hématurie, séjourner des semaines dans la vessie. Ils ne seront pas pris pour des débris de tumeur. Même sous le microscope, leur différenciation peut être difficile.

IV. *L'analyse microscopique du sédiment* peut encore fournir deux éléments précieux de localisation.

1° La découverte de *cylindres hématiques*, vrais caillots microscopiques, moulés sur les tubes urinifères et tombés du *rein*.

2° La découverte *de fragments de tumeurs*; ceux-ci viennent toujours *de la vessie*. Leur consistance d'algues permet leur facile passage par le canal. Il est difficile de dire si des cellules desquamées appartiennent au bassinet ou à la vessie.

B. QUELLE EST LA CAUSE DE L'HÉMATURIE?

L'hématurie pose un problème pathologique; elle n'en fournit pas toujours la solution. Force est donc de rapprocher des variétés d'hématurie les signes cliniques de la maladie originelle.

Tenir compte de l'*âge*. *En général* : les tuberculeux sont jeunes ; les calculeux, d'âge moyen avec urines claires (acide urique ou oxalique) ou d'âge avancé avec urines troubles (phosphates). Les cancéreux ont de quarante à cinquante ans.

Hématurie terminale vésicale

Tuberculose. — Mictions sanglantes, indolores et spontanées après congestion prostato-vésicale passagère (fatigue, ivresse, coït). Le sang, même au début, est très vite mélangé de pus.

Les hématuries deviennent plus fréquentes à la période des ulcérations.

La tuberculose vésicale, exceptionnellement primitive, est le plus souvent secondaire à la tuberculose du rein ou de la prostate chez l'homme ; du rein chez la femme. Pratiquer le toucher rectal (noyau initial à l'union de la vésicule et de la base de la prostate), le palper de l'épididyme et du rein ; chercher les signes de cystite : douleur, fréquence des mictions, capacité réduite. Pyurie à bacilles de Koch. Inoculation au cobaye.

Calculs. — L'hématurie est provoquée par l'exercice qui mobilise la pierre sur la muqueuse vésicale, la fait souffrir et saigner. (Un de nos lithotritiés n'avait eu d'hématurie qu'après des promenades en tricycle.) Le calculeux ne souffre et ne saigne que de jour ou pendant les premières heures de la nuit. Le malade qui ne supporte pas une promenade en voiture légère, sur un sol inégal, monte volontiers en chemin de fer ou sur l'impériale de l'omnibus dont l'amplitude des secousses est mieux tolérée (gamme des véhicules de *Guyon*). Il n'est pas de forme hématurique qui ne s'atténue complètement par quelques jours de lit. L'hématurie peut manquer; nous avons broyé un certain nombre de calculs dont les porteurs n'avaient. jamais saigné.

Rechercher les douleurs hypogastriques à la fatigue, douleurs en sautant, s'asseyant brusquement, se retournant dans son lit, l'arrêt du jet dans la miction debout. Pratiquer l'exploration métallique.

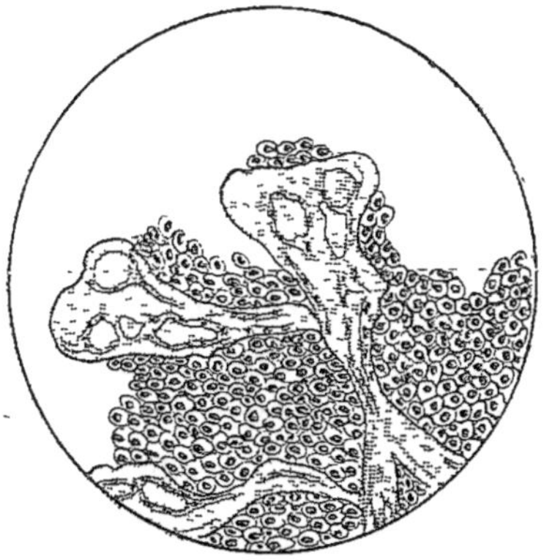

TUMEURS. — a) *Bénignes, exogènes, polypes.* — Elles fournissent de grandes hématuries solitaires, spontanées et indolores, laissant le malade exsangue et parfois mourant.

Fig. 129. — Fragment de polype vésical avec ses néo-capillaires volumineux et herniés à la surface.

Faire la cystoscopie; même en période hématurique, à condition de ne pas évacuer complètement la vessie pendant son garnissage. Mieux vaut attendre la fin de l'hématurie.

b) *Malignes, endogènes, infiltrées.* — Elles fournissent des hématuries spontanées, se produisant la nuit comme le jour, très abondantes, résistant plusieurs jours au repos au lit et à une thérapeutique active et cessant brusquement, sans motif, comme elles sont venues. Un de nos malades resta longtemps à la maison de santé, avec glace, ergotine, sonde à demeure, sans que l'hématurie diminuât. Leur caractère terminal est souvent très net; par la sonde laissée quelque temps après la miction, s'égoutte du sang pur. Ce signe de valeur peut être exceptionnellement simulé par une hématurie rénale copieuse dont le sang passerait directement de l'uretère dans l'urètre à travers la vessie vide. Elles deviennent moins abondantes et plus répétées avec les progrès évolutifs de la tumeur et son infection. Elles persistent parfois des semaines et des mois, à peine interrompues, causant une anémie profonde. L'hématurie peut aussi manquer et la tumeur ne s'annoncer que par des signes de cystite.

L'examen cystoscopique est le procédé de choix, mais il ne faut pas oublier de chercher l'infiltration de la paroi vésico-vaginale ou vésico-rectale au toucher.

Les *cystites aiguës*, gonococciques, puerpérales ou secondaires à un rétrécissement ou à une hypertrophie, peuvent s'accompagner d'hématurie au début. Elles ne durent pas et s'accompagnent de signes vésicaux (fréquence, douleur, pyurie).

Les *ulcérations simples* peuvent s'accompagner d'hématuries; elles sont des découvertes cystoscopiques.

<h3 style="text-align:center">Hématuries totales rénales</h3>

TUBERCULOSE. — L'hématurie est un signe du début; elle est due, comme l'hémoptysie prémonitoire, à une congestion intense, fréquente surtout en cas d'infection sanguine corticale frappant d'emblée les glomérules.

Les hématuries peuvent être assez abondantes pour commander, à elles seules, la néphrectomie. Elles peuvent aussi manquer totalement, bientôt remplacées par une pyurie abondante à polynucléaires et à bacilles de Koch, ou aseptique, si les bacilles sont digérés dans le pus.

Signe capital: *Dans l'intervalle des hématuries, les urines sont troubles.*

Les hématuries reparaissent à la période terminale (ulcérations, calculs secondaires).

Pyurie totale abondante (deux travers de doigt d'épaisseur au fond du vase) et intermittente. Gros rein. Cystite secondaire.

En l'absence de bacilles, la néphrite hémorragique est impossible à différencier de la tuberculose.

CALCULS. — Du sable rénal suffit à provoquer des hématuries abondantes (cas de Sydenham). Hématuries surtout abondantes en cas de cristaux durs, d'oxalates, qui parfois constituent de petits moules des canalicules (hématuries essentielles de *Lecorché*).

Les hématuries précèdent et surtout suivent les coliques néphrétiques; elles sont provoquées par la migration des calculs.

On a cité des hématuries répétées par calcul enclavé dans l'uretère.

« J'ai vu la lithiase provoquer des hématuries aussi abondantes et persistantes que celles des néoplasmes » (Guyon). Les hématuries ont d'ailleurs une plus longue durée, elles se renouvellent pendant des années sans que le rein augmente beaucoup de volume et que l'état général soit altéré. L'infection n'est pas plus fréquente que dans les néoplasmes.

Numération des hématies avant et après la fatigue (hématurie microscopique, douleurs lombaires provoquées par la marche, moins constamment et moins rapidement qu'en cas de calcul vésical, excès d'acide urique). Radiographie, élimination de graviers urétéraux. A moins de complications (hydro-pyonéphrose), les reins ne sont pas toujours augmentés de volume.

CANCER. — Hématurie spontanée, abondante, récidivante

avec caillots urétéraux pathognomoniques.. Cylindres hématiques. Mictions alternativement claires et sanglantes par obstruction passagère d'un uretère. *Dans l'intervalle, urines claires.* Beaucoup de sang et pas ou peu de pus. Hématuries plus abondantes et moins répétées que celles des néoplasmes vésicaux provoquant une anémie profonde.

L'hématurie constitue soit un signe initial, et la question est de savoir lequel des deux reins doit être mis en cause; soit un signe tardif. Tel malade qui consulte à sa première hématurie présente déjà dans le flanc une tumeur inopérable. De petits papillomes, implantés dans le bassinet, peuvent donner des hématuries abondantes, et des crises néphrétiques, par rétention dans le bassinet, où ils forment clapet; l'indication opératoire est la même.

La *cystoscopie* indique le diagnostic avec l'évidence d'une chose vue; on observe assez souvent des malades présentant de petites hématuries terminales et un gros rein augmenté de volume faisant croire à un néoplasme rénal, chez lesquels la cystoscopie montre une tumeur vésicale, enserrant le méat urétéral et provoquant de l'hydronéphrose.

En cas d'hématurie, de nature néoplasique, mais de caractère (terminal ou total) douteux, elle décèle soit une tumeur vésicale, soit l'éjaculation urétérale sanglante d'un néoplasme du rein. On constate l'intégrité de la vessie (bien qu'enduite de sang). Si la clinique fait soupçonner une hématurie rénale : cystoscoper pendant l'hématurie, afin de voir quel est le côté qui saigne; de surprendre un caillot engagé dans l'un des méats urétéraux, ou de recueillir par le double cathétérisme urétéral (les sondes ayant été placées très doucement), des urines rouges à cellules néoplasiques d'un côté, et claires de l'autre.

Si la clinique indique une hématurie vésicale, cystoscoper dans l'intervalle des hématuries pour voir facilement la tumeur.

Hématuries chez les traumatisés

Le traumatisme peut atteindre l'appareil urinaire dans toute sa hauteur.

Urètre. — Le sphincter le divise en deux segments, antérieur et postérieur. Les hématuries produites au-dessous du sphincter sont des urétrorragies qui s'égouttent par le méat. Les hématuries produites au-dessus s'accumulent dans l'urètre postérieur d'où elles sont évacuées par le premier jet (hématuries initiales) ou régurgitées dans la vessie.

Les deux causes les plus fréquentes sont :

1° Les ruptures de l'urètre ;

2° Les fausses routes.

Ruptures traumatiques de l'urètre. — L'hématurie n'est qu'un signe ajouté au tableau clinique ; l'hémorragie se produit dans et autour de l'urètre. L'abondance varie avec le siège (bulbe) et l'intensité du traumatisme (faux pas du coït, rupture de corde blennorragique, chute sur le périnée, fracture du bassin).

Fausses routes. — Un prostatique en proie aux douleurs vives d'une rétention aiguë réclame un prompt cathétérisme ; il est sondé avec une mauvaise sonde métallique (de trousse) ou en gomme, mais à bout droit ou olivaire. En croyant forcer le spasme, on bute sur la paroi inférieure ; elle se déchire, ou, plus haut, dans le canal, la prostate est dilacérée ou perforée. Quelques gouttes de sang, puis une urétrorragie apparaissent, la douleur exacerbe le spasme, et force est de pratiquer une ponction hypogastrique alors qu'une sonde béquille, au besoin sur mandrin, aurait, au début, passé facilement.

L'urétrorragie produite peut se renouveler spontanément ou avec chaque cathétérisme, la prostate saignant facilement et beaucoup. Bien que les hématuries prostatiques puissent s'observer pendant les poussées congestives, elles sont rares en dehors du cathétérisme.

Dans la carcinose prostato-pelvienne, la tuberculose prostatique, des hématuries initiales peuvent s'observer.

Citons encore les corps étrangers ou les calculs de l'urètre.

Vessie. — Les hématuries *a vacuo* par décompression brusque sont à retenir. Un prostatique en période de distension, avec une vessie remontant jusqu'à l'ombilic est cathétérisé et évacué complètement. Les dernières gouttes étaient rosées. Quelques heures plus tard, la vessie est gorgée de sang et de caillots. Il faut toujours y songer, lorsqu'on évacue un distendu. On observe aussi des hématuries spontanées chez les prostatiques.

Dans les *plaies ou ruptures de la vessie* par contusions abdominales, l'hématurie peut exister.

Rein. — Dans les *plaies* ou *écrasements* du rein, les hématuries peuvent être profuses et commander une intervention d'urgence.

Si l'hématurie observée ne rentre dans aucun des cas précédents, il faut penser tout d'abord à une erreur de diagnostic et ne se rabattre qu'à titre d'exception sur :

Les hématuries de la grossesse, du rein mobile (par varices remontant jusqu'au col de la vessie);

Les hématuries dites essentielles, reconnaissant une

autre cause latente (hémophilie, parasites des pays chauds);

L'hémoglobinurie (froid, paludisme).

Nous éliminons : les urines mêlées périodiquement avec le sang des règles (vierges); l'hémospermie (début de tuberculose testiculaire).

TRAITEMENT. — *Préventif.* — Combattre les causes de congestion vésicale (vie sédentaire, libations, coït, séjour prolongé au lit).

Repos pour les calculeux.

Palliatif. — Glace sur l'hypogastre. 4 grammes de chlorure de calcium en potion; dix gouttes de perchlorure de fer deux fois par jour.

Si *rétention aiguë* par caillots : diurétiques et miction horizontale. *Aspiration des caillots* à l'aide d'une grosse sonde en gomme n° 22 ou, mieux, de la sonde métallique à lithotritie. Du sérum physiologique très chaud est injecté à petits coups de piston dans la vessie où sont instillés enfin 20 à 3o grammes d'une solution stérilisée d'anti-pyrine à 4 p. 100.

Les indications d'urgence remplies, attendre la dispari-tion de l'hématurie pour confirmer le diagnostic par une exploration instrumentale complète, le malade présentant à ce moment deux causes de réceptivité : son affaiblis-sement et son milieu hématique.

Fixer une *sonde à demeure*. Celle-ci met la vessie au repos. Il est curieux de noter qu'une vessie néoplasique saignant abondamment dès qu'elle a collecté quelques grammes d'urine ne présente plus d'hématurie dès que ses mises en tension sont supprimées.

Si la pose de la sonde est impossible (rétrécissement), ou qu'elle se bouche rapidement : *cystostomie.*

La *cystostomie* réalise la mise au repos complet de la

vessie, mais n'est qu'une opération palliative ; l'hématurie reparaissant dès que la vessie cicatrisée reprend ses fonctions de réservoir.

Urètre. — Dans les ruptures, aboucher les bords ou les bouts de l'urètre à la peau ; ou resection de l'urètre avec dérivation.

Dans les fausses routes, sonde à demeure, ou ponction hypogastrique.

Vessie. — *Calcul.* — S'il est petit ou moyen, *lithotritie*; *taille* s'il est gros.

Tuberculose. — Traitement du foyer primitif.

Polype ou cancer infiltré. — Extirpation par la taille.

Rein. — Après division ou cathétérisme urétéral ayant montré l'existence et la valeur du rein opposé :

Tuberculose. — *Néphrectomie.*

Calcul. — *Néphrolithotomie ou Pyélotomie.*

Cancer. — *Néphrectomie.*

Ce traitement chirurgical, le seul supprimant la cause, doit intervenir sans retard.

Polyurie

La polyurie est l'augmentation de la quantité des urines ; on ne la confondra pas avec la fréquence des mictions. C'est dire que les urines de chaque jour seront conservées dans un bocal.

La polyurie des malades médicaux : diabètes sucré et insipide peut atteindre une quantité énorme (3o litres et plus), leur densité est élevée : 1,o3o. La polyurie des urinaires ne subit pas d'aussi grandes variations ; elle varie de 2 à 5 litres (3 en moyenne) et reste de densité faible : 1,o1o à 1,oo5.

Sauf l'acide urique, réduit à des traces, la proportion des sels est normale.

Cette polyurie, plus nocturne que diurne, n'est pas toujours proportionnelle à la quantité de boissons.

Elle est provoquée par une excitation vive de la muqueuse de la partie profonde de l'urètre ou de la vessie (dilatation, garnissage de la vessie); mictions nocturnes (retardées par le sommeil).

Dès que la polyurie apparaît, le pronostic est à surveiller : les reins sont en cause.

Les grands polyuriques ont toujours des reins malades, même quand leur vessie n'est pas en distension; *a fortiori*, si la distension a parcouru toutes les étapes de l'appareil urinaire. « Tout urinaire habituellement polyurique ne vide pas sa vessie et réciproquement, lorsque la palpation fait découvrir un globe vésical distendu, vous annoncerez en toute certitude qu'il y a polyurie. »

L'urine polyurique est acide, mais faiblement; elle n'est pas ammoniacale, étant pauvre en urée, c'est-à-dire en matière fermentescible, mais le devient en cas de cystite ou de poussée fébrile. C'est que, sa quantité diminuant, sa densité augmente.

On distingue la *polyurie claire* et la *polyurie trouble*.

La *polyurie claire* est généralement passagère (après une rétention d'urine) ou *intermittente*. Chez les tuberculeux, au moment des crises vésicales, les urines paraissent claires, contraste apparent avec le pus des jours précédents. Celui-ci n'a pas, en réalité, disparu, mais il est dilué. Pour que l'urine polyurique reste trouble, il faut que la quantité de pus qu'elle contient soit abondante.

La *polyurie trouble* est d'un pronostic réservé. Elle menace de devenir permanente, à moins d'une intervention hâtive. Urétrotomie, cathétérisme journalier, prostatectomie, en supprimant la rétention chronique, peuvent la faire disparaître.

Cette *polyurie trouble* est l'apanage de tous les vieux urinaires : rétrécis, prostatiques à cystite ancienne et à pyélo-néphrite, malades dont les pièces nécropsiques montrent la dilatation complète de l'appareil urinaire jusqu'aux calices, qui sont béants; le parenchyme rénal refoulé est réduit à une véritable coque sécrétoire. « A la déchéance anatomique qui les menace, écrit M. Guyon en une description magistrale, et dont ils vont être frappés, ces organes opposent une suractivité énergique qui ne s'affaiblit pas toujours aux approches de la mort. » « Il est impossible de ne pas être frappé des résultats de l'autopsie qui vient opposer la petite proportion de tissu rénal encore à peu près intacte, à la grande quantité d'urines rendue jusqu'aux derniers jours de la vie. » Les chirurgiens doivent donc en être fort économes.

Au moindre déséquilibre (ces malades étant en bonne santé apparente), les signes d'*insuffisance rénale* apparaissent, soit lentement avec des signes de *cachexie urinaire* (sécheresse de la langue et de la bouche, soif vive, dysphagie, nausées, diarrhée...), soit brusquement avec une crise d'urémie finale.

Anurie

Un *calculeux* avéré (l'anurie n'étant jamais un accident du début de la lithiase), ayant eu une ou plusieurs crises de coliques néphrétiques et rendu de petits calculs urétéraux arrondis (en grain de chènevis) ou fusiformes (en noyau de dattes), a ses urines progressivement diminuées ou brusquement supprimées.

Début moins fréquent par quelques douleurs lombaires sourdes et de petites hématuries.

Le malade présente de l'inappétence, une lassitude inexplicable, de l'apathie intellectuelle. Les urines rendues (quelques grammes) sont peu colorées, peu denses, peu toxiques.

Cet état peut se prolonger en cas de rémissions polyuriques ou de constitution d'une hydronéphrose.

Précipitamment apparaissent des signes d'urémie, commandant une intervention d'urgence.

Céphalée continue, gravative. *Myosis* avec pupille insensible à la lumière.

L'*anurie* est constituée. Comment évoluera-t-elle?

L'anurie est une complication temporaire ou ultime, même quand la calculose est unilatérale, l'autre rein est frappé de néphrite lithiasique, d'où facilité de l'anurie.

Vers le dixième jour, parfois plus tôt, mort d'urémie *nerveuse* (soubresauts musculaires, délire tranquille, *mort en extase*), respiratoire (dyspnée), digestive (vomissements).

Ce tableau peut être réalisé par les différentes affections du rein dans certaines formes de *tuberculose* ou de *rein mobile*, dans les opérations rénales non précédées d'une analyse des urines séparées (rein unique ou déficient, colique néphrétique, diurétiques en excès, séance de lithotritie).

Elle n'est pas rare en cas de tumeur abdominale, surtout solide (cancer de l'ovaire, fibrome enclavé dans le bassin).

Il en est de même dans les *cancers de l'utérus*, de la vessie, de la prostate, enserrant l'extrémité de l'uretère (Uteau). L'hydronéphrose est ici plus fréquente, mais l'une peut succéder à l'autre.

Il n'est d'ailleurs pas nécessaire que ces tumeurs aient acquis un gros volume.

L'anurie, sans cause apparente chez une jeune femme, doit faire songer à l'hystérie : début brusque, balancement entre les proportions d'urée, des vomissements et des urines. Tolérance indéfinie et recherche des stigmates.

· Les *brûlés* atteints de lésions superficielles étendues, surtout localisées aux régions génitales et dorso-lombaires, meurent souvent d'anurie.

A côté de *l'anurie calculeuse* de type *excrétoire*, se placent les *anuries sécrétoires* succédant à des *néphrites diffuses* (maladies infectieuses : scarlatine, rougeole, choléra, diphtérie. Intoxications : sublimé, phosphore, néphrites interstitielles ou parenchymateuses, gravidité, goutte).

L'influence de ces diverses causes est complexe : obstruction des canalicules, influence constrictive ou inhibitoire du système nerveux, traumatisme lombo-pelvien, hypotension asystolique. Production rapide d'une hydropisie, mauvais fonctionnement hépatique. En cas d'anurie d'origine unilatérale, il est exceptionnel de trouver le rein opposé sain : atrophie, sclérose, hydro ou pyonéphrose. Calculose bilatérale (découverte de radiographie).

On conçoit la gravité de l'anurie après néphrectomie (possibilité de rein unique ou de rein insuffisant), d'où la nécessité absolue d'une exploration préopératoire.

Diagnostic. — Ne pas perdre un temps précieux à escompter une guérison spontanée par crise polyurique.

Constater avec la sonde qu'il n'y a pas d'urines dans la vessie.

Reconnaître la cause.

TRAITEMENT MÉDICAL. — Bains et diurétiques chauds,

calomel, petites doses répétées de *digitale.* Saignée locale, hépatique ou lombaire. (Ne pas trop s'y attarder.)

Traitement chirurgical. — *Quand faut-il intervenir?* — Attendre, s'il n'y a *ni céphalée, ni myosis, jusqu'au cinquième jour.* C'est l'extrême limite; car il n'y a aucun intérêt à attendre une intoxication profonde avec l'altération des épithéliums. Les chances de succès sont plus grandes les premier et deuxième jours; d'après Legueu, l'intervention fournit 66 p. 100 de guérisons.

Quel est le côté atteint? — Douleurs et défense musculaire unilatérale, côté des dernières coliques, côté anciennement atteint et resté depuis silencieux (atrophie).

Comment faut-il intervenir? — Le chirurgien dispose de deux moyens : le cathétérisme de l'uretère, la néphrotomie.

Le cathétérisme de l'uretère peut suffire à provoquer une polyurie réflexe (la sonde placée dans l'uretère d'un rein sain en est une preuve). Il peut être accompagné d'un petit lavage très chaud du bassinet et peut suffire parfois à déplacer le calcul, à le désagréger, à l'aider à s'éliminer s'il est petit. Il ne faut cependant pas s'y attarder.

Néphrotomie. — Ne pas attendre une débâcle polyurique de la seule sonde urétérale et faire les préparatifs d'une néphrotomie.

Le pronostic est d'autant plus favorable que le diagnostic est plus précoce. *La clinique démontrant,* nous le répétons, *que la désorganisation anatomique du rein précède de beaucoup les signes d'intoxication.*

La néphrotomie offre le grand avantage de s'appliquer à tous les cas où le point d'arrêt du calcul est indéterminé.

Sur quel rein faut-il intervenir?

Quand on ignore si l'anurie est réflexe ou si le malade

n'urinait réellement plus qu'avec un seul rein, *drainer les deux*.

L'opération peut être très rapide. Il né s'agit pas de chercher les pierres (cueillies au passage), mais de rétablir la fonction suspendue. Même si l'on croit avoir enlevé tous les calculs, il est plus prudent de laisser un drain dans le bassinet.

La néphrotomie n'est contre-indiquée que dans deux cas exceptionnels : anurie provoquée par deux reins mobiles, avec coudure des uretères ou reins polykystiques (diagnostic qui souvent ne peut être certifié qu'avec le rein dans la main).

En cas de *néphrite médicale*, on peut faire, consécutivement à la néphrotomie, une *décapsulation* qui, en libérant les adhérences périrénales et en réalisant une saignée locale, peut suffire à rétablir la sécrétion et à provoquer une sédation temporaire des symptômes généraux.

Hydronéphrose

L'hydronéphrose (rétention d'urines dans le bassinet) se constitue brusquement ou insidieusement.

Chez un *calculeux*, ayant eu une ou plusieurs coliques néphrétiques sans expulsion de graviers, des *douleurs* vives apparaissent dans le flanc avec les irradiations de la colique néphrétique (peut-être même celle-ci est-elle due à l'hypertension accumulée au-dessus de l'obstacle plus qu'à ce gravier lui-même).

L'hydronéphrose peut aussi se constituer insidieusement avec des douleurs sourdes et gravatives dans un flanc.

On note des nausées, des vomissements, un pouls accéléré, sans fièvre (tant que les urines sont aseptiques), le rein paraît alors gros, les urines sont diminuées, puis survient une débâcle polyurique.

La quantité d'urines ne subit pas toujours, d'un jour à l'autre, de grandes variations (filtration partielle de l'urine, polyurie compensatrice, hydronéphrose bilatérale).

Certains reins *mobiles* font ainsi des *hydronéphroses intermittentes* persistant quelques heures et qui, spontanément ou après attitude particulière que le malade arrive à connaître (position horizontale, bassin relevé), disparaissent brusquement.

Dès que la tumeur a acquis un gros volume, elle prend tous les signes physiques d'une tumeur rénale : arrondie, rénitente et ballottante. A moins d'être de petit volume, très tendue et à parois épaisses, l'hydronéphrose est fluctuante. Elle est sonore en avant (interposition du côlon transverse), à moins qu'elle n'ait acquis un gros volume prenant alors contact avec la paroi antérieure. Son pôle inférieur s'abaisse, au fur et à mesure de son accroissement, jusqu'au niveau de la ligne ombilicale ou jusque dans la fosse iliaque. Comme toute grosse tumeur abdominale, l'hydronéphrose peut alors donner lieu à des troubles de compression. L'hydronéphrose peut alors être difficile à différencier d'un *kyste de l'ovaire*, même après ponction. Le liquide hydronéphrotique pouvant devenir alcalin, contenant albumine et paralbumine avec urée très diminuée. Une sonde urétérale, poussée jusqu'au bassinet peut l'évacuer en jet.

Si l'hydronéphrose est compatible avec une longue survie, elle est sujette aussi à de multiples poussées qui accroissent son volume. Les stades habituels sont : hydronéphrose intermittente ; permanente ; puis fermée ou infectée. Elle peut, en effet, après une cause locale ou générale, se transformer en *pyonéphrose*. (La transparence des urines et l'absence de signes généraux l'en différencie.)

Distinguer l'hydronéphrose des autres tumeurs du flanc :

A droite, d'un *cancer de l'angle du côlon* : superficiel, mat en avant. Méléna, âge mur.

D'une *hydropisie de la vésicule biliaire*, en continuité avec la matité du foie, passé hépatique (colique hépatique, ictères, urines bilieuses);

D'un *kyste hydatique de la face inférieure du foie*, indolore, d'évolution lente.

A gauche : d'une tumeur ou d'un *kyste hydatique de la rate*; ne pas oublier de rechercher la présence d'un varicocèle symptomatique, affirmant l'origine rénale de la tumeur.

Dans tous les cas douteux, et ils sont fréquents quand la tumeur est volumineuse, la *cystoscopie* et surtout le *cathétérisme* de l'uretère peuvent mettre le rein hors de cause. (Sécrétion équivalente des deux côtés.)

Lorsque la tumeur aura été reconnue rénale, il faudra déterminer sa nature. Les néoplasmes du rein sont plus durs, s'accompagnent d'hématuries graves et altèrent souvent l'état général. Mais le diagnostic peut être parfois très difficile. Les pyonéphroses fermées, avec urines claires, sont des raretés.

Dans les cas particulièrement difficiles, l'incision exploratrice pourra devenir curatrice.

L'hydronéphrose étant diagnostiquée, s'efforcer de reconnaître ses causes.

Ce sont, par ordre de fréquence :

Le *rein mobile* (surtout avec long pédicule) provoquant une hydronéphrose par plicature de l'uretère, dont le segment inférieur reste adhérent au psoas. La rétention rénale, d'abord petite et intermittente, devient ensuite permanente (coudure urétérale et rein étant immobilisés par des adhérences), bien que (détail curieux) l'uretère conserve souvent son calibre au niveau de sa coudure. On a vu des coudures se produire aussi sur une artère anormale, notre pièce en est un bel exemple.

Calculose. — L'hydronéphrose se développant rapidement dès qu'un ou plusieurs calculs obstruent l'uretère. Les caillots et surtout les papillomes de l'uretère jouent le même rôle.

Le *cancer utérin* est la plus fréquente des causes extrinsèques. L'extrémité inférieure de l'uretère étant englobée dans le néoplasme.

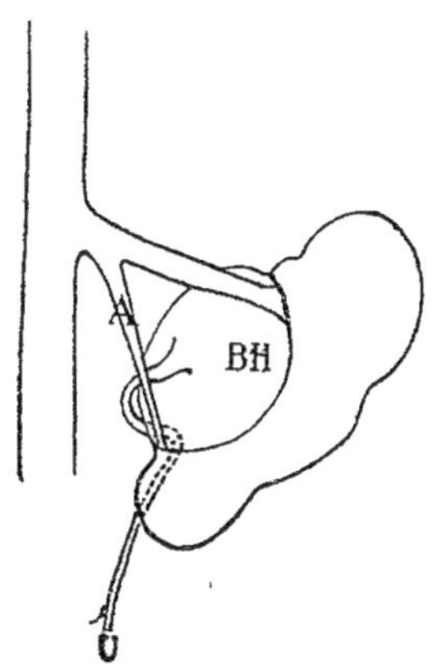

Fig. 130. — Hydronéphrose congénitale par vaisseau anormal.

A, artère croisant l'extrémité supérieure de l'uretère. — BH, bassinet hydronéphrosé. U, uretère.

Les néoplasmes vésicaux, développés au pourtour de l'orifice urétéral, ont la même influence. Il faudrait citer encore toutes les causes d'adhérences ou de compressions périurétérales : pelvipéritonites, tumeurs annexielles, fibromes, kystes de l'ovaire, grossesse.

Notons enfin chez l'enfant les hydronéphroses congénitales accompagnant toutes les malformations rénales, vésicales (extrophie), urétérales : vices d'abouchement de ses extrémités supérieure et inférieure *in utero*; ces malformations bilatérales, le plus souvent incompatibles avec la vie, provoquent du météorisme et sont une cause de dys-

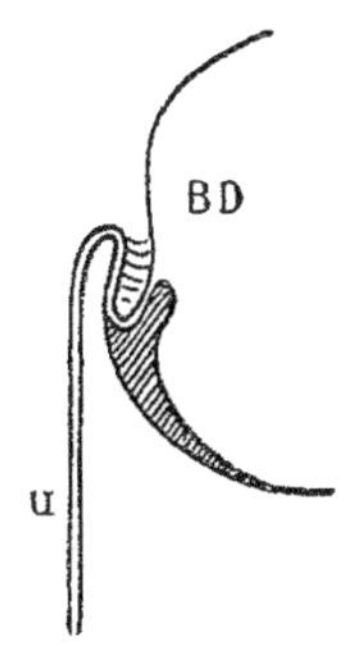

Fig. 131. — Hydronéphrose congénitale par éperon de l'extrémité supérieure de l'uretère (U).

BD, bassinet distendu.

tocie. « La chirurgie rénale, chez l'enfant, se réduit à quelques cas de contusion rénale et, de temps à autre, à des hydronéphroses. C'est surtout l'hydronéphrose congénitale qui constitue la pratique journalière de la chirurgie rénale infantile. » Malgré des lésions congénitales préexistantes, l'hydronéphrose ne se développe parfois que plusieurs années après la naissance.

Pour déterminer ses causes, s'appuyer sur : la radiographie (calculs); le cathétérisme urétéral, qui indique la hauteur de l'obstacle, redresse la courbure, mesure les petites rétentions cliniquement ignorées et évacue, parfois, le bassinet.

Les brides, rétrécissements, etc., ne seront reconnus qu'au cours de l'intervention.

L'hydronéphrose est-elle ouverte ou fermée?

La cystoscopie, faite au besoin après piqûre de bleu, montrera que l'urine coule en bavant ou ne coule pas d'un côté. Vérification peut au besoin en être faite grâce au cathétérisme.

Indications opératoires. — Calcul : néphrolithotomie ou urétérotomie. Rein mobile, néphrorraphie après urétéropyéloplastie.

Cancer utérin : néphrotomie qui, dans un cas de Legueu, a prolongé longtemps la malade.

On a proposé de nombreuses interventions conservatrices, telles que : anastomoses pyélo-urétérales après cathétérisme; résection orthopédique pyélo-rénale, intéressant la portion de la poche sous-jacente à l'embouchure devenue non déclive de l'uretère ; pyéloplication, etc. Ces interventions délicates fournissent des résultats assez aléatoires, car elles supposent l'asepsie parfaite du milieu urinaire. La néphrotomie peut leur être utilement associée.

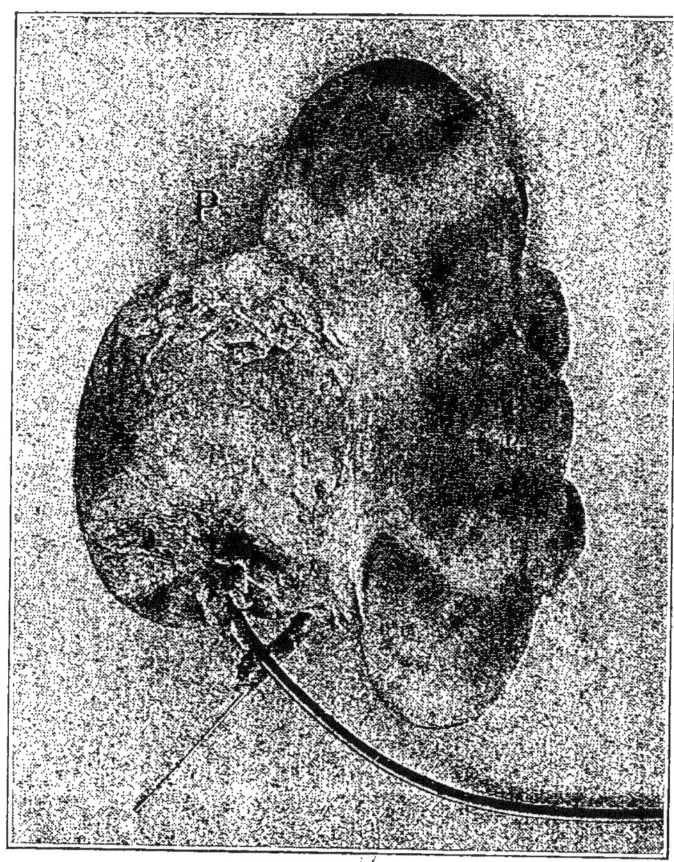

Fig. 132. —"Hydronéphrose par vaisseau anormal.

Un stylet est placé dans l'artère anormale dirigé vers le pôle inférieur ; une sonde urétérale dans l'uretère.
P, point de pénétration du pédicule.

Pillet, *Urologie*, p. 356.

La néphrectomie doit être considérée comme la dernière ressource.

Nous trouvons dans une des meilleures statistiques 21 néphrectomies, 18 néphrotomies, 2 néphropexies, 2 néphropexies avec pyéloplicature, 2 opérations plastiques pour fistule rénale, 2 ponctions drainage, 3 morts, enfin une seule urétéro-pyélo-néostomie associée à une néphrotomie temporaire.

Pyurie

La pyurie est, avec l'hématurie, un des syndromes urinaires les plus fréquents.

Ne pas confondre, tout d'abord, la pyurie avec :

1° Les urines blanchâtres observées parfois pendant la période digestive ;

2° Les urines *boueuses* chargées d'*urates* qui précipitent à froid et se redissolvent à chaud ;

3° La bactériurie vésicale caractérisée par de nombreux coli, pouvant durer longtemps sans altération notable de l'état général. Elle s'observe surtout chez les femmes (pyélite typhique, puerpérale...). Elle cède à quelques lavages.

L'acide acétique est le meilleur réactif chimique du pus ; quelques gouttes suffisant à troubler le liquide filtré qui en contient. User surtout du microscope.

Le pus contient donc de l'albumine (par fonte des leucocytes) *absolument différente de celle des néphrites.*

La supérieure, fluide et jaunâtre (sérum);

L'inférieure, épaisse et blanchâtre (leucocytes).

Le pus contient donc de l'albumine (leucocytaire) absolument différente de celle des néphrites.

Les albuminuries leucocytaires se comptent par centigrammes ; à partir de 2 ou 3 grammes, chercher les cylindres et penser à la néphrite. Car il faut beaucoup de pus, pour donner 5o centigrammes d'albumine.

L'aspect des urines peut donner quelques indications sur l'origine de la pyurie :

Des nuages à contours irréguliers se déposant sur le fond du vase ou sur ses bords s'observent en cas de cystite du col ou de tuberculose prostato-vésicale ;

Si le pus s'isole franchement et que l'urine qui surnage soit d'aspect et de réaction normale, la pyurie est *vésicale* ;

Si le pus s'isole imparfaitement, c'est-à-dire que l'urine reste trouble (surtout avec polyurie), la pyurie est *rénale*.

Cette polyurie agit, en effet, sur le pus, l'excès d'eau altérant les leucocytes et dissolvant les globules.

Inversement, toutes les fois que la décantation du pus et de l'urine se fait imparfaitement, penser à la polyurie.

Origine de la pyurie. — Pour déterminer l'origine prostatique, vésicale ou rénale d'une pyurie, pratiquer comme pour l'hématurie l'épreuve des trois verres : observer aussi l'écoulement des urines à travers la sonde : le premier ou le dernier jet sont-ils lactescents ? le pus provient de la prostate ou de la vessie. Si les trois verres sont troubles, le pus vient du rein.

1° *Initiale, la pyurie est prostatique* :

Fausse route infectée.

Abcès prostatique ;

Prostatites suppurées, associées à des cystites anciennes ;

Corps étrangers de l'urètre.

2° *Terminale, la pyurie est vésicale* :

Le pus est moins abondant et de quantité constante d'un jour à l'autre. Il s'isole franchement et l'urine qui surnage est d'aspect ordinaire et de réaction normale.

a) *Avec des signes de cystite associée.* — Douleurs, fréquence, capacité réduite. Ce sont (la tuberculose exceptée)
toutes les causes de rétentions chroniques :

Rétrécissement ;

Hypertrophie prostatique ;

Cystite ancienne ;

Calculose phosphatique.

La pyurie est d'ailleurs susceptible de disparaître avec
ses causes. Tel malade qui présentait auparavant des
urines de rétention fortement alcalines, voire même
ammoniacales, retrouve après disparition de la cause
(urétrotomie, lithotritie, sonde à demeure, cystostomie)
des urines acides et claires, parfois même, en l'absence de
traitement postopératoire.

b) *Sans signes de cystite associée.* — Rupture d'un abcès
de voisinage : pyosalpinx, appendicite, abcès froid. Elle
est caractérisée par l'apparition et la disparition également brusque d'une grande quantité de pus, à bacilles
d'ordre banal, streptocoques, staphylocoques, coli...)

Pratiquer alors le palper abdominal, le toucher vaginal,
la cystoscopie montrant parfois la rupture. *La résistance
de la vessie à l'infection dans des cas de pus de nature
banale est remarquable; alors qu'elle s'inocule si vite en
cas de pyurie tuberculeuse.*

3° *Totale, la pyurie est rénale.*

Abondantes, ces urines lactescentes et blanchâtres à
l'émission forment, par le repos et le refroidissement,
un dépôt épais de deux travers de doigt dans le fond
du bocal, il est parfois énorme (3oo grammes de pus
pur dans une pyonéphrose opérée par nous chez une
fillette) et sans signe de réaction vésicale.

Indéfinie, car elle persiste en dépit de tout traitement
vésical.

Intermittente : comme il y a rétention dans le bassinet, sa quantité subit de grandes variations d'un jour à l'autre. Alors que la vessie excrète tous les jours à peu près la même quantité.

Accompagnée de pollakiurie et de polyurie (2 à 4 litres), mode de défense du rein contre l'infection.

La vessie apparaît indemne : bonne capacité. Cystoscopie montrant une vessie généralement saine. Méatoscopie décelant l'écoulement de pus par l'uretère. Il est enfin des cas (tuberculose) où la pyurie spontanée, apparue sans sondage préalable, est réno-vésicale.

L'analyse peut enfin déceler :

1º Des cylindres rénaux (leur absence ne prouvant d'ailleurs pas que le pus ne vient pas du rein);

2º Une quantité d'albumine trop considérable pour être due au pus seul.

A. Pyélite

Il y a *pyélite* lorsque le pus s'écoule librement par l'uretère. Ses causes les plus fréquentes sont, après la lithiase et la tuberculose : la grossesse, l'appendicite et toutes les causes d'infection générale surtout à colibacilles (voie descendante) ou urétérale (voie ascendante); adhérences périurétérales gênant l'excrétion..., rétention intestinale par adhérences, etc. Une cystite simple ne suffit pas à provoquer la pyélite, des crises de rétentions aiguës et surtout chroniques sont nécessaires.

L'exploration fonctionnelle des reins a montré que la pyélite est presque toujours unilatérale au début et que, même dans les cas bilatéraux, l'un des reins est toujours beaucoup plus malade que l'autre. La pyélite peut, d'ailleurs, rester légère pendant des mois.

La quantité de pus éliminé peut être considérable sans

que le rein soit palpable; c'est qu'il n'y a pas rétention.
Généralement, dès que le rein est infecté il devient sensible à la pression, sujet à des crises de rétentions pyé-
liques.

Ses urines sont polyuriques, troubles, purulentes, non
clarifiées par filtration. Cette pyurie est constante sans que
sa quantité soit en rapport avec le degré de destruction
du rein.

L'hématurie est exceptionnelle; elle révèle une néphrite
associée.

Après une pyélite ou une pyonéphrose, même prolongée,
les lésions urétérales manquent le plus souvent. S'il existe
des douleurs vésicales, c'est qu'il y a cystite associée.

On avait dit : les urines de pyélite, acides et celles de
cystite, alcalines; il n'y a là rien de caractéristique. Dans
les cas de pyélite simple où le rein malade non augmenté
de volume ne peut être décelé par le palper, l'exploration
urétérale rend de signalés services. La seule méatoscopie
des orifices urétéraux n'étant pas constamment fidèle.
Sur 16 cas : 6 fois le méat malade correspondait au rein
malade; 4 fois les deux méats étaient sains et 4 fois les
deux étaient malades.

Quand la sonde urétérale n'est pas dans le bassinet,
l'urine peut ne pas couler ou s'écouler en bavant, les
contractions normales du bassinet et de l'uretère faisant
défaut (à cause de leur distension). Au contraire, lorsque
la sonde est parvenue dans le bassinet, l'urine purulente
s'évacue en un jet, rendu plus fort par l'expression manuelle du rein, sa quantité mesure le degré de rétention
dans le bassinet.

B. Pyonéphrose

La *pyonéphrose* est constituée dès qu'il y a rétention

dans le bassinet, coudure (grumeaux, caillot, calcul) obtu
rant l'uretère. Elle s'installe sans bruit et se développe
rapidement.

Elle succède à une pyélite ou à une hydronéphrose. Les
rétentions rénales versent, en effet, facilement dans la
pyonéphrose, à cause des congestions rénales qu'elles
provoquent.

Les pyonéphroses sont plus souvent unilatérales chez
la femme (rein mobile, grossesse, infections génitales) et
bilatérales chez l'homme (rétrécissement et hypertrophie
prostatique). Elles sont quatre fois plus fréquentes chez la
femme que chez l'homme. Leur maximum s'observe de
quarante à soixante ans. Il n'est pas de cause plus fréquente que la blennorragie.

Le rein peut, surtout en cas de calculose, acquérir un
gros volume et descendre jusqu'à la ligne ombilicale,
voire même dans la fosse iliaque. Au contraire, les
pyonéphroses tuberculeuses parviennent rarement à ce
volume.

La pyonéphrose s'installe avec des frissons plus ou
moins violents, des douleurs, de la fièvre immédiatement
élevée, car il est remarquable de voir l'organisme qui
supportait, en apyrexie presque complète, l'émission régulière d'une masse de pus, réagir si fébrilement à la
moindre rétention rénale. Puis la décharge de pus s'effectue, la tumeur rénale disparaît, les symptômes s'atténuent
pour réapparaître bientôt.

Ces alternatives d'augmentation et d'affaissement de la
tumeur rénale, en rapport avec l'obstruction et la désobstruction de l'uretère, ces variations considérables d'un
jour à l'autre dans la quantité de pus des urines sont caractéristiques de la pyonéphrose.

L'état général, longtemps respecté dans la pyélite, est

vite altéré, surtout en cas d'infection secondaire surajoutée.

Les symptômes septicémiques apparaissent lents ou
rapides : teint terreux, sueurs profuses, diarrhée, dysphagie buccale et pharyngienne; malades affaissés, apa-
thiques ou subdélirants.

Une hydro-pyonéphrose est toujours d'un pronostic
plus bénin (sclérose du côté malade et hypertrophie
compensatrice du côté opposé) qu'une pyonéphrose
primitive dont les résorptions septiques peuvent être
massives.

La bactériologie du pus permet un pronostic relatif de
sa virulence : les streptocoques et anaérobies sont des
plus dangereux; les coli seraient de virulence moindre.

Il faut encore répondre aux questions suivantes :

Quel est le rein en cause? Les deux sont-ils pris?

S'appuyer sur les antécédents, les signes physiques.
S'aider de la méatoscopie, de la division, ou mieux, du
cathétérisme urétéral. Ce cathétérisme indiquera, en
outre, la valeur fonctionnelle du rein opposé, préambule
indispensable de toute intervention.

Indications opératoires. — Si les symptômes généraux
sont pressants, drainer le bassinet par une *néphrotomie*
(c'est évacuer un phlegmon) en ouvrant, autant que faire
se peut, toutes les loges secondaires. Les symptômes généraux seront généralement vite amendés. Si l'état
général le permet, on traitera en même temps la cause :
extraction d'un calcul, fixation du rein mobile.

Le *rein* étant *infecté* et *dilaté*, une *fistule persistante* est
malheureusement à craindre. Elle a pu être tarie, en certains cas, par une grosse sonde urétérale à demeure;
mais, il n'est pas toujours possible d'atteindre avec celle-
ci le bassinet.

Une *néphrectomie secondaire* devient indiquée s'il y a :

1° Persistance de la cause ;

2° Uretère imperméable (le vérifier au besoin avec une instillation colorée poussée par la fistule et qui doit ressortir rapidement par la vessie) ;

3° Fistule interminable ;

4° Persistance d'une rétention partielle du côté malade, par ouverture imparfaite des logettes purulentes ;

5° Valeur fonctionnelle du rein néphrotomisé négligeable ou nulle (analyser séparément les deux urines de la fistule et de la vessie, ou, plus exactement, faire un double cathétérisme urétéral : persistance d'une rétention du côté malade, avec intégrité du côté opposé).

Cette néphrectomie secondaire constitue toujours une opération plus grave qu'une néphrectomie primitive.

Périnéphrites suppurées

Du rein, l'inflammation se propage au tissu cellulaire ambiant, soit d'une façon chronique (périnéphrite sclérolipomateuse) ou aiguë (phlegmon périnéphrétique).

La *lithiase* reste la cause la plus fréquente de périnéphrite suppurée (calculs retrouvés dans la poche). Quelques-uns se sont même révélés par un phlegmon périnéphrétique. Une infection générale ; une *appendicite* chez l'enfant (appendice rétro-cæcal) ; une contusion lombaire ; une intervention sur le rein, surtout si, drainé, il n'a pas été amarré à la paroi, la provoquent.

C'est un phlegmon lombaire.

Malade se plaignant de *douleurs* éveillées insidieusement dans la région lombaire, irradiant vers la fosse iliaque et l'abdomen, exaspérées à la pression directe et aux mouvements du tronc et de la cuisse. Signe précoce et quelque temps isolé.

La *température*, de 39 à 40° le soir, tombe à 38 le matin, revêtant le type à grandes oscillations. Elle peut durer plusieurs semaines, tant que le pus n'a pas trouvé d'issues : collecté vers le dixième ou douzième jour, il fuse plus vite en bas et en avant, qu'en arrière (côlon, triangle de J.-L. Petit, bassin).

Au début, la contracture masque au palper l'empâtement profond; bientôt l'hypocondre est rempli par une tuméfaction immobile avec scoliose à concavité du côté malade.

Tandis que les suppurations périrénales restent accolées à la paroi postérieure, les tumeurs (pyonéphroses en particulier) du rein sont plus antérieures. L'œdème de la paroi est un bon signe de suppuration, mais il est, comme la fluctuation, très tardif. Lorsqu'un gros abcès s'est collecté, il peut devenir difficile de dépister son origine (rénale, appendiculaire, vertébrale).

Les *périnéphrites et périurétérites* peuvent s'observer après des opérations rénales incomplètes, dans lesquelles on a laissé une partie du bassinet ou la totalité de l'uretère. D'où l'indication de pratiquer en cas de lésions suppurées une urétérectomie assez étendue.

Sur 230 cas, 145 guérisons, 79 morts et 6 fistules persistantes (celles-ci dues à la persistance du rein, entretenant lui-même la suppuration).

Traitement. — Grande incision lombaire, d'urgence à cause de la menace de septicémie, dès que le pus paraît collecté. On le décèlera précocement par ponction exploratrice sans attendre l'œdème de la paroi. La suppuration intra ou extra-capsulaire s'isole en quelques petits abcès ou se collecte en volumineuses poches recouvrant les pôles du rein ou le baignant tout entier. L'abcès est le plus souvent rétro-rénal.

Suivant les cas, on drainera en même temps le rein par incision du bassinet ou on remettra cette exploration à plus tard, suivant qu'il y aura ou non communication entre deux foyers, intra et extra-rénal.

Infection urineuse

L'infection urineuse est due à la résorption des microbes et des toxines contenus dans les *urines puru-*

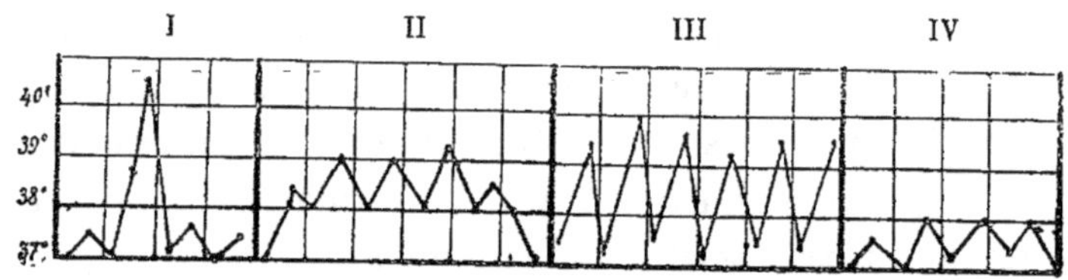

Fig. 133.

T. I. Aigu : Cathétérisme septique (pronostic bénin).
T. II. Intermittent (f. plus grave).
T. III. Rémittent (pyonéphrose).
T. IV. Chronique (prostatique infecté).

lentes. Elle ne doit pas être confondue avec *l'intoxication urineuse* provoquée par l'insuffisance du rein à éliminer les principes toxiques normaux (urée, etc.), de l'urine claire.

Lorsque les urines sont infectées, à la moindre éraillure de la muqueuse (urétrotomie, dilatation), on peut observer tous les types de la fièvre urineuse.

Type aigu : brusque montée thermique suivie d'une chute égale et accompagnée des trois stades : frisson (claquement de dents, tremblement généralisé), dont l'intensité est proportionnelle à la gravité de l'accès, chaleur (facies vultueux, yeux brillants, peau brûlante), sueurs traversant les draps. Type intermittent : avec oscillations entre 38 et 39° prolongées pendant plusieurs jours et d'un pronostic plus sérieux. Type chronique observé chez les vieux urinaires, qui atteignent inconsciemment 38° tous les soirs.

Ces réactions fébriles témoignent du passage des microbes et des toxines urinaires dans le sang. Elles s'accompagnent toujours d'oligurie ou tout au moins d'une diminution notable de la pyurie. Elles provoquent, surtout dans les formes lentes, une atteinte profonde de l'état général. Bouche amère et pâteuse; vomissements; diarrhée abondante et fétide; dyspnée avec sensation d'oppression, intermittences du pouls (prodromes de l'accès); galop (hypertrophie cardiaque et néphrite interstitielle); muguet (moins le pronostic grave de l'enfance), qui peuvent mettre sur la voie du diagnostic rénal.

Ces accidents, fréquents jadis, sont devenus exceptionnels depuis l'asepsie observée rigoureusement pour un simple cathétérisme :

Ces accès sont parfois très facilement provoqués : aussi faut-il savoir graduer le traumatisme (fractionnant les explorations chez les urinaires infectés.

TRAITEMENT

Précautions antiseptiques scrupuleuses pour toutes les manœuvres de cathétérisme. Antiseptiques internes, diurétiques, etc. La sonde à demeure agit merveilleusement en drainant complètement ces vessies infectées. Elle sera associée à des lavages au nitrate à 1 p. 1 000 et laissée aussi longtemps que de besoin. Si la sonde fonctionnant régulièrement restait sans résultat, la cystostomie ne donnerait pas davantage.

Diagnostic des gros reins

Toutes les fois qu'un malade consulte pour une grosse tumeur du flanc, diverses questions, d'une réponse souvent difficile, se posent :

1º Est-ce bien au rein qu'appartient la tumeur ?

2º Quelle est sa nature ?

3º Quelle est la valeur du rein opposé ?

1º *Est-ce un rein ?*

Les caractères d'une tumeur rénale sont :

La sonorité en avant (mise en évidence au besoin par l'insufflation du côlon).

Le ballottement. La mobilité avec les mouvements respiratoires.

La forme arrondie longtemps conservée.

Un *cancer de l'angle du côlon*. Petit, ne saurait être confondu avec un rein; gros, il est situé derrière la paroi antérieure restant toujours plus abdominal que lombaire. Il n'est point mi-partie thoracique comme une tumeur rénale. La constipation alternant avec les débâcles diarrhéiques, le méléna, l'âge de la malade achèvent le dignostic.

Un kyste hydatique de la face inférieure du foie et surtout une hydropisie de la vésicule sont aussi plus abdominaux que lombaires. On peut, écrit notre excellent maître, M. Marion, « les sentir en arrière, mais à condition de les y amener par pression de la main antérieure; d'autre part, *ces tumeurs que l'on refoule dans la fosse lombaire n'y restent pas*. Elles reviennent immédiatement à la surface, même lorsque le malade est au repos et la main antérieure peut les retrouver. » Elles sont mates en avant et en continuité avec la matité hépatique. On sent à proximité le bord tranchant du foie. Enfin, il existe un passé hépatique : ictère, urines bilieuses. Un lobe hépatique prolabé a pu se confondre avec un rein.

Les *tumeurs de la rate* ont aussi un bord antérieur tranchant se perdant sous les fausses côtes. Examen du sang.

Quand les tumeurs du rein ont acquis un énorme volume, leur confusion est encore plus aisée avec toutes les tumeurs abdominales : kystes du foie, de l'ovaire, fibromes pédiculés. Les premières, de développement remarquablement lent, se sont développées de haut en bas. Les secondes, de bas en haut, ce que peut avoir constaté le malade. A cette période, le diagnostic, devenu délicat, ne repose que sur des nuances, des examens répétés, des investigations multiples. Purger le malade, l'examiner après un grand bain chaud, l'endormir au besoin quelques instants, afin d'obtenir une détente musculaire complète. On sait combien un peu de météorisme ou de contracture gêne un bon palper. En général, les *tumeurs du rein peuvent toujours être refoulées plus franchement dans. la fosse lombaire.* Dans ces cas, la position de Trendelenburg nous a plusieurs fois rendu des services. Tel rein mobile hydronéphrosé qui se réduit mal en position horizontale, parce qu'il est complètement prolabé, se réduit spontanément en position inclinée. Il est facile de juger ainsi de l'attache pelvienne d'une tumeur.

Insistons enfin sur l'existence d'un signe dont la recherche ne doit jamais être négligée, c'est la *présence d'un varicocèle symptomatique* ; il a d'autant plus de valeur que le sujet n'en était pas porteur auparavant et qu'il s'est développé plus vite.

La *phonendoscopie* peut rendre des services. En grattant la surface de la tumeur, on cherche dans quelle direction se propagent les vibrations.

La radiographie décèlera des calculs latents.

Pratiquer l'analyse histo-bactériologique des urines : Cylindres, cellules cancéreuses. Hémat ie microscopique.

La division des urines ou, mieux, le cathétérisme des uretères fourniront parfois des renseignements définitifs. Sécrétion équivalente des deux côtés.

Reins hors de cause.

Exceptionnellement, la sécrétion peut n'être pas troublée au début d'une tumeur du rein n'ayant envahi qu'une petite partie du parenchyme, en cas de kyste séreux ou hydatique isolé.

La ponction peut être dangereuse; elle serait en tout cas extra-péritonéale. Mieux vaut une incision exploratrice.

2° *Quelle est la nature de cette tumeur rénale?*

a) *Gros rein avec urines claires :*

Hydronéphrose. — Ses causes : rein mobile, calcul, papillome du bassinet : crises douloureuses, débâcles polyuriques, variations de volume.

Pyonéphroses fermées, dont l'uretère s'est obturé et dont les urines sont claires, en l'absence de signes généraux, elles seront souvent confondues avec des hydronéphroses (V. Obs. de tuberculose rénale).

Cancer. — Hématuries, douleurs; leur caractère, leur apparition souvent tardive avec conservation prolongée de l'état général. Cachexie.

Reins polykystiques, les deux reins sont gros; douleurs et hématuries.

b) *Gros reins avec urines troubles :*

Pyonéphroses. — Calculeux anciens à coliques néphrétiques, ayant déjà rendu des calculs.

Pyonéphrose tuberculeuse. Elle acquiert rarement un gros volume. Examen des urines.

Il est des cas exceptionnels dont le diagnostic res-
tera presque impossible : Gros reins à calculs latents,
hydronéphroses avec hématuries, cancers sans hématuries.

3° *Que vaut enfin le rein opposé ?*

Ce qu'indiquera le cathétérisme urétéral. Il fournira
parfois la surprise de constater que le rein gros et jugé
malade est unique ou présente une hypertrophie compensatrice, alors que c'est l'autre, impalpable, qui est détruit
plus ou moins complètement.

CINQUIEME PARTIE

EXPLORATIONS UROLOGIQUES

Anomalies du rein

Les anomalies justifient la nécessité des explorations préopératoires :

Socin les a notées 5 fois sur 1630 nécropsies; Morris, 19 fois sur 18244.

Cliniquement, la proportion est beaucoup plus forte, ces reins anormaux, constituant un locus minoris resistentiæ, *sont facilement malades.* C'est ainsi que sur 800 opérations Israël a trouvé 7 fois des anomalies.

D'où l'importance de l'exploration avant toute intervention rénale.

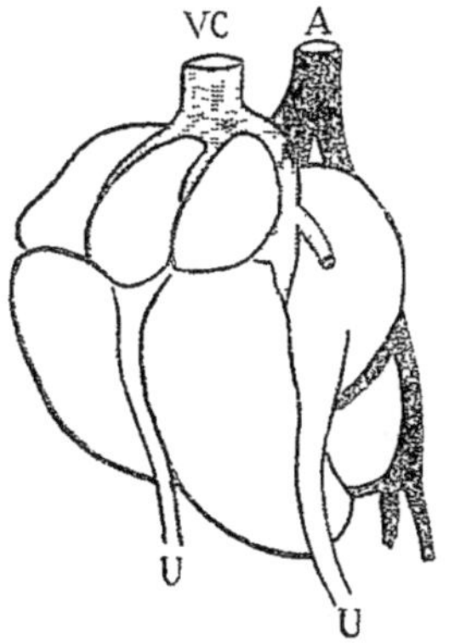

En voici deux exemples : Un homme, à la suite d'un violent coup de pied de cheval dans la région rénale, fait une hématurie et un hématome menaçant sa vie ; le rein écrasé fut extirpé... c'était le seul ! Une femme nous con-

Fig. 134. — Rein unique en gâteau.

A, aorte. — V C, veine-cave. — U, deux uretères (Haller).

te pour une volumineu s e pyonephrose tuberculeuse : nous l'explorons ; elle n'avait qu'un seul rein (vérification nécropsique).

On observe différents types d'anomalies :

Le *rein unique*, par fusion complète des deux reins en une masse globuleuse et irrégulière (fig. 134).

Le *rein unique*, par fusion des pôles supérieur ou inférieur. C'est le *rein en fer à cheval*, recevant ses vaisseaux par sa concavité et situé devant la colonne vertébrale, parfois jusque devant le promontoire.

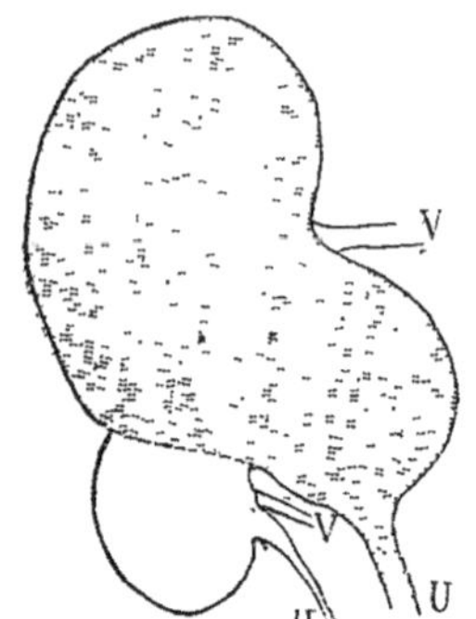

Fig. 135. — Rein double unilatéral.

Les deux reins superposés ont chacun leur pédicule. — Le rein supérieur présente une pyonéphrose.

Les bassinets se détachent généralement de leur concavité et *les uretères passent sur leur face antérieure*, ce qui permet le diagnostic pendant l'intervention.

Le rein en ectopie croisée, ou long rein unilatéral. Les deux reins, fusionnés l'un au-dessous de l'autre, sont situés du même côté de la colonne vertébrale, leurs deux uretères s'ouvrant normalement dans la vessie. Chaque moitié de ce gros rein peut être malade, l'autre étant saine (hydronéphrose) (fig. 135).

Les deux reins existent de chaque côté, mais l'un d'eux est en *ectopie dans la fosse iliaque* (fig. 136).

Un uretère surnuméraire peut exister pour un même rein ; il se réunit à l'uretère nor-

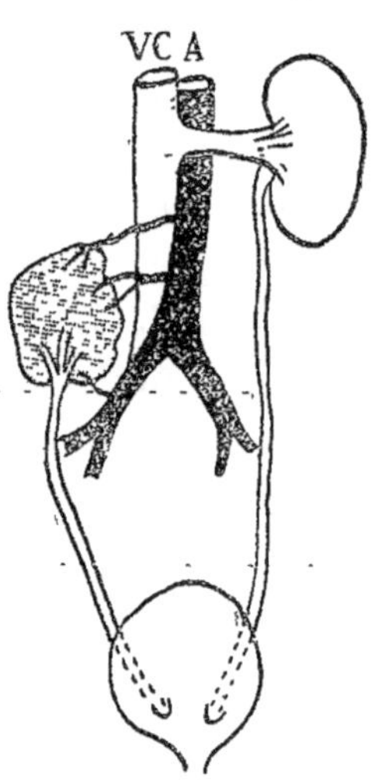

Fig. 136. — Ectopie congénitale du rein droit (Pr Albarran).

mal avant d'arriver à la vessie ou s'abouche anormalement dans l'urètre, le vagin (fig.
137).

Citons enfin toutes les anomalies
de position des méats urétéraux (découvertes de cystoscopie). La vérification cystoscopique est donc indispensable avant de conclure à
l'incontinence essentielle.

A côté de ces anomalies se placent les *reins unilatéraux*. Ils se
divisent en deux groupes :

1° Il n'existe qu'un méat urétéral
vésical relié du même côté à un uretère et à un rein.

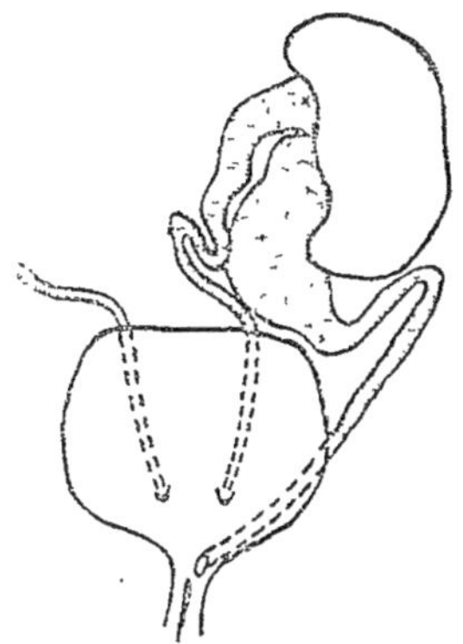

Fig. 137. — Uretère double
s'ouvrant près du *verumontanum* (Ramsay).

De l'autre côté, rien. Cas le plus fréquent et facile à
dépister.

2° Les deux *méats urétéraux*
sont normaux ; mais l'un des uretères est borgne ou s'entre-croise
avec celui du côté opposé pour
aboutir à un rein unilatéral.

Certains prolapsus de l'uretère
doivent être joints à ce chapitre
(fig. 138).

Les anomalies du rein sont
trois fois plus fréquentes chez
l'homme. Leur existence est généralement révélée pendant la
jeunesse.

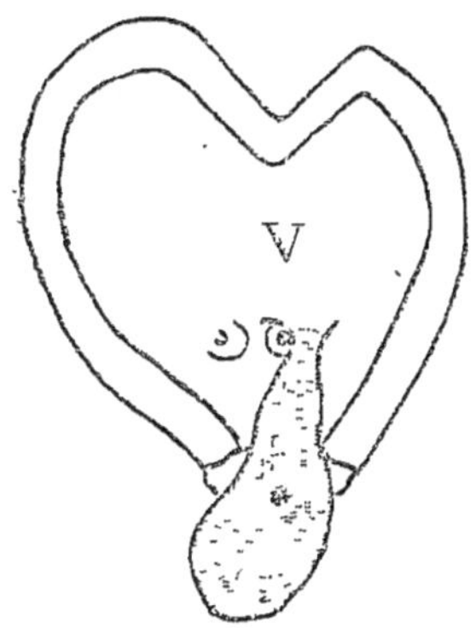

Fig. 138. — Prolapsus de l'u-
retère (Vessie ouverte).

Cliniquement, elles peuvent être soupçonnées en cas
de tumeur située dans une fosse iliaque ou devant la
colonne vertébrale, avec troubles urinaires (hématurie,

pyurie). Le palper est donc un des procédés les plus sûrs.

Les anomalies du rein s'accompagnent souvent d'autres malformations : Ectopie testiculaire, extrophie de la vessie, malformations de la verge.

Chez une femme présentant un rein dans le bassin, la défécation était douloureuse, surtout au moment des règles.

La radiographie peut fournir une certitude. Calcul dans un rein ectopié. Radiographie après cathétérisme des uretères sur mandrin opaque.

Il existe enfin des cas *d'atrophie congénitale d'un rein* qui fournit des urines de qualité normale, mais en quantité absolument insuffisante à assurer la vie. Si l'autre rein devenait malade, sa néphrectomie serait désastreuse.

Le *diagnostic du rein unique* peut être porté grâce à l'examen clinique, la cystoscopie et l'épreuve radiographique des uretères cathétérisés avec mandrins.

Un rein de sécrétion et de consistance normales, mais très gros et dont le cathétérisme n'évacue pas de rétention pyélique doit faire soupçonner un rein unique.

Pendant l'intervention même, on peut s'en méfier si le rein est trouvé très long (16 à 18 centimètres), à lobulation fœtale avec bord interne irrégulier, présentant deux pédicules ou deux uretères.

Diverticules de la vessie

Les diverticules sont des cavités annexées à la vessie et dues à l'expansion de sa paroi à travers des dissociations musculaires (« hernie tuniquaire » de Cruveilhier).

Nous devons au docteur Devé la belle pièce ci-jointe (Pl. XXXVI).

Sur la table d'autopsie, le ventre ouvert, la vessie dis-

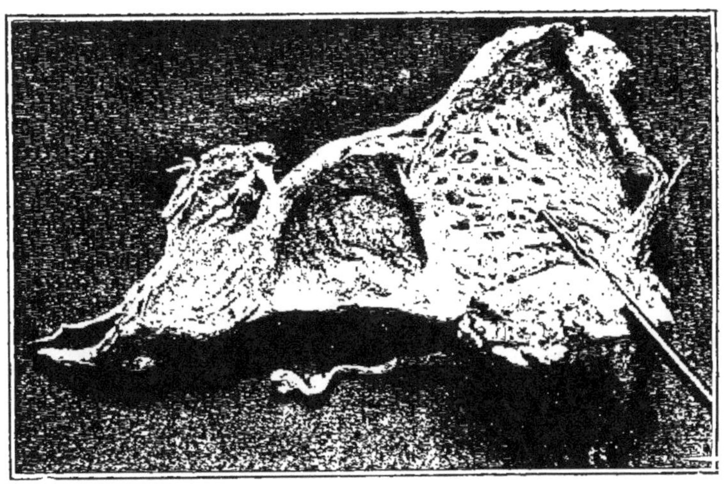

Fig. 139. — Diverticule de la vessie chez un vieux prostatique (coupe frontale).
Au-dessous, l'uretère.

tendue par l'urine, se montrait divisée, au niveau de sa face supérieure, par une profonde échancrure qui lui donnait une forme bilobée. La moitié droite, globuleuse comme la gauche, était plus volumineuse qu'elle et atteignait le volume des deux poings.

A l'incision de la vessie, on s'aperçut que la poche droite était constituée par un volumineux diverticule communiquant avec la vessie proprement dite, constituant la poche gauche, par un orifice régulièrement arrondi, de la dimension d'une pièce de cinq francs. On ne saurait mieux comparer le diverticule en question qu'à une sorte d'anévrisme de la paroi vésicale, se continuant avec la cavité vésicale par un *collet*. Celui-ci siégeait à la partie moyenne de la face droite de la vessie, au-dessus et en avant de l'abouchement de l'uretère droit. La paroi de ce diverticule était mince et régulière. Sa cavité ne renfermait pas de calculs.

Le reste de la vessie était normal, sauf un développement très accusé de véritables piliers charnus (vessie à colonnes). La prostate n'était pas volumineuse et il n'existait pas de bas-fond vésical. Nous n'avons malheureusement pu vérifier l'état de l'urètre et ne pouvons dire s'il existait, à son niveau, un rétrécissement expliquant la rétention d'urine chronique. La prostate était moyenne et scléreuse.

Rien de spécial à signaler dans les autres viscères. En particulier, pas d'hydronéphrose, pas de pyélonéphrite.

Les diverticules sont acquis ou congénitaux.

Congénitaux, ils s'accompagnent souvent d'autres malformations : uretère ou urètre débouchant dans la poche. La fillette de Péan évacuait son diverticule dans le vagin par un uretère supplémentaire et consultait pour incontinence. Ces diverticules, souvent plus volumineux que la vessie même, s'observent dans les deux sexes à tous les âges. Les faces latérales de la vessie sont leur lieu d'élection. La couche musculaire a disparu de leur paroi (elle persiste, au contraire, dans les diverticules acquis).

C'est dire qu'ils s'observent presque exclusivement chez les vieux urinaires.

Acquis (cas le plus fréquent), ils se constituent dans une vessie forcée par un obstacle permanent : hypertrophie de la prostate, rétrécissement, calculs prostatiques. Dans la paroi distendue, la musculature s'hypertrophie irrégulièrement, s'épaississant ici en des colonnes, s'amincissant là en des cellules approfondies par des efforts répétés. Les lacunes musculaires peuvent siéger partout, même au niveau du trigone, cependant si épais : Houstet trouva entre la prostate et les uretères un diverticule à collet rétréci dont la cavité avait le volume d'un œuf de pigeon. Au sommet, ils ne seront pas confondus avec un évasement de l'ouraque resté perméable. (Un petit calcul s'évacua chez l'enfant, par un abcès ombilical.)

Le type symptomatique est généralement fourni par un vieux prostatique dysurique, dont la miction s'effectue en deux temps : la vessie étant vidée, la pression de l'hypogastre provoque une nouvelle évacuation boueuse et fétide, représentant le contenu du diverticule. Dans un cas, plusieurs jours après la cessation d'instillations de nitrate des urines nitratées (noires) reparurent, ce qui fit faire le diagnostic. Volumineux, le diverticule devient appréciable au palper hypogastrique combiné au toucher, qui décèle ses variations de volume après réplétion ou évacuation vésicale.

Ils forment un prolongement vésical globuleux saillant dans la cavité pelvienne, sur les faces latérales du rectum ou remontent vers l'abdomen en soulevant le péritoine.

Les contractions partielles figurent de faux diverticules et expliquent bien les calculs dits intermittents.

La *cystoscopie* est le procédé de choix pour leur exploration. Elle renseigne sur leur situation, leur capacité, leur contenu et leur nombre.

Dans les diverticules se moulent parfois des calculs enchatonnés, souvent uniques, quelquefois en sablier avec étranglement correspondant au collet. Ils peuvent être multiples : on en a compté 32 dans un cas. La constatation répétée d'un calcul immobile malgré les mouvements du malade et fixé dans une zone non déclive doit faire diagnostiquer l'enchatonnement. Le désenchatonnement peut se produire à l'occasion d'un mouvement brusque ou d'un effort. Le pasteur de Van Helmont ressentit une douleur violente en faisant un effort pour prendre un livre dans sa bibliothèque. Le chasseur de Tillaux en sautant vivement un fossé (V. Durrieux).

Les diverticules de la vessie peuvent s'engager dans une hernie (cystocèle) et donner lieu à de graves erreurs pendant l'ouverture du sac.

Traitement. — Pratiquer des lavages de vessie dans diverses positions en évitant les distensions massives, par crainte de rupture. En cas de complications (calcul enchatonné, infection), intervenir par la taille. Pousson aviva et sutura avec succès le collet d'un diverticule après grattage de sa cavité. Le Professeur Marion a fixé le détail de leur technique opératoire.

Préparation du malade
avant les explorations urologiques

Les explorations urologiques doivent terminer l'examen clinique; elles appartiennent au spécialiste, peuvent fournir des renseignements définitifs, et être le préambule indispensable de l'opération.

Évacuation du rectum par un grand lavement, et petit lavement laudanisé à garder, ou piqûre de morphine.

Examen préalable de l'urètre : polype chez la femme, rétrécissement chez l'homme.

Urétroscopie et cystoscopie à vision directe
avec l'endoscope de Luys

Le tube endoscopique de Luys, utile surtout chez la femme, peut servir en même temps pour l'inspection de l'urètre et de la vessie. Il se compose :

1° D'un tube métallique, monté d'un mandrin (comme un trocart de son perforateur) pour faciliter son introduction. Pour la femme, le tube mesure 10 centimètres; pour l'homme, 18 centimètres; son mandrin est relevé en béquille. Il est utile d'avoir les deux tubes, car la vision est d'autant plus claire que le tube est plus court. Ce tube est foré dans son épaisseur d'un fin pertuis d'aspiration des urines.

2° D'un manche, avec loupe, relié à la source électrique par un commutateur.

3° De fines lampes glissant dans l'intérieur du tube.

4° D'accessoires, tels que : petits joncs montés d'ouate, anse fine de galvano pour assécher et cautériser la muqueuse; petite pince à double articulation et à manche coudé pour manœuvres endoscopiques.

5° Lorsque l'inspection d'urétrale devient vésicale, on adapte au tube un appareil à faire le vide : trompe à eau, ou, plus simplement, pompe et bouteille bouchée du double robinet de l'aspirateur Potain. Le tube de caoutchouc, réunissant la trompe à l'endoscope, doit être épais.

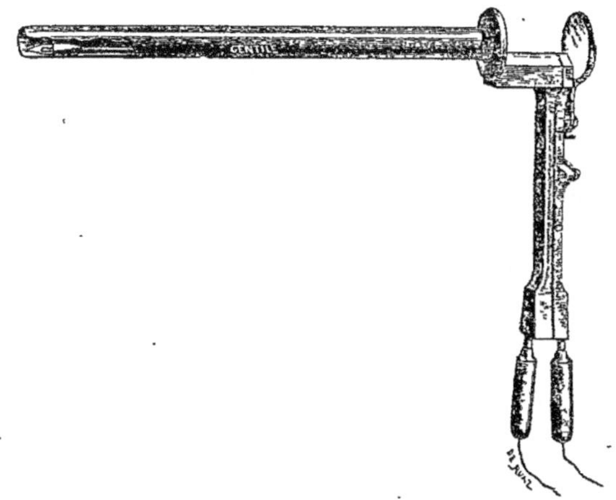

Fig. 140. — Cystoscope direct de Luys.

Technique. — Stérilisation de tout l'appareil, aux vapeurs de formol, dans l'étuve à sondes.

Montage de la loupe et de la lampe. Réglage de la lumière.

Vérification de l'appareil d'aspiration (sifflement).

Lavage de la vessie et évacuation complète.

URÉTROSCOPIE

Évidemment, l'urétroscopie suppose l'exploration préalable du méat (atrésie) et de l'urètre à la boule olivaire ; (rétrécissement) et, au besoin, leur assouplissement par le passage de quelques Béniqués. Il ne doit pas exister d'urétrite aiguë ou subaiguë provoquant encore des mictions douloureuses avec urines troubles ; ni persistance de sensibilité urétrale (après injections caustiques).

L'urétroscope, monté de son mandrin, est copieusement lubrifié à la glycérine. Puis, poussé doucement jusqu'à l'urètre membraneux. Le pavillon est alors fortement abaissé entre les jambes, pendant qu'une main appuie sur l'hypogastre refoulant les tissus sous-pubiens. Toute résistance ayant disparu, le mandrin est retiré, l'écoulement d'urine confirme l'entrée de la vessie. La lampe est montée et le manche tourné en haut ; la lampe est donc élevée au-dessus du résidu liquide, d'ailleurs aspiré par le pertuis devenu inférieur.

Le tube est alors retiré peu à peu, jusqu'à ce qu'il ne s'écoule plus d'urine, et la totalité de l'urètre est alors examinée d'arrière en avant.

On aperçoit, à l'extrémité du tube, un entonnoir de muqueuse qui s'allonge et on pince la verge sur l'instrument, en étirant l'urètre.

On éponge au fur et à mesure, avec un fin tampon, les sécrétions urétrales.

L'urètre postérieur saigne facilement, il faut y manœuvrer très doucement et ne pas renfoncer le tube sans remettre le mandrin.

On voit défiler successivement : le *verumontanum*, formant, sur la paroi inférieure, un relief surmonté d'un sillon qui n'est autre que la lumière de l'urètre ; immédiatement au-dessous apparaissent deux pertuis ponctiformes, ce sont les canaux éjaculateurs.

Le *sphincter* au niveau duquel la muqueuse se fronce.

Le *cul-de-sac du bulbe*, marqué par des plis plus épais sur la paroi inférieure. L'urètre se présente, dans la région bulbaire, sous forme de fente verticale, par compression latérale des muscles bulbo et ischio-caverneux.

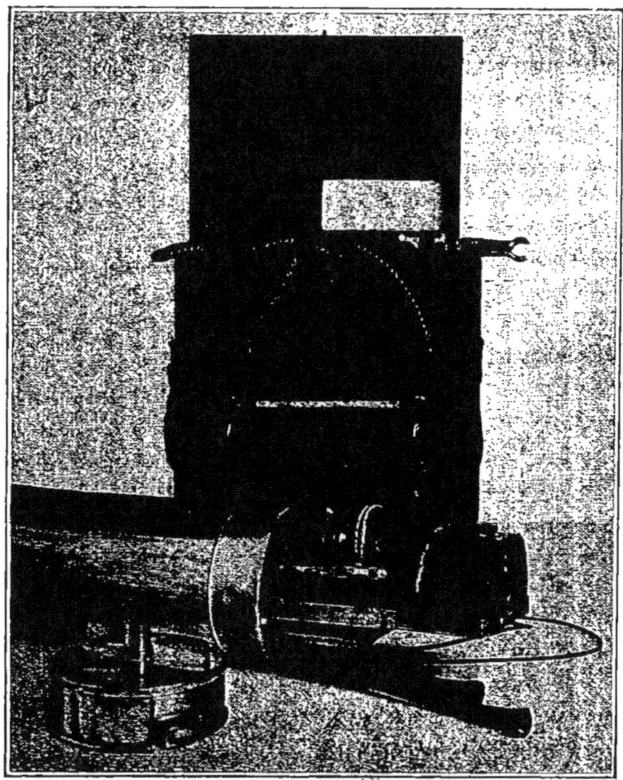

Fig. 141. — Nécessaire pour cathétérisme urétéral.

1° Accumulateurs et fils de contact; 2° notre tube comprenant : un cystoscope simple ; un cystoscope à cathétérisme ; deux sondes urétrales et urétérales ; un godet à glycérine ; Le tube est stérilisé par la poudre de trioxyméthylène déposée sur la tablette intermédiaire et chauffée à l'électricité.

Pillet, *Urologie*, p. 382.

L'urètre antérieur est finement strié et vascularisé.

Les petites ulcérations d'urétrite chronique et les rétrécissements (blanchâtres et durs), les petits angiomes, sont facilement visibles.

On se défiera des cautérisations localisées *trop énergiques* qui exposeraient à des rétrécissements ultérieurs.

CYSTOSCOPIE DIRECTE

Veut-on examiner la vessie ? La malade est renversée en position inclinée, les épaules basses; la masse intestinale, attirée vers le diaphragme, produit par l'urètre un appel d'air qui déplisse la vessie. On peut ainsi examiner toute sa face postérieure ; puis son bas-fond, en abaissant les cuisses ; et le dôme vésical, en les relevant. Une main appuyant sur l'hypogastre fait passer devant l'endoscope, tourné en haut, toute la paroi antérieure. Celle-ci est mieux étalée par la position genupectorale (malade reposant sur une table par les genoux et la poitrine).

Les indications de la cystoscopie, à vision directe, sont : l'exploration d'une vessie petite (cystite), fuyante (fistule), saignante (arrêter le vaisseau avec un attouchement d'adrénaline à 1/1 000), ulcérée (attouchements caustiques).

Cautérisation directe, au crayon de nitrate, d'une ulcération ou d'une perforation (salpingite, phlegmon du ligament large, abcès froid ouvert dans la vessie). Destruction de petits papillomes et de leur base d'implantation au galvano-cautère.

On peut tenter ainsi le *cathétérisme de l'uretère* dans une vessie trop réduite pour permettre les manœuvres du cystoscope à prisme. Nous l'avons pratiquée avec succès dans une vessie de 40 grammes, et avons pu, grâce à cette exploration, extirper la pyonéphrose tuberculeuse causale.

La manœuvre est plus difficile qu'avec le cystoscope à prisme.

Chez la femme enceinte, la vessie est refoulée et

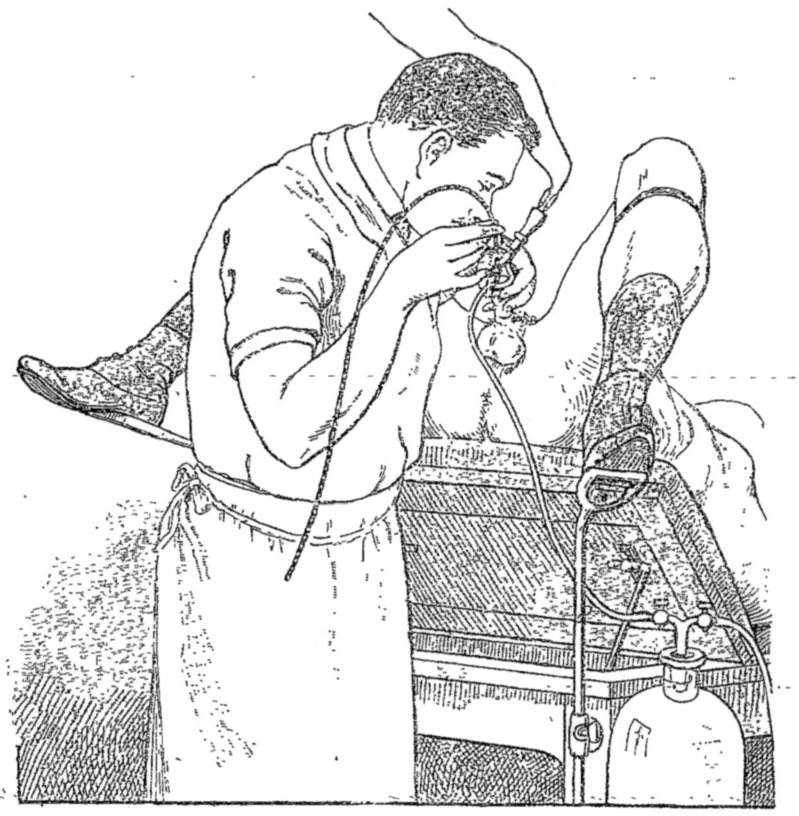

Fig. 142. — Cathétérisme direct de l'uretère chez l'homme [1].

le bas-fond avec ses méats urétéraux exhaussé ; d'où formation de deux culs-de-sac latéraux, avec résidu et fréquence des infections urinaires chez les parturientes.

1. Luys, *Exploration de l'appareil urinaire*. Masson.

*Technique du cathétérisme avec le cystoscope
à vision directe.*

Le malade étant placé sur le plan incliné, enfoncer le
tube jusqu'au fond de la vessie et diriger son ouverture

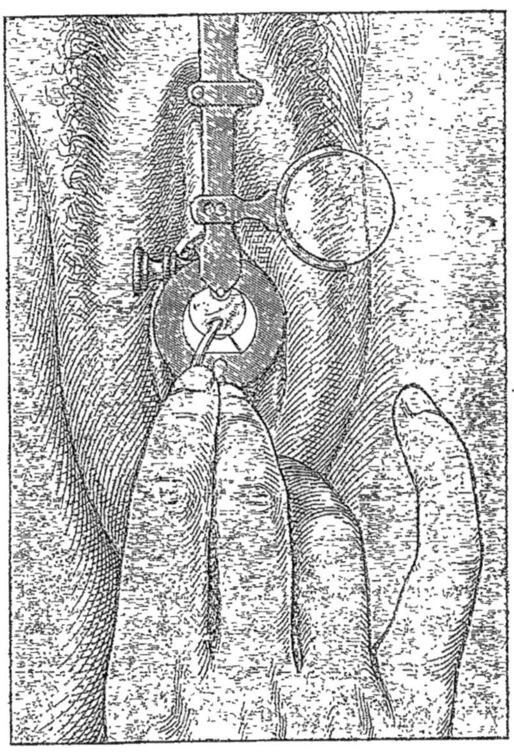

Fig. 143. — Cathétérisme direct de l'uretère chez la femme,
avec le cystoscope de Luys.

en bas. En le retirant progressivement, une saillie brusque et claire apparaît ; c'est le muscle interurétéral :
repère important, car il suffit de suivre à droite et à
gauche cette bande musculaire pour rencontrer les méats
urétéraux. Si leur découverte est difficile, appuyer le

tube sur la paroi et déplisser lentement la muqueuse. Ils ne sont pas éloignés de la ligne médiane. Le cystoscope, étant tombé en arrêt devant l'orifice, est maintenu immobile. La loupe est écartée et la sonde introduite.

Mieux vaut user de sondes spéciales dont les 15 premiers centimètres sont assez rigides pour ne pas se plier dans la lumière du tube.

Leur calibre peut être plus gros, n°s 7, 8 et 9, ce qui constitue un réel avantage.

L'inconvénient de l'instrument reste son gros calibre. Les tubes vont du 26 au 30 de la filière ; le Nitze restant du 21 au 25. D'où la nécessité d'une dilatation préalable du méat ; chez l'homme, aux Béniqués (n°s 52 à 60) ; chez la femme, aux bougies de Hégar (n°s 8, 9 et 10).

Il n'existe qu'un seul procédé de certitude pour connaître la vateur d'un rein ; c'est de mettre une sonde dans son uretère.

Les appareils de division (Luys ou Cathelin) sont à abandonner. Toutefois, quand les autres moyens d'exploration sont inapplicables (vessie trop réduite, etc.) le séparateur de Luys chez la femme donne des résultats d'une certaine valeur. Il en existe deux modèles pour adulte et pour enfant.

Cloisonnement vésical

LE SÉPARATEUR DE LUYS

L'instrument, du calibre 22, rappelle par sa forme bicoudée, non le Béniqué, mais le cathéter cannelé de Guyon, pour cathétérisme rétrograde.

Il se compose de trois pièces :

Une médiane.

Deux latérales.

La pièce médiane porte une chaîne tendue par une
tirette, la reliant au volant du pavillon. Cette chaîne se

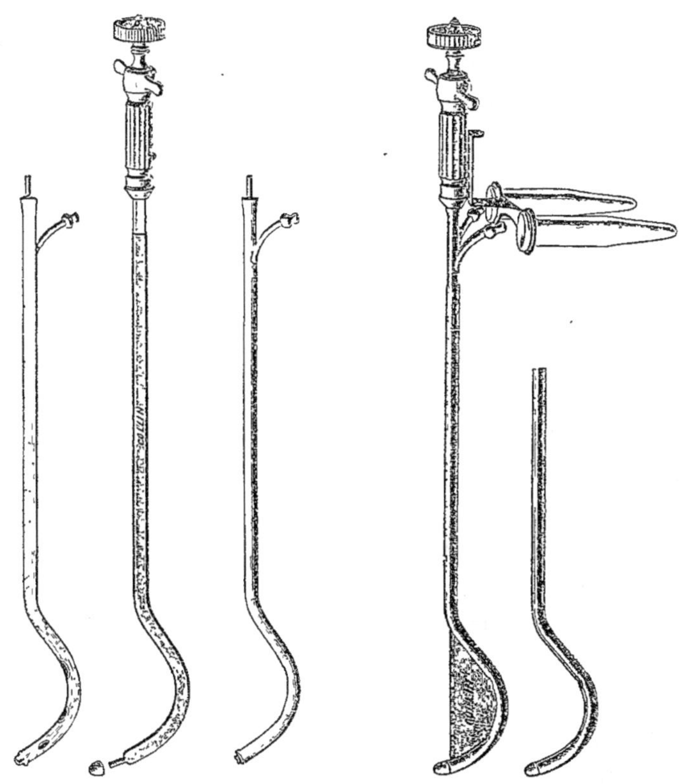

Fig. 144. — Séparateur de Luys
(démonté).

La pièce médiane est revêtue de la
chemise en caoutchouc.

Fig. 145. — Séparateur de Luys
(monté).

recouvre d'une membrane de caoutchouc que sa tension
élève et qui constitue la cloison vésicale.

Les parties latérales sont deux sondes métalliques,
forées de trois yeux ; elles épousent la courbure de la
pièce intermédiaire.

Les trois parties de l'instrument s'unissent entre elles, à leurs extrémités, par le manche et le petit capuchon à vis.

Préparation de l'instrument. — Veiller à ce que :

1° Les yeux et les tubes des sondes soient perméables ;

2° La chaîne mobile et non rouillée.

Revêtir la pièce intermédiaire d'une petite chemise de caoutchouc neuve, bien talquée et la tendre pour vérifier son intégrité.

Monter les deux sondes qui doivent s'accoler contre la membrane.

Stériliser par cinq minutes d'ébullition.

TECHNIQUE. — Introduire l'instrument *en l'abaissant fortement entre les jambes du malade*, ce qui fait pénétrer le talon de sa courbure dans la vessie et permet l'élévation non douloureuse de la cloison.

Aveugler les deux sondes avec les doigts ; élever la membrane de 10 tours en général et laisser couler pour vérifier les deux sondes.

Ramener légèrement l'instrument à soi, afin que le talon de la courbure appuie bien sur le col et mettre le malade en position assise. Relever le manche pour appuyer sur le fond de la vessie et assurer l'étanchéité. Vérifier au besoin par le toucher la position de la courbure.

Attendre l'évacuation complète de la vessie avant de commencer à recueillir.

Le malade pouvant se déplacer inconsciemment, mieux vaut tenir l'instrument à la main.

Durée de un à trois quarts d'heure ; recueillir le plus possible d'urines.

DIFFICULTÉS ET INCERTITUDES DE LA SÉPARATION

Hématurie. — Dès l'introduction de l'appareil, du sang

apparaît dans les sondes : il peut provenir de la prostate excoriée au passage ou de la vessie (à moins qu'il ne s'agisse du rein en cause), laver rapidement la vessie par les deux sondes, avec de l'eau très chaude, pour prévenir la formation de caillots.

Arrêt de sécrétion d'un côté. — S'il y a légère douleur, qu'en même temps une contraction vésicale bouche l'œil de la sonde, attendre qu'elle s'apaise ou à la rigueur rentrer légèrement la membrane.

Arrêt de sécrétion des deux côtés. — Faire absorber un diurétique; facies coloré et sueurs profuses : dévêtir le malade. Menace de syncope : suspendre la séance.

Déformations vésicales. — La division reste illusoire dans les cas de grosse hypertrophie prostatique excavant le bas-fond ;

D'adhérences pelviennes, suites d'interventions ;

De vessie à colonnes (vieillards) ;

De cystocèle très prononcée (femme).

Comparaison des deux méthodes :

Même dans les cas normaux, en injectant doucement, au cours d'une division, du bleu de méthylène, par une sonde, les urines ressortent souvent colorées du côté opposé. Néanmoins, dans la majorité des cas, elle fournit, entre des mains expérimentées, des renseignements suffisants. Elle acquiert une valeur réelle lorsqu'elle fournit d'un seul côté : sang, pus ou bacilles de Koch, ce qui est rare. Malheureusement, lorsque les chiffres qu'elle fournit sont semblables, on ne sait jamais s'il faut les rapporter à une excrétion rénale équivalente ou à un défaut (plus vraisemblable) de technique.

Aussi, ses résultats doivent-ils être toujours contrôlés par les enseignements cliniques et par la cystoscopie.

Justification en est donnée par ce seul exemple, *pris*

entre beaucoup d'autres, après tuberculose testiculaire, un malade évacue un foyer tuberculeux de sa vésicule séminale dans sa vessie. Cette caverne, rompue juste au-dessus de l'orifice urétéral, évacue du pus, que la seule division aurait fait rapporter au rein du même côté. De fait, en cas de tumeur ou d'ulcération unilatérale, on est intervenu (après plusieurs divisions donnant des résultats semblables) sur des reins indemnes. Une des supériorités sous-entendues du cathétérisme urétéral est la pratique simultanée de la cystoscopie.

Dans tous les cas où la vessie est devenue inexplorable, la plupart des urologues préfèrent à la cystoscopie les procédés sanglants.

1° Cathétérisme des uretères à vessie ouverte ;

2° Cathétérisme d'un uretère (côté malade) ;

3° Lombotomie exploratrice permettant d'apprécier relativement l'intégrité d'un rein et de son uretère avant d'enlever l'autre.

Cystoscopie à prisme

La cystoscopie est l'éclairage électrique de la vessie.

L'appareil est constitué par un tube métallique, ayant la forme et le calibre d'une sonde béquille n° 21.

Il comprend :

1° Un appareil de vision : le petit prisme situé près de la concavité de la béquille réfléchit, à angle droit, dans l'intérieur du tube, l'image éclairée. Celle-ci est grossie par des lentilles logées dans le tube. Le pavillon évasé et noirci abrite l'œil du jour.

2° Un appareil d'éclairage :

a) La petite lampe vissée au bec de la béquille est reliée à un fin conducteur dans l'intérieur du tube et à sa paroi métallique.

b) La double fourche d'arrivée portant un commutateur à glissette, se monte à frottement sur le pavillon du cystoscope.

La source de lumière est fournie par des piles sèches, par des accumulateurs ou par un réducteur interposé sur le courant de la ville.

Stérilisation aux vapeurs de formol à 60°.

Dans les vessies infectées aussi bien que dans les vessies saines, employer des instruments bien stérilisés, remplir la vessie avec un liquide également stérilisé et nettoyer l'urètre préalablement.

Les images du cystoscope, étant fournies par un prisme,

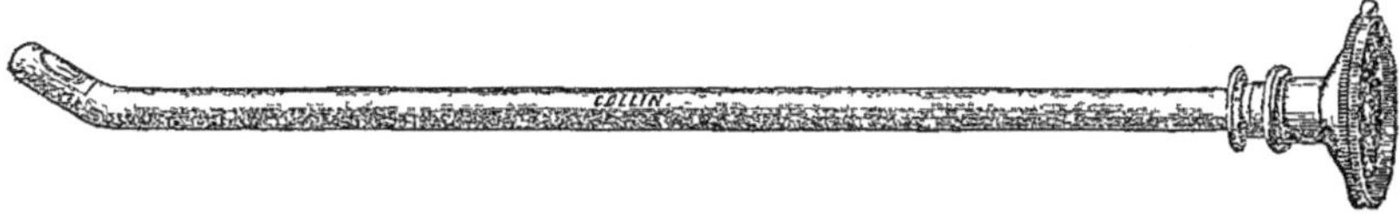

Fig. 146. — Cystoscope simple.

sont renversées d'avant en arrière, mais non déplacées latéralement. Ce qui est vu en avant est en arrière, mais ce qui est vu à droite est bien à droite. Il suffit, pour s'en rendre compte, d'examiner avec un cystoscope une petite clef : son anneau supposé en avant est en réalité en arrière; mais le pêne vu à droite s'y trouve réellement. L'image étant réfléchie à angle droit, l'œil place l'objet dans la direction du dernier rayon reçu. Le cystoscope étant horizontal et parallèle à l'objet, celui-ci apparaît vertical et inversement. Le volume de l'objet est aussi d'une interprétation difficile. Un petit papillome est grossi si le cystoscope le touche, diminué s'il s'éloigne; son volume est normal à 3 centimètres.

Position. — Il suffit de placer le malade en position obstétricale, en travers d'un lit haut. Il est mieux qu'il soit assis sur le bord d'une table, les talons dans deux étriers fixés aux montants. Le tronc et la tête relevés.

Exploration et préparation de l'urètre. — Le canal devant admettre un numéro 21 peut avoir besoin d'être préparé : urétrotomie. Dilatation : si la traversée prostatique est irrégulière, vingt-quatre heures de sonde à demeure la rectifie : l'urètre sera copieusement lavé pendant son retrait.

Le calibre du cystoscope doit être approprié à celui du canal.

L'introduction doit être d'autant plus douce qu'on se trouve en présence d'un urètre plus sensible; parvenu dans la vessie, il faut faire le moins de mouvements possible, surtout avec les gros cystoscopes, la muqueuse urétrale tendue sur l'instrument étant entraînée dans un léger mouvement de torsion (Pasteau).

La *vessie* doit être garnie avec une quantité un peu inférieure à sa capacité. La contractilité vésicale éveillée, expulsant partie ou totalité du liquide. Cesser d'injecter, laisser s'écouler quelques gouttes et faire respirer largement : 150 grammes environ sont ainsi laissés par la vessie.

30 grammes constituent un minimum de capacité. En cas de cystite attendre pendant quelques semaines l'effet des instillations.

Si les urines sont purulentes faire passer dans la vessie quatre ou cinq seringues d'eau bouillie jusqu'à ce qu'elle ressorte claire, en évitant de mettre la vessie en tension.

Si les urines sont sanglantes, laver la vessie doucement et voir vite. L'hémorragie commencée, on peut tenter de l'arrêter par un lavage très chaud ou en injectant 40 à 50 grammes d'une solution d'antipyrine au 1/20. Abondante, l'hémorragie rend bientôt toute vision impossible, le sang troublant le milieu et se coagulant sur le prisme, à moins d'utiliser le cystoscope à irrigation.

Le cystoscope étant parvenu à la vessie (ce que l'on constate à la clarté de la vision), on inspecte méthodiquement toute sa surface : la bulle d'air s'isole à son sommet. La paroi supérieure est inspectée ; puis les faces latérales droite et gauche.

Le pavillon étant abaissé entre les jambes, et le bec tourné en bas, les méats *urétéraux sont recherchés*, l'instrument est retiré jusqu'à l'apparition d'un croissant rouge sombre (orifice du col) ; à 2 cm. 1/2 en arrière et de chaque côté de la ligne médiane se trouvent les orifices urétéraux. Le pavillon du cystoscope étant comparé à un cadran d'horloge, ils sont situés à quatre et à huit heures. Il faut souvent les chercher. Ce sont de fins pertuis en mince coup d'ongle, dont le siège indique la nature.

Le petit calibre du cystoscope de Nitze (n° 21) et son champ visuel étendu en font un moyen d'exploration précieux. Il fournit une confirmation visuelle des tumeurs, calculs, corps étrangers, caractères et localisations des ulcérations de cystites, état du méat urétéral.

Il suppose seulement une capacité suffisante et un milieu vésical temporairement transparent (pas trop de sang ni de pus).

Le Nitze a prisme est un instrument de diagnostic.

Le Luys à vision directe un instrument de traitement.

RÉSULTATS DE LA CYSTOSCOPIE A PRISME

Si la cystoscopie reste une exploration de spécialiste, tout praticien doit cependant connaître ses indications et ses résultats.

Ce n'est *qu'après un examen clinique détaillé qu'il en*

faut user. Analyse des signes fonctionnels, examen physique de l'urètre, de la vessie, des uretères et des reins; puis des testicules, des voies spermatiques et de la prostate. Connaissance de : l'*âge*, des antécédents, de l'analyse des urines. Le cystoscope peut en effet découvrir une ulcération, sans préciser sa nature (inflammatoire, tuberculeuse ou néoplasique). D'où la nécessité de renseignements cliniques complets.

La cystoscopie est un procédé de haute valeur pour confirmer ou pour fournir un diagnostic dans les maladies de la vessie, de l'uretère ou du rein.

Lésions vésicales. — Dans les *tumeurs*, la cystoscopie est le procédé de choix; elle renseigne sur leur nature, leur étendue, leur opérabilité. Si leur diagnostic, dans les cas classiques, hématuries abondantes et terminales, induration du bas-fond, âge avancé, est facile, il est plus souvent obscur et difficile. Nombreux sont les cas frustes où la cystoscopie fournit des surprises graves. Telle malade présentait de vagues troubles mictionnels :

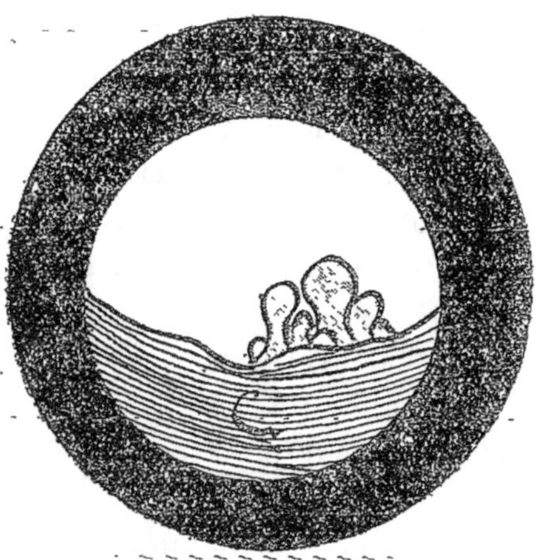

Fig. 147. — M. D... Tumeur de la vessie siégeant immédiatement au-dessus du col (c) et justifiant des hématuries initiales.

Mme D..., cinquante-cinq ans, se plaint d'envies d'uriner devenues, depuis quelques mois, plus fréquentes. Les urines sont un peu troubles. Jamais de douleurs, jamais d'hématuries, pas d'induration de la cloison vésico-vaginale. L'endoscopie montre uu néoplasme infiltré sur une grande étendue des parois latérale et supérieure.

Tel autre présentait, depuis quelques jours, de rares gouttes de sang terminales :

M. L... a rendu, il y a peu de temps, du sable urique et un petit gravier, arrêté quelques instants au méat. Il consulte parce qu'il a remarqué quelques filets de sang à la fin de ses mictions.

C'est toute son histoire. Une cystoscopie minutieuse ne nous avait révélé ni gravier, ni tumeur. Lorsque nous avons eu l'idée d'inspecter, par un abaissement très prononcé du cystoscope, la lèvre postérieure du col, une *tumeur* mûriforme, du volume d'une petite fraise, y était implantée, environnée de quelques varicosités. Sa résistance à une forte irrigation la différenciait d'un caillot. Ne pouvait-on penser, chez cet homme de trente-cinq ans, à la gravelle?

Suivant le développement cavitaire ou pariétal, exogène ou endogène, les tumeurs sont qualifiées de polypes bénins ou de néoplasmes infiltrés et malins. L'endoscopie, en déterminant leur nature, fixe leur pronostic.

Nature des tumeurs. — Les *polypes* sont ou sessiles, accolés en hémisphères mûriformes à la paroi sur laquelle se projette leur ombre, ou suspendus à un pédicule. Celui-ci est-il long? Ils se balancent, avec leur houppe de franges rosées, comme des plantes d'eau arborescentes, sous les remous de l'uretère ou de l'irrigation. Leur pédicule est parfois assez grêle pour être difficilement visible; on juge alors de sa longueur par la mobilité de la tumeur. Insérés près du col, ils peuvent, au passage, saigner ou se poser sur le prisme et l'obscurcir.

Leur richesse vasculaire est remarquable, de gros vaisseaux (on leur a vu le volume de la radiale) les animent parfois de battements, sillonnent leur pédicule, ou même les suspendent à la paroi comme un fruit à sa tige.

Ainsi s'expliquent ces hématuries formidables et sans causes, laissant le malade exsangue. On peut observer à leur surface des îlots rouge brun, témoignant d'infarctus ; des zones blanchâtres, dues à des nécroses superficielles. Des cas d'infiltration calcaire, avec émission de débris phosphatiques, ont été cités, laissant croire à la pierre.

Les *néoplasmes infiltrés* se présentent avec une surface bourgeonnante, nécrotique, facilement saignante, chargée de caillots et de fausses membranes.

A une période avancée, mieux vaut s'abstenir, l'infection étant fatale, la réduction de la capacité rendant l'examen aléatoire, et la certitude étant obtenue par les procédés ordinaires.

Siège d'implantation. — Le trigone et le pourtour des orifices urétéraux sont les lieux d'élection. Aussi leur développement rend-il toute intervention compliquée et peut-il s'accompagner d'hydronéphrose.

Volume. — Son estimation exacte suppose, comme pour celui d'un calcul l'habitude du cystoscope. Il est plus facile d'apprécier les tumeurs petites ou moyennes que les grosses, qui ne peuvent être inspectées que par portions successives.

La présence d'une hématurie n'est pas une contre-indication à l'examen. Si l'hématurie paraît vésicale, mieux vaut, cependant, attendre une période interhématurique, le milieu vésical étant d'infection facile et le malade de résistance diminuée. S'il est impossible de remettre l'examen, celui-ci peut s'effectuer sous condition expresse « de ne jamais évacuer complètement la vessie, pendant les lavages ou le garnissage ».

Dans les *cystites*, surtout dans la cystite *tuberculeuse*, la cystoscopie, lorsqu'elle est possible (lésions non propagées au col), confirme le diagnostic, indique l'étendue et la curabilité des lésions.

La tuberculose débute sous forme de petites granulations transparentes et rosées, entourées de fines arborisations tranchant sur la muqueuse saine et disposées par grappes autour des vaisseaux. Bientôt succèdent des exfoliations à bords rosés et légèrement décolés qui, coalescentes, constituent une ulcération à bords polycycliques. L'examen d'une ulcération typique suffit à affirmer la tuberculose. La concomitance de granulations, d'ulcérations et de plaques de rougeur diffuse constitue aussi une certitude. Ces lésions sont cantonnées avec élection, autour du méat urétéral correspondant au rein malade. A une période plus avancée, le diagnostic de la nature de l'ulcération devient difficile.

Suivant la cause, on trouve dans la vessie des lésions de *cystite leucoplasique*, avec plaques blanches, nacrées, irrégulières, tranchant par leur coloration sur la teinte rose ou rouge des parties voisines et colorées en jaune par un lavage à l'acide picrique. « Des lésions de *cystite villeuse*, avec saillies multiples, effilées, arrondies ou en massue, rouges, non transparentes, ulcérées ou non; des lésions de *cystite œdémateuse*, avec plis larges, épais, réguliers, parallèles, ou des lésions de *cystite bulleuse*, avec élevures, régulièrement arrondies ou ovalaires, parfois assez pédiculisées, teujours multiples, rosées ou pâles, translucides et toujours agminées » (Pasteau).

Les *ulcérations simples de la vessie* sont des trouvailles endoscopiques. Siégeant souvent au voisinage des orifices urétéraux, elles peuvent s'accompagner d'hématuries abondantes.

L'explorateur métallique donnant des renseignements certains sur la présence et le volume des *calculs vési-*

caux, l'endoscopie n'est qu'un contrôle. Elle précise leur nombre, découvre les calculs latents, ou de siège anormal (calcul enchatonné, fragments dissimulés dans un bas-fond irrégulier) et vérifie admirablement la lithotritie : d'autant que la vessie, généralement évacuée d'emblée, supporte beaucoup mieux l'examen.

La cystoscopie constate la présence et l'orientation des *corps étrangers* : filiformes, bouts de sondes, aiguilles...

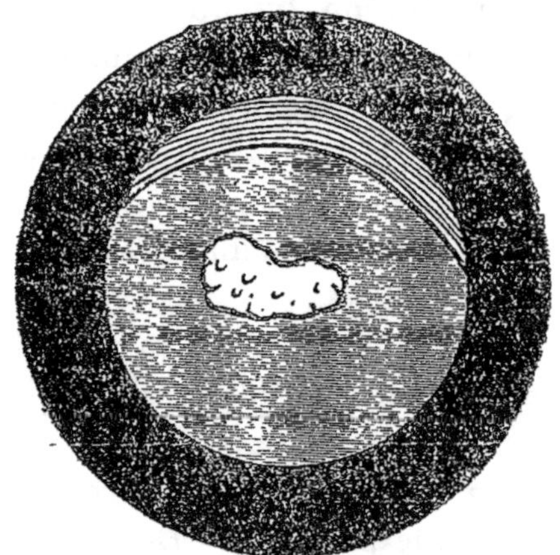

Fig. 148. — Mlle P... Petit calcul reposant sur le bas-fond.

.Nous avons observé jadis, à Necker, une épingle à cheveux en celluloïd orientée dans le diamètre vésical transversal, et qui, après quarante-huit heures de séjour, était déjà recouverte de [dépôt phosphatique.

Une pince peut alors être introduite avec le cystoscope, qui contrôle ses mouvements et sa prise.

OBSERVATION. — *Soie chirurgicale dans la paroi de la vessie. Extirpation cystoscopique.* — Mlle X.... a été opérée, il y a trois ans, d'une hernie crurale étranglée, dont la réduction fut aisée. Il n'y avait nullement de cystocèle et la cure s'effectua, selon l'usage, par la suture de l'arcade crurale au pectiné.

Les jours suivants, la malade présenta un peu de rétention qui céda à quelques cathétérismes.

A quelques mois de là, s'observèrent des signes de cystite, contre lesquels on institua des lavages. La cystite se prolongea longtemps avec des mictions impérieuses et des douleurs vives. Finalement, la malade élimina par l'urètre, à divers intervalles, trois soies chirurgicales.

Ces symptômes persistant, nous cystoscopons la malade et décou-

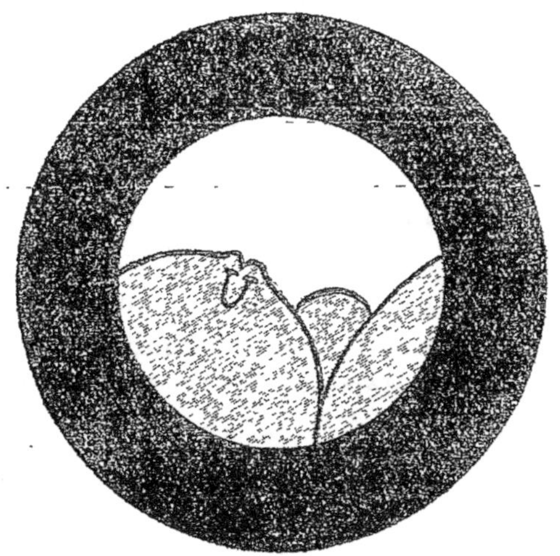

Fig. 149. — Hypertrophie de la prostate (sur le bord du lobe gauche on aperçoit de profil le méat urétéral U).

vrons, au sommet de la vessie, une grosse soie recouverte d'un léger dépôt phosphatique dont le nœud pend dans la cavité et dont l'anse s'enfonce dans la paroi comme un clou à sonnette dans un mur.

La situation de ce fil à l'union de la paroi supérieure et de la paroi antérieure était telle que le tube endoscopique ne nous était d'aucun secours.

Nous avons donc passé simultanément dans l'urètre une petite pince à corps étrangers, puis le cystoscope à prisme, et nous sommes parvenu à pincer, sous le contrôle constant de la vue, cette grosse soie solidement implantée et qui n'a été extraite (d'ailleurs entière) qu'après rupture de son anse.

Les calculs phosphatiques développés autour des soies chirurgicales sont relativement fréquents.

Dans l'*hypertrophie prostatique* (fig. 149), l'introduction du cystoscope n'est possible que grâce à une manœuvre prépubienne énergique. Au début, la lèvre postérieure du col est saillante en gros bourrelet. Plus tard, l'instrument effectue son entrée dans la vessie, à travers un défilé profond, dont les lobes latéraux constituent les parois. Tourné en bas, il découvre les grosses bosses arrondies de la base, l'existence et le volume du *lobe médian* (importance opératoire). Les méats urétéraux débouchent alors sur de véritables éminences. La musculature est hypertrophiée en gros faisceaux charnus (vessie à colonnes) délimitant entre eux de véritables cellules, qui, petites, font de véritables trous d'ombre dans sa paroi, et grandes sont cathétérisées et éclairées par le bec du cystoscope.

La cystoscopie est contre-indiquée en cas de cancer prostatique.

Dans l'*incontinence dite essentielle* des jeunes filles, la cystoscopie peut déceler des malformations vésicales (pli transversal d'adhérences vésico-utérines, cystocèle congénitale).

Dans les *suppurations périvésicales*, le cystoscope peut montrer le refoulement puis la perforation d'une des parois vésicales (abcès froid coxalgique, phlegmon du ligament large ouverts dans la vessie).

L'examen des orifices de *fistules* hypogastrique ou vésico-vaginale est possible à condition que la vessie ne fuie que lentement. Au début d'un *néoplasme* des parties antérolatérales du col utérin, la cystoscopie montre les modifications suivantes : saillie anormale du triangle de Lieutaud, déplacement des orifices urétéraux ; plis œdémateux, traînées bulleuses, arborisations vasculaires prononcées. Ces signes sont dus à l'envahissement précoce de la cloison urétro-vaginale. Ils indiquent que l'intervention devra intéresser la paroi vésicale où, par leur extension, la contre-indiquent complètement.

Les *varices de la vessie* sont rares. Dans le cas ci-joint, une grosse varice partait d'une formation angiomateuse siégeant sur la lèvre postérieure du col, chez une femme présentant seulement un rein mobile. Les sarcomes, les myomes, les kystes hydatiques sont des exceptions. Les petits kystes sont aussi rares, ne pas les confondre avec certains processus vésiculeux de cystite ; ou plus simplement avec de fines bulles d'air accolées à la lèvre supérieure froncée du col, lorsque, pendant le garnissage, la seringue n'a pas été bien expurgée d'air.

Nous devons enfin à la cystoscopie l'examen des diverticules congénitaux, de la persistance de l'ouraque et des cicatrices accidentelles ou opératoires auxquelles restent parfois fixées des soies en voie d'incrustation.

Lésions urétérales. — Par l'examen du méat urétéral, la cystoscopie fournit de précieux renseignements sur la pathologie de l'uretère et du rein.

Normalement, les méats urétéraux se présentent comme deux petits orifices punctiformes, situés aux deux extrémités du muscle interurétérique et pourvus d'un sphincter annulaire dont la contraction les enserre et les soulève en leur faisant faire « la moue ». Le méat émet, toutes les quinze à vingt secondes, un mince filet d'urines claires. L'apparition des méats urétéraux est un signe de certitude de l'examen total du bas-fond.

Chez les nerveuses, nous avons vu souvent se produire de vraies « contractions blanches » répétées, sans que rien ne s'écoulât, et comparables à celles observées après section opératoire de l'uretère.

Toute la pathologie de l'*extrémité inférieure* des uretères est de découverte endoscopique.

Prolapsus de la muqueuse. — *Dilatation de l'extrémité inférieure* en poche sacciforme distendue par chaque miction urétérale et percée d'un fin pertuis.

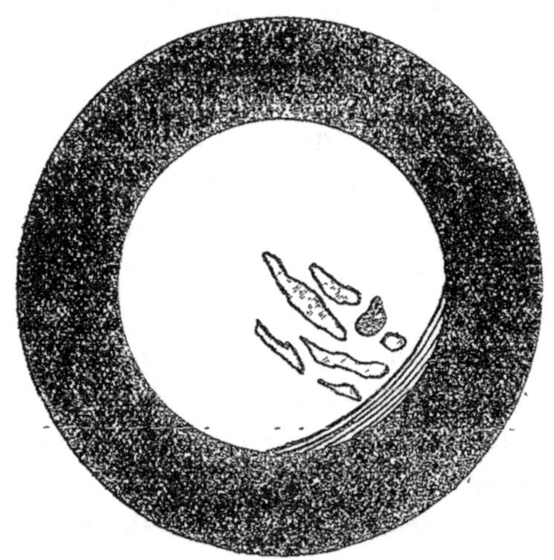

Fig. 150. — Mlle L... Plaques de cystite secondaires à un rein tuberculeux, méat urétéral béant, à sphincter détruit.

Calcul enclavé au-dessus du méat, l'un d'eux (en forme de noyau de datte) a été vu sortant par l'orifice urétéral et appuyé, de sa pointe, sur le bas-fond.

Après une hématurie rénale, un caillot vermiforme peut rester appendu au méat. Le jet d'irrigation destiné à vérifier son engagement doit être modéré, pour le soulever sans le rompre.

Lésions rénales. — Plus fréquentes et plus importantes encore sont des modifications pathologiques du méat en rapport avec des lésions rénales concomitantes :

Tuméfaction et rougeur diffuse après coliques néphrétiques.

Lésions secondaires autour de l'uretère d'un rein tuberculeux; localisation absolument caractéristique.

La constatation d'éjaculations hématurique ou pyurique fournit :

1° L'affirmation de son origine rénale ;

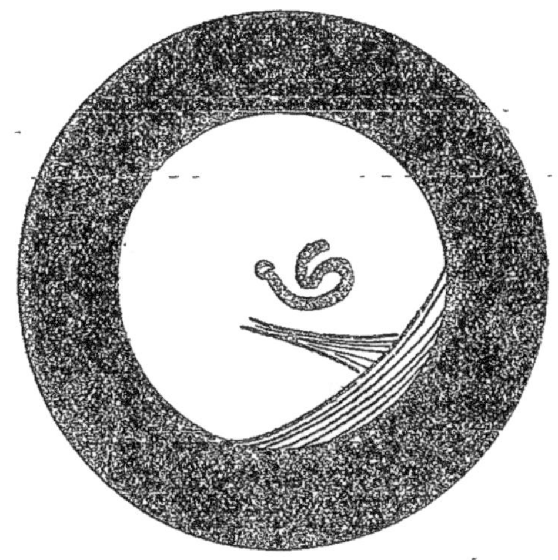

Fig. 151. — M. B... Boudin de pus sortant par le méat urétéral situé anormalement au-dessous du muscle interurétique (pyonéphrose tuberculeuse.)

2° La détermination du rein malade.

Soupçonne-t-on l'origine rénale d'une *hématurie*, laver la vessie jusqu'au retour du liquide clair et placer le cystoscope devant le méat supposé sain. Sa clarté est tout à coup troublée par un gros nuage rouge venu d'en haut et de côté. Vérification est faite, en se plaçant ensuite latéralement vis-à-vis de l'autre méat d'où gicle le jet sanglant.

Observations analogues en cas de *pyurie*.

Mlle L..., cinquante-cinq ans, présentait des plaques de cystite tuberculeuse disséminées autour des deux méats urétéraux qu'elles cachaient. Quel rein était en cause? L'éjaculation gauche apparut transparente, pendant que la droite se projetait dans la clarté du champ cystoscopique comme une volée de poussière.

La cystoscopie fournit donc, sous réserve d'une éducation suffisante, des confirmations authentiques dans les cas douteux et de vraies découvertes dans les cas latents, avec l'évidence indiscutable d'une chose vue.

Cathétérisme de l'uretère avec le cystoscope à prisme

Il suppose une grande habitude de la cystoscopie.

Indications. — *Urètre* perméable au 23 (pas de rétrécissement, pas de traversée prostatique irrégulière).

Vessie. — Capacité supérieure à 80 grammes, afin que la manœuvre de l'instrument soit possible. Il est permis de cathétériser à travers une vessie malade un uretère malade (l'urine du côté sain étant recueillie par une sonde vésicale juxtaposée) ; de cathétériser à travers une vessie saine un uretère sain. S'il fallait, à travers une vessie malade, cathétériser un uretère sain, la sonde, après lavage soigneux de la vessie, ne serait pas enfoncée à plus de quelques centimètres.

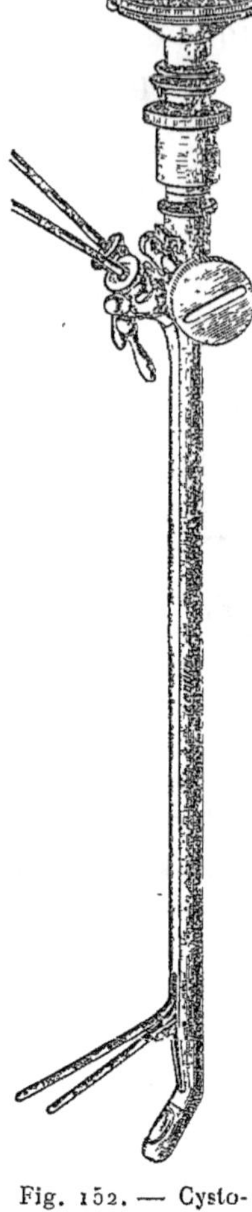

Fig. 152. — Cysto-scope à cathétérisme.

Rein. — Étude de sa valeur fonctionnelle, de la nature de son infection (bacille de Koch, bactéries, cylindres); évacuation d'une rétention du bassinet et prise de sa capacité.

Uretère. — Redressement d'une courbure; recalibrage du conduit; détermination exacte du siège d'un calcul. On peut user d'un cathéter à pointe métallique, donnant une sensation de flottement calculeux qui peut être ausculté à travers la paroi abdominale. (Un cas personnel.)

Cathétérisme avant opération pour faciliter la recherche ou permettre d'éviter l'uretère.

Contre-indications. — Traversée prostatique difficile.

Capacité trop restreinte, vessie impossible à clarifier (diverticules infectés). Plaques de cystite cachant le méat. Atrésie de l'orifice.

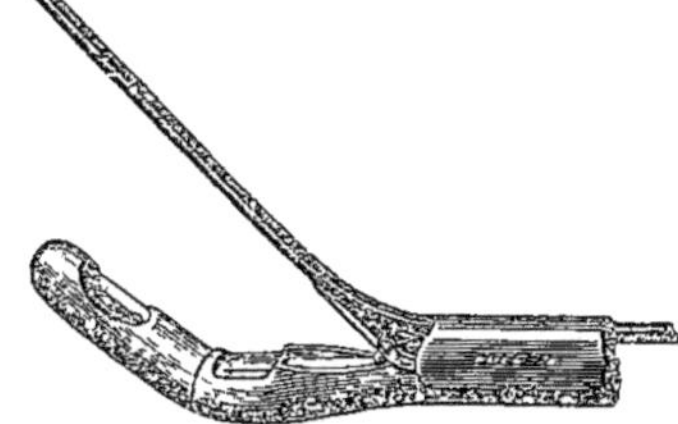

Fig. 153. — Cystoscope à cathétérisme (mouvement de l'onglet).

Ne pas sonder un rein en poussée fébrile aiguë.

Asepsie des mains et des instruments (cystoscope et sondes stérilisés aux vapeurs de formol), lavages du gland et de l'urètre antérieur.

Vérification de la transparence des lentilles, de l'allumage de la lampe et de l'effacement complet de l'onglet. La sonde, de perméabilité vérifiée et abondamment lubrifiée, doit glisser à frottement doux. Un aide maintient son extrémité libre, afin qu'elle ne traîne pas, et la ferme.

Lavage de la vessie jusqu'au retour de liquide clair : 150 à 200 grammes de garnissage sont la quantité optima. Avec une réplétion insuffisante, les méats sont trop rapprochés du col, au niveau duquel se trouve l'onglet, dont la manœuvre est alors douloureuse.

Le cystoscope est tourné vers le bas-fond, le méat urétéral découvert (le *voir vite*, à cause du trouble croissant). Le cystoscope doit être incliné de 45° sur l'horizontale, afin que la sonde aborde le méat dans son axe. A partir de ce moment, la main gauche maintient le pavillon du cystoscope absolument fixe; aussi, le coude doit-il être appuyé.

La sonde est enfoncée de quelques millimètres; sa pointe, près du prisme, apparaît grosse dans le champ visuel. Un léger mouvement de roue relevant l'onglet l'éloigne du prisme, la fait diminuer à l'œil et la dirige vers l'orifice urétéral, dans lequel elle pénètre par tâtonnements.

Si le méat est dissimulé par une plaque de cystite, une tumeur, un calcul, etc., explorer à la pointe de la sonde les anfractuosités de la paroi dans la direction de l'éjaculation urétérale.

Pénétration dans l'uretère. — Si la pointe placée dans l'orifice ne pénètre pas, varier l'orientation du cystoscope. Souvent la sonde pénètre à 3 ou 4 centimètres, on la pousse en croyant qu'elle progresse, mais elle rebondit et son segment vésical apparaît recourbé. Cet obstacle est constitué : soit par un retroussis de la muqueuse devant la pointe de la sonde au moment où l'uretère change de direction, soit au croisement des vaisseaux iliaques.

On constate par le soulèvement de la muqueuse la pénétration de la sonde dans le trajet pariétal de l'uretère. La sonde est alors poussée doucement jusqu'au bassinet, sous le contrôle de la vue, qui compte les centimètres noirs et dorés.

La longueur moyenne de l'uretère est de 28 à 3o centimètres. La sonde qui, pendant sa traversée vésicale, coulait d'une façon continue, *ne donne plus dans l'uretère*

que par petites éjaculations. La lumière éteinte, on donne
de la sonde et on retire le cystoscope jusqu'à l'apparition
de celle-ci au méat. Ainsi la sonde n'est pas attirée hors
de l'uretère.

Une sonde urétrale est glissée à côté sur le cathéter
urétéral pour recueillir les urines vésicales de l'autre
rein.

On peut mieux encore pratiquer le cathétérisme des
deux uretères.

La capacité du bassinet est mesurée avec une seringue
courte, à piston très doux, dont l'extrémité pointue est
bien emboutie dans le pavillon de la sonde et poussée
très doucement. S'arrêter dès la première douleur.

5 centimètres cubes représentent sa capacité normale et
les douleurs de la mise en tension.

Résultats de l'exploration fonctionnelle des reins

L'exploration fonctionnelle des reins est un renseignement de haute importance chez nombre de malades
médicaux, chirurgicaux et urinaires.

Les reins sains éliminent rapidement l'eau absorbée en
excès dans l'organisme; la concentration moléculaire du
sang restant constante, la dépuration urinaire ne tarde
pas à rétablir, presque à elle seule, un équilibre automa-
tique. Il en est de même pour les substances colorantes.
L'urine doit sa coloration ambrée à l'urochrome, dont
elle emprunte les éléments au sang. Inversement, les
reins altérés éliminant imparfaitement, leurs urines sont
pâles et hypotoxiques : Rayer avait déjà noté que chez les
goutteux l'absorption de sirop de térébenthine ou plus
simplement d'asperges ne communique pas à l'urine
d'odeur caractéristique.

La méthode des éliminations provoquées, magistralement étudiée par Albarran, détermine la valeur sécrétoire des reins en introduisant dans l'organisme une dose fixe d'eau ou de matière colorante dont on étudie l'élimination.

L'*analyse chimique* est le procédé le plus ancien. Elle dose, en particulier, la quantité d'urée, de chlorures et de phosphates; un rein éliminant d'autant plus de matières extractives qu'il est meilleur.

La *polyurie expérimentale* consiste à faire absorber plusieurs verres d'eau d'*Évian*, le rein sain éliminant avec brusquerie et abondance, le rein malade avec lenteur et parcimonie.

La *cryoscopie* indique le dégré de concentration moléculaire, l'étude du point de congélation de l'urine variant suivant la quantité de sels dissous. Sa valeur doit être comparée au volume des urines, à leur teneur en NaCl et au poids du sujet.

L'épreuve du *bleu de méthylène* est simple. Elle n'oblige pas à des dosages répétés. Absorbé au niveau de la piqûre (1 centimètre cube d'une solution à 5 p. 100), le *bleu* passe dans le sang sous forme de chromogène et se reconstitue dans le rein. Il reste aussi (dans les urines alcalines) à l'état de chromogène à rechercher chimiquement.

On note le moment d'apparition, la durée et la quantité éliminée. Si le rein est malade, l'élimination est retardée et prolongée. En cas d'affection hépatique, cette épreuve est contre-indiquée.

Le carmin d'indigo offre l'avantage de ne pas rester invisible sous forme de chromogène.

Ces épreuves colorantes ne sont pas à renouveler, à cause de leur action fixatrice possible sur les cellules du rein.

Phloridzyne. *La malade n'étant pas diabétique*, on lui injecte par piqûre 6 centimètres cubes de solution stérilisée à 1/200 = 2 centigrammes.

Le *sucre* apparaît dans l'urine après une demi-heure et persiste de deux à quatre heures.

L'excrétion est au commencement de l'épreuve de 0,5 à 2 p. 100. Normalement, les deux reins doivent sécréter dans le même temps la même quantité de sucre (reconnu par la coloration ou la méthode réfrigérante).

La *chlorurie expérimentale* consiste à faire ingérer une dose titrée de NaCl, le rein étant moins perméable aux chlorures qu'à toute autre substance.

Ces diverses méthodes, dont nous ne citons que les principales, ont leurs indications particulières et se complètent l'une l'autre. Elles renseignent sur l'état anatomique des reins, fixent le diagnostic, le pronostic et le traitement.

Dans les *néphrites médicales* à forme aiguë (scarlatineuse), subaiguë (postscarlatineuse), chronique (goutteuse), la chlorurie expérimentale de Claude et Mauté est un précieux élément de pronostic. Le malade étant astreint, pendant huit jours, à 3 litres de lait additionné de 10 grammes de chlorure de sodium, la recherche cryoscopique est pratiquée avant, pendant et après l'ingestion, et l'on mesure ainsi l'imperméabilité du rein aux chlorures. Widal a insisté dernièrement sur l'imperméabilité à l'urée, sur la rétention uréique et ses accidents.

Le dosage comparatif du taux d'urée dans le sang et les urines, comparé au poids du sujet, constitue *la constante d'Ambard* (V. Analyse chimique), épreuve d'une grande valeur pronostique indispensable avant tout acte opératoire.

Ces notions de rétention générale, chlorurée, uréique, ont une grosse importance pour le pronostic des néphrites : c'est ainsi qu'une néphrite amyloïde, avec forte albuminurie, mais perméabilité presque normale, est beaucoup moins grave qu'une néphrite interstitielle avec albuminurie minime, mais imperméable ; c'est ainsi que nombre d'albuminuries orthostatiques s'accompagnent de conservation de la fonction rénale et guérissent complètement.

Leur influence sur le traitement et le régime n'est pas moins considérable et est trop évident pour que nous y insistions.

Malades chirurgicaux.—L'état anatomique et fonctionnel des reins règle le pronostic opératoire des grandes interventions chirurgicales (compression d'un uretère en cas de tumeur pelvienne, de fibrome ou de cancer utérin). Il permet aussi de proportionner, si possible, la gravité de l'acte opératoire à la résistance du sujet.

Une hypo-azoturie marquée est une contre-indication formelle.

Urinaires. — Tout en reconnaissant la valeur des antécédents, de l'augmentation du volume d'un rein et des douleurs, il n'est pas rare d'être égaré par le réflexe réno-rénal, en particulier, et de croire malade le rein sain. Les lésions étant souvent unilatérales, l'analyse ne doit plus porter seulement, chez ces malades, sur les urines totales, mais *sur les urines séparées de chaque rein*. Le mépris de ce principe expose à des désastres : extirpation d'un rein unique ou présentant une hypertrophie compensatrice, l'autre étant détruit par fonte tuberculeuse. Néphrectomies suivies d'oligurie, puis d'anurie *par insuffisance du rein opposé*, néphrectomies inutiles. Les urines des côtés droit et gauche sont séparées par deux procédés, indirect ou direct : la *division endo-vésicale* (Luys, Cathelin), ou mieux le *cathétérisme urétéral*.

Cette analyse histo-bactériologique emporte, parfois, à elle seule, le diagnostic : bacilles de Koch, leucocytes, hématies unilatérales, pyurie aseptiques, cylindres hématiques ou granuleux. Elle fournit une indication indispensable pour la néphrectomie, en garantissant la valeur du rein opposé.

Elle permet la localisation d'une tumeur de siège douteux, juxta-rénale ou rénale. Elle précise la nature d'une tumeur du rein (pyonéphrose ou cancer).

En cas de cicatrice lombaire ancienne, elle révèle la perméabilité ou l'obstruction de l'uretère, etc.

Voici quelques observations recueillies dans des cas simples et qui sont cependant typiques :

OBSERVATION I. — R... présentait une énorme poche fluctuante remplissant l'hypocondre droit, avec tous les caractères d'une hydronéphrose (y compris des syndromes néphrétiques antérieurs et une apyrexie complète).

Cystoscopie. — Les deux méats urétéraux sont sains et fournissent des urines claires, même du côté de la tumeur.

Cathétérisme de l'uretère droit. — La sonde pénètre jusqu'à 27 centimètres sans rencontrer d'obstacle. Urines recueillies pendant trois quarts d'heure après piqûre de bleu.

	Rein droit (malade).	Rein gauche.
Volume.	49 cm³.	36 cm³.
Aspect.	Limpide.	Limpide.
Réaction	Acide.	Acide.
Densité.	1,012	1,013
Urée	11 gr. 10 par litre	14 gr. 50 par litre.
Phosphates. . . .	0 gr. 87 —	0 gr. 92 —
Chlorures	7 gr. 20 —	7 gr. 15 —

Conclusion. — Méats urétéraux sains. Reins fonctionnant des deux côtés d'une façon presque équivalente. Néanmoins, tous les caractères cliniques (contrôlés par plusieurs chirurgiens) étaient si évidents que nous avons hésité à conclure : Rein hors de cause.

L'intervention a révélé un énorme *abcès rétro-appendiculaire.*

OBSERVATION II. — Mme X..., cinquante-sept ans, présente une grosse tumeur remplissant l'hypocondre droit et prenant contact en arrière avec la fosse lombaire. L'âge de la malade, la consistance de la tumeur affirment sa nature néoplasique. Mais où siège-t-elle ? Et la question se pose, toujours la même : à droite, est-ce un angle du côlon, un foie ou un rein ? A gauche, est-ce un angle du côlon, une rate ou un rein ?

Cystoscopie. — Méat urétéral droit sain, dévié en bas et en arrière par une cystocèle.

Cathétérisme de l'uretère. — La sonde progresse difficilement à cause de l'anse à faire dans le bas-fond prolabé.

	Rein droit (malade?).	Rein gauche.
Volume	21 cm³.	23 cm³,
Aspect	Trouble léger.	Limpide.
Cryoscopie	1° 41	1° 43 par litre.
Urée	16 gr. 14 par litre.	19 gr. 21 par litre.
Phosphates	0 gr. 07 —	0 gr. 75 —
Chlorures	10 gr. 53 —	8 gr. 72 —

Hématies, leucocytes, cellules, mucus, fibrine, cristaux de phosphates bicalciques.

Conclusion. — L'équivalence approximative des résultats permet d'affirmer formellement qu'*il ne s'agit pas d'une tumeur du rein.*

De fait, la laparotomie exploratrice montra une tumeur de *l'angle du côlon.*

OBSERVATION III. — R..., vingt quatre ans, a reçu, il y un an, un coup de pied de cheval dans le flanc gauche, suivi d'hématuries abondantes ; six semaines après, il a été opéré et « ponctionné d'un kyste ». Depuis, toutes les six semaines environ, ce malade présente des hématuries. Actuellement, son rein droit, anciennement contus, est gros, abaissé et douloureux, il existe des hématuries totales. La clinique semblait bien indiquer ici que l'hématurie, les douleurs et l'hypertrophie appartenaient toujours au même rein. Or, le cathétérisme montra que le sang provenait du côté opposé.

	Rein gauche (supposé malade.)	Rein gauche hématurique.
Aspect	Claires.	Sanglantes.
Volume.	22 cm³.	42 cm³.
Densité.	1,013	1,015
Urée	21 gr. 97	16 gr. 11
Chlorures	6 gr. 78	4 gr. 21
Phosphates	2 gr.	1 gr. 70

L'intervention nous montra d'ailleurs un gros rein polykystique, l'affection étant souvent bilatérale, nous nous sommes borné à une néphropexie et à la cure d'une éventration inférieure.

Ces quelques exemples suffisent, ce nous semble, à démontrer quels enseignements précis, variés et parfois surprenants sont fournis par l'*analyse des usines séparées* et comment, seule, elle permet d'opérer à coup sûr.

Analyse chimique des urines

Tout examen d'un urinaire doit être précédé d'une analyse d'urines. Cataracte ou anthrax révélant un diabète avancé. Pyurie latente et prolongée, seul signe d'une cystite ou d'une pyonéphrose latentes, etc.

Avoir pour l'analyse chimique :

Quelques éprouvettes graduées : une de 1 ou 2 litres ; une de 250 grammes ; une de 50 grammes ;

Une ou deux burettes de Mohr (de 35 centimètres cubes, divisées par 1/10e de centimètre cube) avec leur support ;

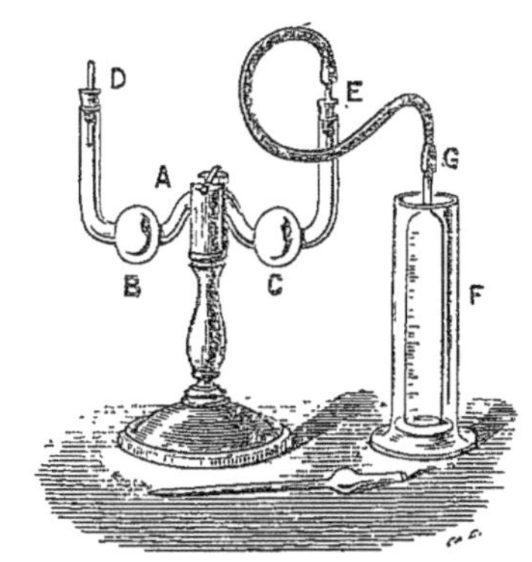

Fig. 154. — Uréomètre de Regnard.

Une série de pipettes jaugées de 1, 2, 5, 10, 20, 25 et 50 centimètres cubes ;

Quelques capsules de porcelaine à fond plat et à bec, contenant entre 125 et 250 centimètres cubes ;

Quelques verres à expérience de 125 à 250 centimètres cubes ;

Quelques agitateurs et entonnoirs en verre ;

Un bec Bunsen ;

Une série de tubes à essai avec leur support;

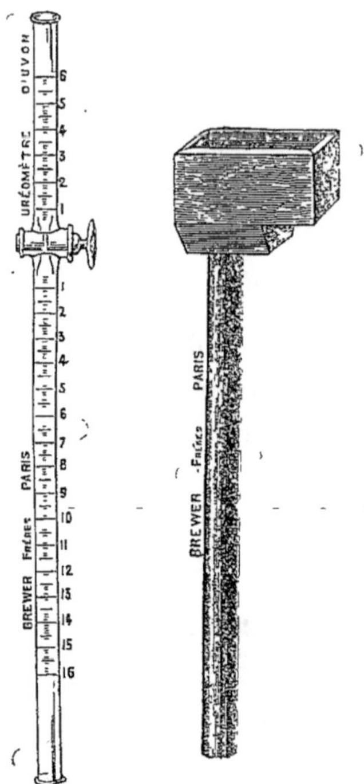

Fig.155.—Uréo-
mètre Yvon.

Fig. 156. — Cuve à
mercure de l'u-
réomètre Yvon.

Un uréomètre de Regnard (il fuit facilement au niveau du bouchon ou du caoutchouc si celui-ci est un peu usagé);

Un uréomètre d'Yvon ;

Un uréomètre d'Esbach (dispositif simple et ingénieux).

Récolte et conservation. — Ne jamais examiner la petite bouteille d'urines (plus ou moins fermentées) apportée par le malade.

Recueillir les urines des vingt-quatre heures, du matin au matin. Autant que possible, faire uriner directement dans un bocal renfermant huit à dix gouttes d'une solution au cinquième d'essence de moutarde, ou 10 centimètres cubes de chloroforme ou un cristal de thymol (pour conservation).

Aspect. — L'urine claire à l'émission peut se troubler par repos et refroidissement. Normalement, léger nuage constitué par des urates, de la mucine et quelques cellules épithéliales.

Urines troubles à l'émission, deux causes :

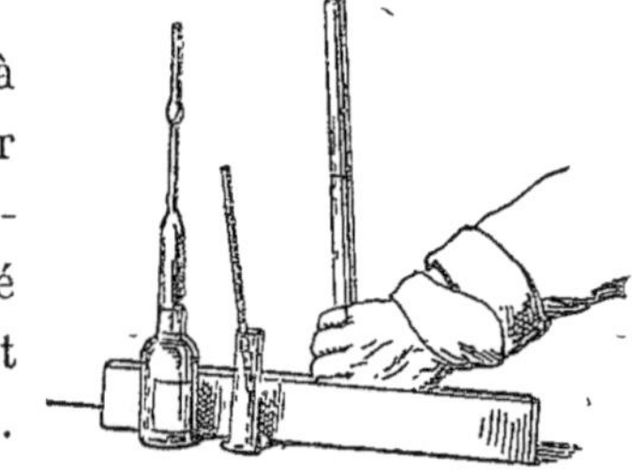

Fig. 157. — Uréomètre d'Esbach.

1° Des *sels* : urine hypo-acide ou alcaline : sédiment

d'urates et de phosphates (urine boueuse), *clarifiée* en chauffant légèrement (urates) ou en acidifiant avec quelques gouttes d'acide acétique (phosphates).

Urine acide ou hyperacide : sédiment uratique se dissolvant généralement par la chaleur.

2° Du *pus* : par les mêmes procédés, le trouble persiste.

Contrôler, en ce cas, la nature du sédiment par un examen microscopique.

Couleur. — Jaune ambrée.

Rose ou rouge foncé : sang, hémoglobine.

Jaune brun foncé : urobiline, pigments biliaires.

Jaune foncé orange : coloration accidentelle (rhubarbe).

Noires : cancer mélanique de la peau ou du foie (exceptionnel).

Incolores : « eau de roche », libations copieuses (champagne), émotions violentes, hystérie, migraine...

Odeur. — *Sui generis.* Ammoniacale : elle révèle une infection vésicale ancienne, souvent avec pyélite ou pyélonéphrite. De macération anatomique : cancer de vessie à la dernière période.

Odeurs accidentelles : sulfures (asperges), violette (térébenthine).

Réaction. — L'acidité normale est due aux phosphates monométalliques (phosphates de soude, de chaux...). L'intensité de virage du papier de tournesol, du rose au rouge vif, renseigne approximativement sur le degré d'acidité.

Le dosage se fait par saturation avec la phtaléine du phénol comme indicateur.

Solution nécessaire à se procurer :

Liqueur titrée de potasse décinormale.

Solution alcoolique de phtaléine du phénol à 1 p. 100.

La burette de Mohr étant remplie de potasse décinormale, mesurer à la pipette 20 centimètres cubes d'urine dans un verre à expérience, y ajouter environ 40 centimètres cubes d'eau distillée et quatre à cinq gouttes de solution de phtaléine. Laisser tomber la solution de potasse jusqu'à apparition d'une légère teinte rose.

On exprime généralement le résultat en centimètres cubes de solution *normale*, par litre d'urine.

Soit n le nombre de centimètres cubes nécessaires pour amener le virage. Si on opère sur 20 centimètres cubes d'urines, le résultat sera par litre $n \times 5$.

Le taux de l'acidité doit être comparé à celui de l'acide phosphorique. C'est le rapport de l'acidité à l'acide phosphorique qui est la véritable mesure de l'acidité.

Dans les urines hyperacides, il se forme fréquemment des sédiments uratiques avec ou sans oxalates de chaux.

L'acidité est diminuée par les grands bains et l'ingestion de boissons abondantes, qui diluent les urines ; ou encore par l'absorption de certains fruits : tartrates (raisins, prunes), citrates (groseilles), malates (pommes).

L'acidité est augmentée par une alimentation très azotée ; aussi les animaux à l'état de jeûne ont-ils une urine acide (autophagie).

L'état neutre ou une faible alcalinité peuvent être normaux.

L'alcalinité ammoniacale est toujours pathologique. Elle provient de la transformation de l'urée en carbonate d'ammoniaque.

La réaction, surtout en été, doit être constatée dès l'émission.

L'alcalinité est souvent plus forte à la fin de la miction stagnation dans le bas-fond).

La fermentation ammoniacale se reconnaît en chauffant

l'urine dans un tube et en plaçant du tournesol rouge et humide dans la partie supérieure et vide.

Quantité. — Normalement : chez l'homme, 1 200 à 1 500 grammes ; chez la femme, 1 000 à 1 300 grammes ; chez les enfants, variable avec l'âge. Elle varie en raison inverse de la sueur et de l'exhalaison pulmonaire.

Densité. — Elle s'apprécie par la pesée ou l'aréomètre. Normalement de 1,015 à 1,020. Elle doit être prise à 15° ; car 5 degrés de différence dans la température déterminent un écart de 1 degré au pèse-urine. Ex. : Une urine de 1,020 donnera à 5° 1,021 et à 21° 1,019.

Toute densité anormale doit éveiller l'idée d'oligurie ou de polyurie. 1,010 s'observe chez les convalescents et les anémiques. A 1,015, la polyurie est presque certaine.

Une densité diminuée peut révéler la rétention de l'urée et des chlorures. Une densité élevée (1,030) fait suspecter le diabète. 10 grammes de sucre élèvent la densité de 4 millièmes, un diabétique qui élimine 40 grammes a donc une densité urinaire de 1,036 au lieu de 1,020.

L'élimination d'urines très concentrées (diète sèche prolongée) peut s'accompagner de mictions fréquentes et pénibles.

Composition normale de l'urine

Un homme de poids moyen (65 kilogrammes) élimine en vingt-quatre heures 1 300 grammes d'urines contenant :

Urée : 30 grammes.
Acide urique : 0 gr. 50.
Chlorures : 12 grammes.
Phosphates : 3 grammes.
Sulfates : 4 grammes.

ÉLÉMENTS NORMAUX PRINCIPAUX

Urée. — Un animal soumis au jeûne absolu élimine encore de l'urée; celle-ci constitue donc le principe fondamental de l'urine.

Elle se dose à l'uréomètre.

L'urée au contact d'une solution d'hypobromite de soude se décompose immédiatement. L'azote dégagé se mesure en sachant qu'à tant de volume correspondent tant de grammes d'urée.

Tous les uréomètres reposent sur le même principe : mélange de l'urine et du réactif, récolte et mesure de l'azote dégagé; à 15°, 1 centimètre cube d'azote représente 2 milligrammes d'urée.

L'élimination moyenne, pour une alimentation normale, varie avec le poids du corps :

Homme, 23 à 30 grammes;

Femme, 20 à 30 grammes.

A l'hôpital, le repos et le régime alimentaire abaissent le taux normal de l'urée.

L'abaissement du taux de l'urée à 5 ou 6 grammes par litre est d'un mauvais pronostic et doit faire différer une intervention non urgente. Le taux de l'urée s'abaisse extrêmement dans la pyurie.

L'élimination plus ou moindre de l'urée est sous la dépendance de l'intégrité des cellules et de l'activité de la circulation du foie.

L'hyperazoturie provoque la polyurie (l'urée étant diurétique); elle témoigne de la suractivité fonctionnelle de la cellule hépatique. L'hypo-azoturie marque sa déchéance.

L'acide urique augmente dans les mêmes conditions

d'alimentation et de sédentarité que l'urée. Le rapport de l'acide urique à l'urée est normalement de 2 à 2,5. Il faut étudier non seulement l'élimination de l'acide urique, mais aussi la facilité avec laquelle il se dépose sous forme de cristaux d'acide libre ou d'urates acides. La formation de ces sédiments est en rapport avec l'acidité. Un dépôt abondant en couche briquetée s'observe surtout chez les gros mangeurs de viande, les arthritiques, les goutteux, si souvent calculeux.

Chez les calculeux : l'acide urique, au lieu d'être en cristaux losangiques, se présente en forme de clous, de massue, hérissée de stalactites ; c'est qu'ils se sont constitués dans des urines chargées d'hématies et de leucocytes. Ces trois caractères suffiraient à affirmer la présence d'un calcul rénal.

Les *urates* forment un dépôt rouge brique ou blanchâtre, fortement adhérent, dissous à 50° et reprécipité à froid. Leur excès résulte, soit d'une élimination exagérée : goutteux, rhumatisants, gros mangeurs, dyspeptiques hypocondriaques ; soit d'une diminution de la quantité d'eau.

Les oxalates, souvent associés à des urates et à de l'acide urique, apparaissent après ingestion de certains légumes (enfants pauvres) ou de vins mousseux.

Chlorures. — L'élimination des chlorures est importante à étudier. Elle varie notablement avec la quantité de sel ingéré, ce dont il faut tenir compte ; mais, lorsque, avec une alimentation normale, il y a élimination anormale de chlorures, surveiller la perméabilité rénale ou la déminéralisation.

L'excrétion des chlorures est toujours moins influencée que celle de l'urée par les affections chirurgicales du rein.

Leur disparition brusque au lendemain d'une opération

(chute de 10 grammes à 2 grammes) est d'un pronostic très grave.

Les chlorures se dosent avec une solution décinormale d'azotate d'argent.

Phosphates. — L'acide phosphorique des phosphates est très sensiblement égale au 1/10 de l'urée. Ce rapport est très constant. Les phosphates existent dans l'urine sous deux formes : monométallique et bimétallique.

Les phosphates alcalino-terreux se déposent à l'état cristallin ou pulvérulent dans les urines hypoacides.

Dans les urines ammoniacales se forme du phosphate ammoniaco-magnésien. Les phosphates augmentent considérablement par le repos au lit.

Rapports urologiques. — On doit étudier l'élimination des éléments physiologiques par vingt-quatre heures et déterminer les rapports des éléments entre eux, ce sont les rapports ou coefficients urologiques.

Le rapport le plus important est celui de l'azote de l'urée à l'azote de tous les autres corps (normalement 88 p. 100, il est abaissé chez les ralentis de la nutrition ; élevé chez les diabétiques, 95 p. 100).

Le coefficient de déminéralisation $= 30$ (normalement).

Perméabilité rénale. — L'étude de la perméabilité rénale comprend la détermination de l'élimination physiologique et celle de l'élimination de certaines substances introduites par voie hypodermique : bleu de méthylène.

La valeur physiologique d'un rein malade doit être établie par les résultats concordants des différentes méthodes : analyse chimique et cryoscopique, élimination provoquée..., etc.

« Répéter les analyses, car, chez des malades soumis au même régime, il peut y avoir des modifications du simple au double dans la quantité des produits excrétés» (Albarran).

ALBUMINE

Avant de demander au chimiste la recherche et le dosage de l'albumine, regarder si les urines sont claires ou troubles. L'albuminurie leucocytaire (ou du pus), se comptant par centigrammes, ne doit pas être confondue avec l'albuminurie vraie par néphrite observée parfois à doses massives.

On évitera ainsi de confondre les tuberculeux urinaires avec les albuminuriques et de soumettre au régime lacté absolu des malades ayant besoin de suralimentation.

Réactifs. — 1° *La chaleur* produit dans les urines suffisamment acides un trouble ou un précipité, suivant la quantité d'albumine.

Si l'urine est neutre, ou faiblement acide, un trouble, dû à des phosphates, peut se produire, mais il disparaît par l'addition d'une ou deux gouttes d'acide (azotique dilué, acétique ou trichloracétique);

2° *L'acide acétique* à chaud précipite l'albumine. Cependant, dans des urines albumineuses à faible densité, ou pauvres en chlorure (régime déchloruré ou lacté), il peut ne pas donner de précipité (albumine acéto-soluble);

3° *L'acide trichloracétique* provoque un trouble ou précipité à chaud. Réaction très sensible, 95 p. 100 des urines donnent avec ce réactif un très léger voile facilement perceptible en observant sur fond noir;

4° *Le réactif de Tanret* précipite à froid l'albumine, mais aussi les peptones, alcaloïdes... etc.; ces derniers précipités sont solubles par la chaleur;

5° *Réactif d'Esbach*, mêmes réactions que le Tanret, moins sensible.

Donc, pour rechercher l'albumine :

I. Filtrer soigneusement l'urine.

II. Chercher au papier de tournesol la réaction de l'urine.

III. Si l'urine est neutre ou alcaline, ajouter une ou deux gouttes d'acide acétique ; si, au contraire, elle est acide, chauffer dans le tube à essai sans aucune addition.

A. L'urine reste limpide : ajouter une goutte d'acide trichloracétique au tiers.

α) L'urine reste limpide = Absence d'albumine.

β) Trouble ou précipité = Présence d'albumine.

B. Un trouble, ou précipité, se forme par la chaleur ; sa disparition par une goutte d'acide trichloracétique confirme qu'il n'est pas dû à des phosphates.

Si le trouble persiste = Albumine.

Il est bon de contrôler la présence de l'albumine par plusieurs réactions, comme : acide acétique et chaleur, réactif de Tanret, etc.

Noter que l'acide acétique précipite à froid la mucine.

Dosage approximatif par le tube d'Esbach. — Remplir le tube avec de l'urine jusqu'au trait U et avec le réactif (picro-citrique) jusqu'au trait R.

Agiter doucement, en retournant plusieurs fois le tube, laisser déposer, et, après douze heures, lire le chiffre d'albumine correspondant.

Dosage de petites quantités. Appareil Renard. — On précipite l'urine par le réactif de Tanret (s'assurer que ce précipité n'est pas soluble à chaud) et verser l'urine traitée dans une éprouvette spéciale au fond de laquelle est une plaque d'émail centrée par un point noir, jusqu'à ce qu'on ne distingue plus ce point, lire sur l'éprouvette la dose d'albumine correspondante.

Si l'urine renferme du sang, attendre que l'hématurie

diminue et mieux disparaisse ; car une trace de sang charge l'urine de quantités considérables d'albumine.

Si l'urine renferme du sang ou du pus, rechercher attentivement les cylindres.

Les *néphrites chroniques* (des malades médicaux) produisent de l'albumine, des cylindres, mais pas de pus.

Les *pyélo-néphrites*, urétérites et cystites des urinaires, produisent du pus en abondance, mais peu d'albumine.

En pratique, une urine purulente fraîche, provenant d'un malade dont les reins n'ont pas de néphrite, contient très peu d'albumine (3o à 5o centigrammes). Si l'albumine dépasse 2 ou 3 grammes par litre, il ne s'agit pas d'une néphrite chirurgicale simple.

On distingue l'*albuminurie* :

1° *Sans lésions rénales* : Nouveau-nés. Sujets en apparence bien portants. Albuminurie orthostatique, post-prandiale, par refroidissement, balnéation froide, émotion vive...

2° *Avec lésions* : Néphrites aiguës, scarlatine, typhoïde. Néphrites toxiques : plomb, phosphore, cantharide. Néphrites chroniques : Diabète, goutte, grossesse.

Les produits albuminoïdes de la digestion peuvent encore passer pathologiquement dans l'urine sous forme d'*albumose* (réaction de sarcomatose osseuse) ou de *peptonurie* (réaction du Biuret, d'ailleurs peu sensible), d'origine digestive ou urinaire. En l'absence d'albumine et d'injection d'alcaloïdes, on peut utiliser, pour la recherche des peptones, le réactif de Tanret.

Les urines purulentes et ammoniacales contiennent une très grande quantité de substances albuminoïdes, estimée comme albumine par les procédés ordinaires de dosage et provenant de la destruction des leucocytes par l'ammoniaque. (Albuminurie leucocytaire.)

Un malade porteur d'un gros calcul vésical peut ainsi présenter jusqu'à 7 grammes d'albumine par litre. « Chez les calculeux dont la vessie suppure, j'ai été frappé de l'élévation rapide et importante du taux de l'albumine après la fatigue ou le mouvement. » (Guyon). Si l'élimination et la perméabilité sont bonnes et qu'il n'y ait pas de cylindres, on peut opérer sans crainte; cette albumine disparaîtra après la lithotritie. Elle est due à l'action traumatisante du calcul.

La présence du sucre ne gêne pas la recherche de l'albumine.

Sucre (glucose). — Les urines sucrées, chauffées à ébullition après addition de lessive de soude, prennent une teinte allant du jaune orangé au brun noir, suivant la proportion de sucre.

Si, à 4 ou 5 centimètres cubes de liqueur de Fehling, préalablement portés à l'ébullition, on ajoute successivement quelques centimètres cubes d'urine contenant du glucose, on obtient une décoloration de la liqueur de Fehling avec formation d'un précipité rouge d'oxyde de cuivre.

La couleur varie du jaune au rouge brique, selon l'abondance du glucose. Lorsque le glucose n'existe qu'en faible proportion (au-dessous de 3 à 4 grammes par litre), il est utile de déféquer préalablement l'urine par l'acétate de plomb. Les substances qui troublent la réaction sont éliminées et celle-ci prend toute sa netteté.

S'il reste quelques doutes, le sucre seul réduisant la liqueur à froid, enfermer le tube dans une armoire, pendant douze heures.

Acétone (réactif de Weber). — Recherche très importante au point de vue opératoire; tel diabétique guérissant malgré une grande quantité de sucre, tel autre succombant avec une quantité minime. Les premiers sont glycosuriques, les seconds, acétonuriques. Le facteur de gravité est, en effet, le taux d'acétone. 2 grammes sont une contre-indication, le coma étant imminent. Abandonner le régime azoté (maintenu trop rigoureusement), donner de la strychnine; rétablir le régime des hydrocarbures. Le sucre augmente, mais l'acétone diminue, et en cas d'urgence on peut opérer.

Le réactif de Lieben (lessive des savonniers et solution iodo-iodurée de Gram) donne avec l'acétone un précipité d'iodoforme.

Sels et pigments biliaires. — La réaction de Gmelin ou mieux celle de Grimbert décèlent les pigments; celle de Pettenkofer, les acides biliaires. La réaction de Hay peut remplacer la réaction de Pettenkofer.

Pus. — En quantité notable, il se reconnaît chimiquement par l'addition de quelques gouttes d'ammoniaque; après agitation: gelée visqueuse [adhérente au fond du vase. Rechercher les leucocytes (microscope).

Sang. — Ajouter dans un tube à essai deux ou trois gouttes d'eau oxygénée. S'il y a formation de mousse abondante, il est probable que l'urine contient du sang. Rechercher les hématies (microscope) et l'hémoglobine.

Réactif de l'hémoglobine. — Pour rechercher l'hémoglobine, ajouter à l'urine un mélange de :

Teinture de gaïac........... } P. E.
Essence de térébenthine..... }

La teinture de gaïac doit être préparée extemporanément, en dissolvant un peu de résine dans l'alcool.

En présence d'hémoglobine, coloration bleue.

Si la réaction est négative, il faut évaporer à sec un peu d'urine, ajouter trois à quatre gouttes d'acide azotique, évaporer de nouveau à sec, laisser tomber une goutte d'ammoniaque ; on obtient alors une coloration rouge pourpre (réaction de la Murexide).

On peut aussi chercher les raies spectrales de l'hémoglobine avec le spectroscope d'Hénocque.

Les *autres* éléments anormaux (urobiline, phénols, indican) doivent être recherchés et caractérisés au laboratoire.

SÉDIMENTS SALINS

Un dépôt salin constitué par repos et refroidissement peut effrayer le malade et tromper son médecin, qui croit à des débris histo-bactériens : ce dépôt, plus lourd, s'isole vite, laissant surnager des urines complètement claires.

L'acide urique et les urates s'observent chez les arthritiques, obèses, gros mangeurs, suralimentés et sédentaires.

L'*acide urique* forme des cristaux richement colorés, orangés, jaune soufre ou rouge brique, figurant des prismes droits rectangulaires, des pierres à aiguiser, parfois groupés en rosace ou en gerbe, et surtout des granulations amorphes jaune-rouge, rarement en étoiles et en aiguilles. Les cristaux uriques en forme de clous, de stalactites, révèlent l'existence de graviers rénaux et et sont, en ce cas, associés à des hématies et des leucocytes.

Les *urates* s'observent le plus souvent sous forme d'urates acides de soude ou d'ammoniaque.

Les urates de soude cristallisent en cristaux gris jaunâtre ; ils coïncident souvent avec l'acide urique à la suite de poussées fébriles.

Les urates d'ammoniaque forment des masses opaques

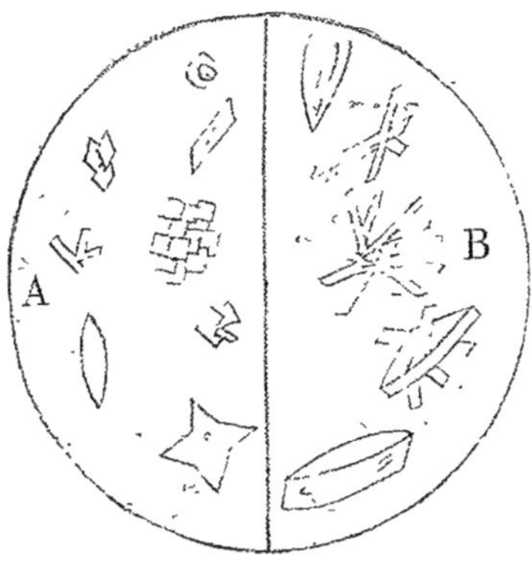

Fig. 158. — Acide urique, toujours en cristaux *jaunes*.

A, forme habituelle. — B, forme plus rare.

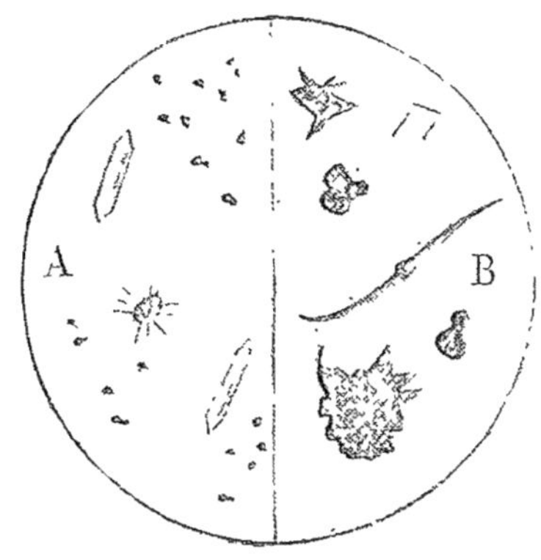

Fig. 159. — Urates.

A, urate acide de soude. — B, urate d'ammoniaque.

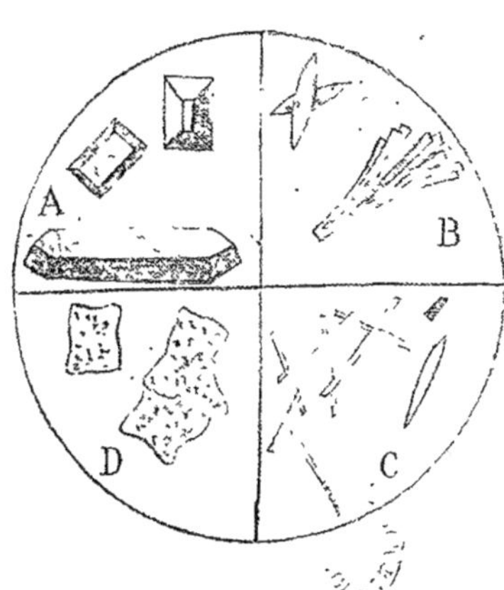

Fig. 160.

A, phosphate ammoniaco-magnésien. — B, phosphate bicalcique. — C, phosphate neutre de magnésie. — D, phosphate de chaux amorphe.

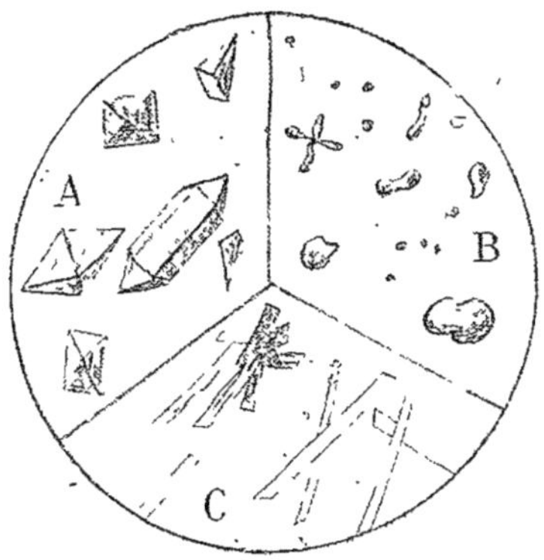

Fig. 161. — Sédiments urinaires (sels de chaux).

A, oxalate de chaux. — B, carbonate de chaux. — C, sulfate de chaux.

Pillet, *Urologie*, p. 428.

sphériques, hérissées de pointes parfois réunies deux à
deux en haltères ; ils sont jaune brunâtre et se rencontrent dans les urines ammoniacales.

L'*oxalate de chaux* peut s'observer après l'absorption
de certains végétaux (oseille, rhubarbe, tomates, raisins,
pommes) : cristaux rectangulaires avec deux diagonales
en forme d'enveloppe de lettre ; parfois, apparence sphé-
roïdale en sablier. Les urines des goutteux et des obèses
en contiennent souvent.

Les *phosphates* s'agglomèrent en cristaux blancs grisâtres. Par contraste avec les urates qui fixent les matières colorantes des urines et se dissolvent par la chaleur, ils restent blanc grisâtre et précipitent par la
chaleur, qui dégage l'acide carbonique grâce auquel ils
étaient tenus en dissolution. Ils se rencontrent dans les
urines ammoniacales.

Quelques gouttes d'acide acétique les dissolvent, ce
qui les distingue d'un dépôt purulent.

Les phosphates bicalciques forment des aiguilles
minces, en éventail ou en rosaces dans les urines légèrement acides de malades soumises au régime lacté ou
aux eaux alcalines. Les phosphates ammoniaco-magnésiens ont de volumineux et beaux cristaux à arêtes vives
en couvercle de cercueil ou en diamants taillés. Le phosphate neutre de magnésie se voit dans les fermentations
urinaires (cystite purulente, etc.).

Les *carbonates* peuvent être associés aux phosphates.

La présence de ces cristaux dans l'urine est un renseignement de valeur sur la nature d'un calcul soupçonné.
Radiographie négative en cas de calcul urique, malgré les
signes cliniques d'un calcul.

Analyse histo-bactériologique
des urines

Récolte aseptique des urines. — Lavage du méat avec de l'oxycyanure à 1 p. 100; sonde et matras stérilisés; sinon, passer la bouteille à l'eau bouillante; la sécher et remplir complètement, afin qu'il ne reste pas d'air.

La récolte des urines pour examen bactériologique doit être particulièrement aseptique.

En été, quelques heures suffisent à multiplier extraordinairement le nombre des micro-organismes.

On ne peut s'imaginer l'abondance et la diversité des corps étrangers contenus dans un dépôt d'urines recueillies septiquement.

Examiner des urines fraîches (de huit ou dix heures au plus). Si l'on est dans l'impossibilité de les examiner dans ce délai, on ajoutera à l'urine soit du formol (5 p. 1 000), soit de l'oxycyanure de mercure (10 centigrammes pour 1 litre), ou mieux quelques gouttes d'essence de moutarde au 1/5ᵉ.

Le mieux est de faire uriner le malade au laboratoire.

La réaction doit être acide; si les urines sont fermentées, même dans la vessie, impossible d'y pratiquer des recherches complètes. En ce cas, soigner la vessie.

Laisser *sédimenter* dans un verre conique, ou mieux, *centrifuger.* On obtient, en quelques minutes, un dépôt condensé et total, même avec un trouble léger. Étaler le dépôt dans un verre de montre placé sur un fond noir et pêcher les grumeaux les plus gros.

Les urines peuvent être, dès l'émission, troublées par :

1° Des *sels*. Clarification en tiédissant ou en ajoutant quelques gouttes d'acide acétique ou d'acide phosphorique (urines phosphatiques et boueuses des surmenées, des nerveuses...);

2° Des *microbes*, d'origine intra ou extra-urinaire (prostatite ancienne, salpingite, constipation);

3° Des cellules de l'*épithélium vulvo-vaginal* (vaginite, grossesse);

4° Des *gouttelettes graisseuses* (chylurie). A différencier de la pyurie et des hématies hémolysées (polyurie). Les gouttelettes graisseuses ont toutes des dimensions différentes; tandis que les leucocytes et hématies ont des dimensions constantes.

Le microscope répondra à ces questions.

Dès qu'on a un peu l'habitude des examens microscopiques, il y a souvent avantage à faire des préparations sans coloration et à examiner une goutte de dépôt entre lame et lamelle, mélangée à une goutte de :

Liquide de Farent.

Gomme arabique . . . . \
Glycérine . . . . } P. E.
Solution aqueuse à 0,37 p. 100 d'acide arsé- (
    nieux . . . . /

ou à une goutte de :

Solution de Lugol.

Iode . . . . 1 gramme.
Iodure de K . . . . 2 —
Eau distillée . . . . 300 centimètres cubes.

Dans ces deux modes de préparations, il faut réduire fortement l'éclairage.

Pour des recherches plus délicates, faire une belle double coloration ; on étend sur une lame une légère couche d'albumine, celle de Mayer (filtrer un blanc d'œuf sur un papier filtre humecté d'eau distillée, mélanger au bout de quarante-huit heures le produit de filtration à une partie égale de glycérine neutre et additionner le tout de 1 gramme de salicylate de soude) ; déposer ensuite une goutte du culot de centrifugation, laisser sécher vingt-quatre heures à froid, puis fixer par une immersion de vingt minutes dans l'alcool-éther ; laisser la lame une heure dans une solution d'éosine à 20 p. 100 ; laver à l'eau, sécher ; puis, plonger la préparation pendant quelques minutes dans une solution aqueuse à 2 p. 100 de bleu de méthylène ; laver modérément et sécher ; les noyaux sont colorés en bleu, le protoplasma en rose pâle, les globules rouges en rouge vif.

Sédiment normal

Après le repos de la nuit ou l'éjaculation, le premier jet balaye un filament de mucus ou de sperme, à ne pas confondre avec un filament d'urétrite. Dans l'urine au repos se forme un nuage floconneux constitué par un reticulum muqueux tenant en suspension des cellules épithéliales, hématies, leucocytes et cristaux d'oxalates ou d'urates. Chez la femme, placards de cellules vulvaires.

La fosse naviculaire est tapissée par un épithélium pavimenteux stratifié, comme celui de la surface du gland.

L'épithélium urinaire est identique dans toute sa hauteur (urètre, vessie, bassinet, uretère), le microscope est donc incapable de préciser l'origine exacte d'une de ces cellules et de dire d'où elle provient.

L'épithélium urinaire se compose de trois couches :

1° Cellules *superficielles* grandes, à un ou deux noyaux ;

2° Cellules *moyennes*, fusiformes, *en raquettes* ;

3° Cellules *profondes*, petites et rondes.

L'*épithélium rénal* obtenu par raclage ou expression de la papille est constitué par des cellules ovoïdes, polyédriques par tassement, à gros noyaux et protoplasma granuleux.

Les cellules trouvées dans l'urine, celles des reins notamment, ne ressemblent souvent plus à celles des préparations histologiques. Il suffit de laisser macérer quelques heures des cellules dans l'urine pour s'en rendre compte.

Sédiment pathologique

Desquamation épithéliale au début des inflammations aiguës. *Leucocytes* en abondance, avec cellules en proportion négligeable à la période suppurative.

Placards du muqueuse en cas de cystite intense, d'instillation de nitrate concentrée.

Fausses membranes fibrineuses chargées de cristaux de phosphate ammoniaco-magnésien (cystite chronique) ; débris caséeux, à bacilles de Koch (tuberculose).

Une *desquamation abondante et constante* sans ou avec peu de leucocytes doit faire craindre une *tumeur*.

Des *cellules atypiques*, irrégulières, à dégénérescence granulo-graisseuse, et parfois de grandes cellules imbriquées en forme de lobules épithéliaux, sont pathognomoniques d'une *tumeur*. Ces cellules s'observent en cas de *papillome*, d'*épithélioma villeux*, de *cancer épithélial*.

Les *cellules du rein* ont une vraie valeur diagnostique quand elles se présentent sous forme de *cylindres hyalins* ou *granuleux*, mais sont souvent perdues au milieu de leucocytes et d'éléments vésicaux, en cas de suppuration concomitante des uretères et de la vessie.

Dans tout sédiment urinaire, surtout devant un soupçon de néoplasme, avoir soin de regarder à l'œil nu ou à la loupe l'ensemble du dépôt, afin de voir s'il n'existe pas de débris de tissu organique.

Débris de tumeurs. — *Polype* rendu parfois en entier avec sa houppe de franges (nous avons observé un cas dont le volume, après durcissement dans l'alcool, paraissait extraordinaire; au moment de l'expulsion il était de consistance très molle).

Pendant la phase aseptique, les éléments histologiques sont conservés.

Les *fragments villeux* montrent des franges caractéristiques, avec revêtement épithélial et riche vascularisation. Ces fragments peuvent appartenir à un papillome simple, comme à un épithéliome villeux. Il n'existe pas de caractères distinctifs entre ces variétés de pronostic si différent.

Fragments non villeux. — Semblables à l'œil nu, à des grumeaux 'purulents, provenant d'épithéliomas mous, ulcérés, ils sont constitués par des amas de cellules épithéliales atypiques dans un stroma conjonctivo-vasculaire lâche.

Débris de myxo-sarcome chez l'enfant.

Débris de tumeur de voisinage (épithélioma adénoïde de l'intestin) ayant ulcéré secondairement la vessie.

Urines purulentes. — *Pus* et *leucocytes.* — Ne pas croire à l'existence du pus sans vérification microscopique, car il peut être simulé par des sels ou du mucus.

Les urines purulentes sont :

1° *Acides*, dépôt pulvérulent ou phlegmoneux franc ; les éléments histologiques conservent alors leur aspect normal et leur réaction caractéristique ;

2° *Neutres* ou *alcalines* ;

3° *Ammoniacales*, dépôt adhérent et visqueux à éléments altérés et méconnaissables avec cristaux de phosphates ammoniaco-magnésiens.

Les leucocytes observés dans l'urine récente, neutre et tiède, conservent leurs mouvements amiboïdes. Le plus souvent ils sont morts. Fixés par dessiccation, ils se colorent par le bleu de Lœffler et apparaissent avec leurs noyaux multiples. Les lymphocytes, dont la taille peut être égale, inférieure ou supérieure à celle des hématies, se reconnaissent surtout à ce que leur protoplasma est granuleux et masque souvent ainsi le noyau d'ailleurs très gros et envahissant presque toute la cellule.

En quantité minime, ils peuvent être normalement présents dans l'urine émise par le méat (vulvo-vaginite, accumulation de mucus au réveil).

Contenus dans le premier verre et au milieu d'urines claires, ils peuvent indiquer une lésion douloureuse chez un nerveux.

Nombreux, les leucocytes sont toujours pathologiques.

Urines sanglantes. — *Hématies.* — Le sang existe dans l'urine en cas de lésions : traumatiques, inflammatoires ou néoplasiques.

La recherche des hématies doit être pratiquée toutes les fois que les urines ne sont pas franchement sanglantes ; on éliminera ainsi avec certitude la coloration médicamenteuse ou pathologique. Les hématies sont normales dans les urines isotoniques acides ; crénelées dans les urines hypertoniques ; hémolysées dans les urines hypo-

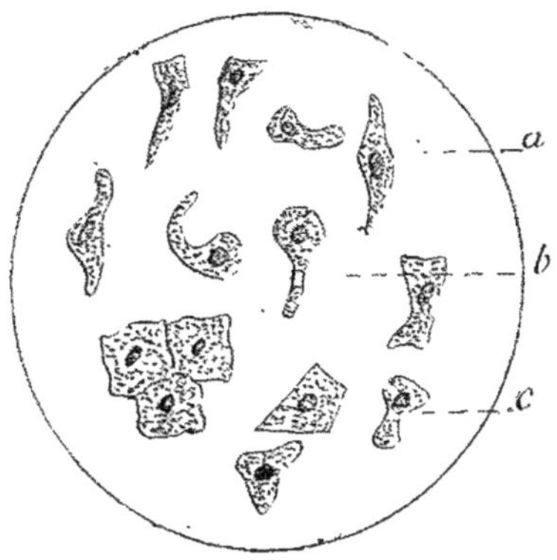

Fig. 162. — Cellules épithéliales de la muqueuse urinaire.

a, couche superficielle. — b, couche moyenne (cellules en raquettes). — c, couche profonde.

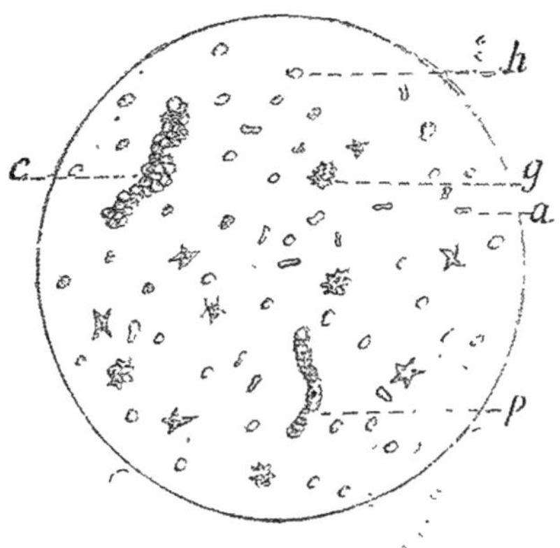

Fig. 163. — Leucocytes.

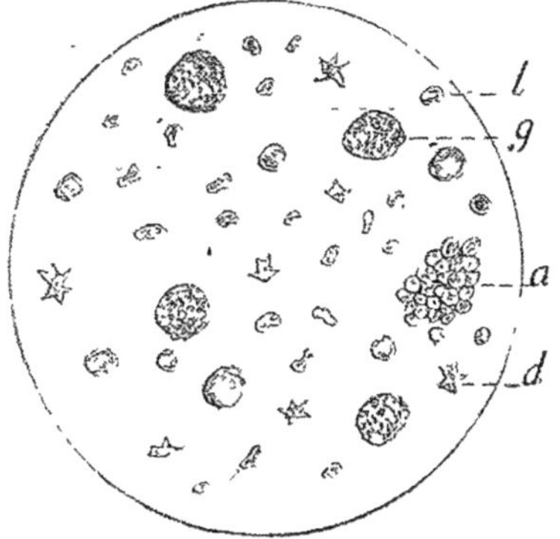

Fig. 164. — Globules rouges.

l, lymphocytes. — g, gros globule blanc nettement granuleux. — d, leucocyte très altéré par un long séjour dans l'urine. — a, amas de lymphocytes indiquant une suppuration certaine.

h. hématie ordinaire. — g. hématie en pomme de pin altérée par un séjour prolongé dans l'urine. — a, globule vu de champ. — p, piles de globules indiquant une hémorragie récente. — c, cylindre de globules rouges indiquant un processus inflammatoire des reins ou une hématurie rénale.

Pillet, *Urologie*, p. 436.

toniques ou fermentées ; on ne trouve plus alors que des disques pâles à peine indiqués par un léger contour linéaire. Sur des préparations sans coloration, elles paraissent légèrement teintées ; leur surface est à peu près unie, mais leur centre est un peu plus foncé que leur périphérie. La coloration au lugol permet de différencier les petits globules blancs (lymphocytes) des hématies ; les noyaux des globules blancs se colorent en jaune brun et le protoplasma en jaune clair ; les hématies ne sont presque pas colorées.

De très petits caillots peuvent se constituer en des régions vésicales inconstamment baignées par l'urine dans la tuberculose prostato-vésicale, en particulier.

Entre des caillots fibrineux décolorés et des débris de tumeur, le diagnostic, même microscopique, peut être difficile : au milieu de nappes de fibrine striées et granuleuses, on voit des traînées de globules sanguins simulant des capillaires en tissu altéré.

CYLINDRES. — Les *cylindres* sont des moules de substance coagulable (albumine) formés dans les tubuli du rein.

Altérables et fragiles, immédiatement dissous par la chaleur et les acides, ils sont d'une recherche délicate.

Placer entre lame et lamelle une goutte du dépôt. Examiner avec un faible grossissement en diaphragmant beaucoup ; trop de lumière rendant beaucoup d'entre eux presque invisibles.

On peut cependant colorer à l'acide osmique, picrique ou à l'iode.

Preuves de néphrite, ils constituent, presque à eux seuls, le dépôt dans les néphrites médicales. Ils existent aussi en cas de néphrite urinaire, mais sont alors d'une recherche difficile, perdus qu'ils sont au milieu du sang et du pus.

Sur leur substratum s'agglutinent des leucocytes, hématies, cellules..., d'où leurs divers qualificatifs.

Les *cylindres hyalins*, incolores et transparents, sont difficilement visibles (modérer l'éclairage). Ils peuvent être imprégnés par la coloration de l'urine.

Les *cylindres cireux* sont au contraire très réfringents, d'aspect terne et homogène. Ils existent surtout dans les néphrites chroniques anciennes, et coïncident généralement avec une albuminurie abondante et des lésions profondes. Leur densité serait en raison directe de la gravité de la lésion.

Les *cylindres granulo-graisseux* existent en cas de dégénérescence rénale grave (néphrites, intoxications : phosphore, arsenic).

Les *cylindres épithéliaux* sont constitués par le revêtement cellulaire des canalicules. Ils indiquent une forme desquamative : néphrites scarlatineuse, infectieuse, cantharidienne... ou une inflammation suppurative des bassinets et des calices.

Les *cylindres leucocytiques* (leucocytes agglutinés) s'observent au début des néphrites aiguës. Ils témoignent d'une hyperhémie congestive avec diapédèse abondante.

Les *cylindres hématiques* témoignent d'un processus aigu et d'hémorragies rénales. Rares et accompagnés de cylindres hyalins : au début des néphrites bénignes. Nombreux dans les néphrites aiguës, leur persistance en cas de néphrite chronique témoigne d'une congestion permanente de pronostic grave.

Cylindres bactériens, en cas de néphrite infectieuse.

Pour avoir une signification, les cylindres doivent être retrouvés à plusieurs reprises. Inconstants, ils témoignent d'une congestion passagère (grossesse).

Nombreux, si les signes de néphrite ne datent que de

quelques jours : ils disparaissent avec le régime lacté et les diurétiques ; s'ils datent de deux à trois mois, le pronostic est grave.

Pseudo-cylindres. — Les sédiments salins peuvent s'accoler aux cylindres précédents ou se mouler eux-mêmes dans les canalicules (urates, cholestérine...).

Les recherches bactériologiques s'effectuent par *examen direct* ou par *cultures*.

Un premier examen montre-t-il une coïncidence de sédiments salins et microbiens ? Traiter l'urine par une solution aqueuse de borax et d'acide borique, qui dissout les sels (urates) et respecte les éléments histo-bactériologiques. La centrifugation étage aussi le dépôt en deux couches (inf. saline).

En cas d'urines ammoniacales, les recherches deviennent très problématiques.

S'il y a *bactériurie*, les urines restent troubles même après centrifugation. Centrifuger en les coupant de moitié d'alcool absolu. Étaler sur une lamelle et laisser sécher à l'air. Fixer par passage dans la flamme du Bunsen. Coloration simple au bleu de Lœffler ou double au *Gram*.

Les *cultures* sont le meilleur procédé de détermination des espèces (cultures sur plaques de gélatine ou de gélose en boîte de Petri).

Le *bacterium coli* est le plus fréquent. Bâtonnets courts à extrémités arrondies, ne prenant pas le Gram, isolées ou réunies en courtes chaînettes, en abondance parfois. Viennent ensuite l'*uro-bacillus liquefaciens*, les staphylocoques, streptocoques, etc...

Recherche des bacilles de Koch. — Coloration à chaud au *Ziehl* ; les bacilles de Koch restent colorés quand on fait agir sur eux de l'acide nitrique au quart. Ils se présentent sous la forme de bâtonnets grêles groupés par

deux ou trois au milieu de leucocytes, parfois de bâton-
·nets longs et gros en « fagots bacillaires ». Leur découverte est une signature, elle est malheureusement difficile
et inconstante. L'étude attentive de plusieurs lamelles
peut en faire découvrir, au plus, un ou deux. On les
décèle rarement.

La recherche directe (par coloration) du bacille de Koch
peut donner lieu à des erreurs. Les bacilles acido-résistants sont généralement *plus gros et plus courts* que les
bacilles tuberculeux ; ils se décolorent quelquefois par
l'alcool absolu.

Il n'existe pas de rapports entre le nombre de bacilles
et la gravité de la tuberculose.

Une *pyurie aseptique* est une forte présomption de
tuberculose ; les bacilles, digérés dans le pus en rétention
d'une pyonéphrose, peuvent réapparaître au lendemain
d'une débâcle purulente.

Si on trouve dans les urines soupçonnées tuberculeuses
d'autres microbes, on ne doit pas abandonner la recherche
des bacilles de Koch, car on peut se trouver en présence
d'une infection mixte.

L'*inoculation* au cobaye est le procédé de choix. Celle-ci
ne doit être tentée qu'après désinfection de la vessie du
malade, s'il existe des bacilles associés, sinon les animaux
meurent de septicémie.

Tenir compte de la virulence de l'urine : au début,
plusieurs centimètres cubes d'urines, seulement louches
et peu bacillifères, peuvent être injectés ; à la fin, quelques gouttes d'urines purulentes sont une dose à ne pas
dépasser.

Inoculer plusieurs cobayes (car ils peuvent eux-mêmes
être déjà tuberculeux). Ils seront sacrifiés après six
semaines.

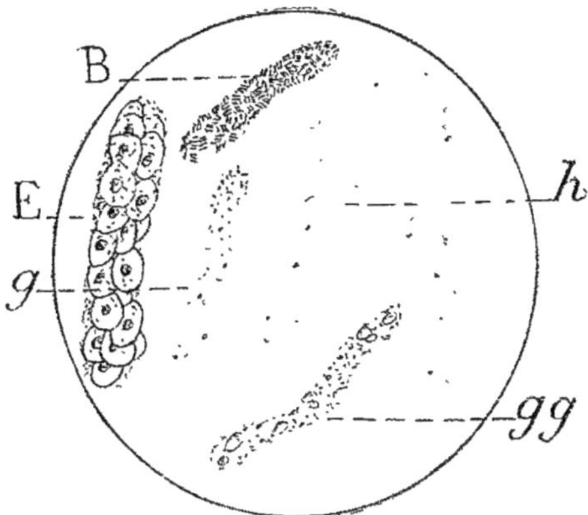

Fig. 165. — Cylindres.

E, C. épithéliaux. — B, C, bactériens. — *gg*, C. granulo-graisseux. — *h*, C. hyalins. — *g*, C. granuleux.

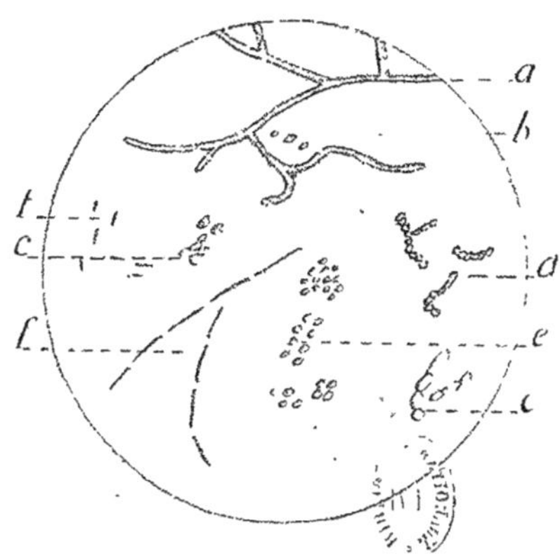

Fig. 166.—Bactéries vulgaires de l'urine.

a. penicillium glaucum. — *b*, Oospores du penicillium glaucum. — *c*, levures. — *d*, micrococcus uræ. — *e*, sarcina ventriculi. — *f*, microbes variés non pathogènes.

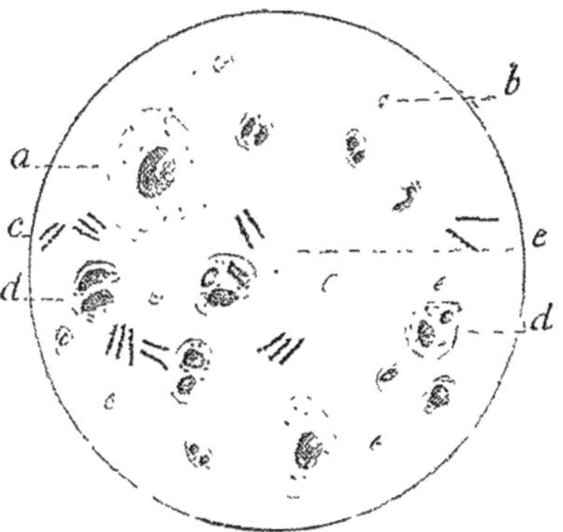

Fig. 167. — Tuberculose urinaire.

a, cellule épithéliale. -- *b*, globule rouge. — *c*, bacilles tuberculeux. — *d*, leucocytes polynucléaires en kariolyse (destruction des noyaux). — *e*, mucus.

Pillet, *Urologie*, p. 440.

L'inoculation peut être :

a) *Sous-cutanée* à la partie interne de la cuisse. Après dix à quinze jours, un ganglion apparaît dans l'aine. Les autres ganglions peuvent aussi être envahis (ganglions situés sous la peau du ventre), parfois même très loin du point d'inoculation.

Si la réponse est pressée, sacrifier l'animal après quinze jours et examiner ses ganglions ; si l'un d'eux présente un centre ramolli, la présence de bacilles peut y être décelée. Si les ganglions sont moins avancés, faire une coupe histologique qui montrera des *cellules géantes* caractéristiques.

b) *Intrapéritonéale*. — Elle est possible, si l'examen direct ne décèle pas d'association d'autres bacilles. Après dix jours, le cobaye présente une péritonite tuberculeuse et des ganglions mésentériques tuberculeux.

c) *Intramammaire*. — Sur une femelle en lactation, et, par conséquent très réceptive : procédé rapide, mais supposant aussi des urines aseptiques. Après huit à dix jours, on retrouve des bacilles dans le lait.

Analyse des sécrétions urétrales

Elles coulent en *gouttes* ou se concrètent en *filaments*.

Recherche des gonocoques. — Confier au malade deux lames de verre avec l'explication suivante : faire au réveil et avant d'avoir uriné un nettoyage du gland et du méat avec un tampon d'ouate, imbibé d'oxycyanure à 1 p. 100. Flamber les deux lames, la grosse extrémité d'une épingle et les laisser refroidir. Recueillir la gouttelette de pus, l'étaler sur une des lamelles au-dessus de laquelle on retourne l'autre et les apporter le lendemain ainsi adhérentes.

Colorer au bleu, laver légèrement, sécher. Examiner à l'immersion qui permet la découverte des cocci. On observe généralement de nombreux *leucocytes* polynucléés à noyaux fortement colorés ; des *gonocoques* très colorés, formant des groupes de quatre à vingt diplocoques, dont chaque élément est un peu aplati du côté de la face interne, de telle sorte qu'un gonocoque ressemble un peu à un grain de café dont les deux moitiés seraient séparées par une ligne claire.

Ils doivent être *intra-cellulaires* pour être considérés comme *virulents*.

Le gonocoque ne prend pas le Gram.

In vitro, le gonocoque est peu résistant, ses cultures sont stérilisées par le froid et par la chaleur à 40°. Explication de la disparition spontanée d'écoulements à l'occasion d'une pyrexie intercurrente.

La proportion réciproque des leucocytes, gonocoques et cellules, varie avec la virulence des microbes et l'âge de la maladie. Infections secondaires possibles au déclin de la blennorragie après manœuvres septiques.

Les urétrites aiguës non gonococciques sont exceptionnelles.

Les *filaments* sont d'un examen plus sûr que la goutte.

Filaments purulents : multiples, courts, opaques et lourds, facilement dissociés dans l'urine, qu'ils troublent.

Filaments muco-purulents : longs, pelotonnés, légers et flottants, ils sont composés de nombreux leucocytes, de rares gonocoques et de quelques cellules urétrales, à courts prolongements. La présence de grandes cellules plates, colorées par l'acide picrique, témoigne de la *kératinisation* du canal, c'est-à-dire de lésions anciennes et tenaces.

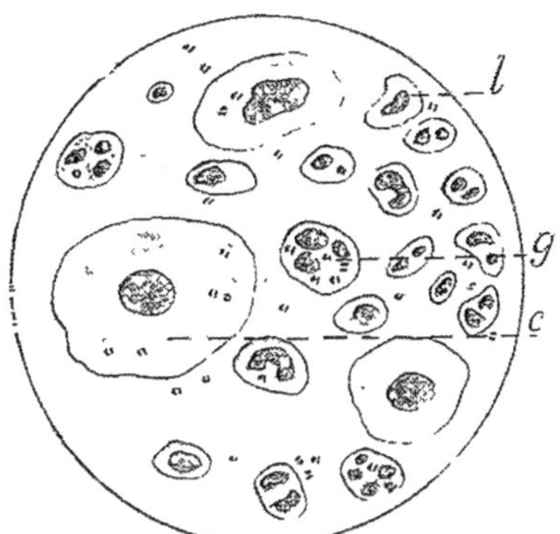

Fig. 168. — Urétrite gonococcique aiguë.

Les gonocoques sont contenus dans les cellules épithéliales *c*. — *h*, polynucléaires contenant des gonocoques. — *l*. leucocyte mononucléaire.

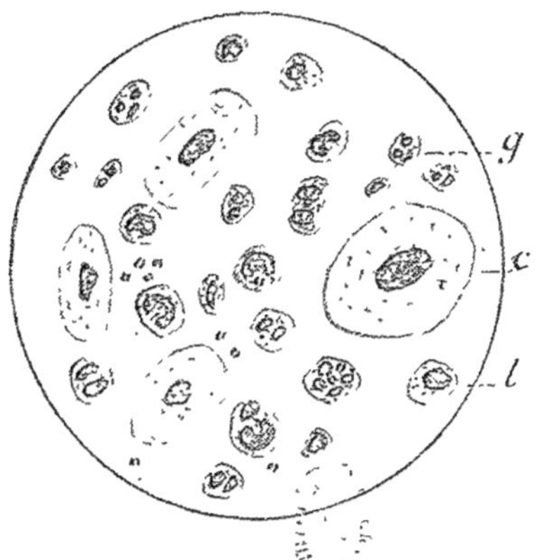

Fig. 169. — Urétrite gonococcique chronique.

Elle est chronique parce que les gonocoques sont plus rares et ne se trouvent plus dans les cellules épithéliales *c*, ou les globules de pus. Les polynucléaires, *g*, sont très nombreux. Leucocyte mononucléaire, *l*.

Pillet, *Urologie*, p. 442.

Toxicité urinaire

La toxicité urinaire varie suivant de nombreuses causes :

Alimentation, fermentations intestinales. Exercice, veille, sommeil, travail cérébral. Maladies de l'intestin, du foie, du cœur, maladies du rein (modifiant les conditions dynamiques et mécaniques de sa fonction); le plus souvent, en ce cas, il y a rétention et la toxicité urinaire est en raison inverse de celle du sang.

Le *coefficient urotoxique* est la quantité d'urotoxie que 1 kilogramme d'homme élabore en vingt-quatre heures.

On mesure la toxicité par l'injection intraveineuse; 45 centimètres cubes d'urine normale, par kilogramme, tuent le lapin.

L'injection sous-cutanée d'urines toxiques provoque localement la suppuration et la gangrène; d'urines aseptiques, provoque des noyaux d'induration (c'est la vérification expérimentale des infiltrations d'urines ou des tumeurs urineuses développées au voisinage des rétrécissements).

Notes d'urologie médicale

Par le Dr F.-X. Gouraud [1]

Ancien chef de laboratoire à l'Hôtel-Dieu (de Paris).

La séméiologie urinaire a toujours compté aux yeux des médecins expérimentés. Les nombreux travaux du dix-neuvième siècle l'ont encore enrichie et précisée, si bien qu'on est en droit de dire, à l'heure actuelle, que sans examen des urines il n'y a pas de bonne médecine.

Laissant de côté les méthodes de laboratoire qui, par les dosages et les recherches délicates, nous permettent de lire chaque jour plus avant dans les phénomènes de la nutrition, nous aurons simplement en vue l'urologie clinique : celle-ci, basée sur quelques données faciles à acquérir, fournit au médecin les renseignements les plus précieux aussi bien pour le diagnostic que pour le pronostic et le traitement. En dehors même des maladies du rein, il n'est pas de maladie tant soit peu importante qui ne retentisse sur la composition des urines, et ne leur imprime certains caractères suivant sa nature, sa gravité, son évolution.

Aucun clinicien consciencieux ne saurait se passer des données de l'urologie.

---

1. La mort a arraché X. Gouraud à notre profonde amitié ; alors que son nom et son intelligence lui permettaient d'espérer le plus brillant avenir.

Dans toute maladie, on doit pratiquer l'examen des urines.

Dans toute maladie grave, on doit recueillir la totalité de l'urine des vingt-quatre heures. Le récipient doit être gradué, afin qu'on puisse facilement se rendre compte de la quantité. C'est là, en effet, une notion de premier ordre; jointe à quelques recherches simples : albumine, urates, pigments, elle va nous permettre de décrire successivement les syndromes urologiques des maladies infectieuses, des maladies du rein, du cœur et du foie et du diabète.

I. — Maladies infectieuses

Tout processus aigu, fébrile, infectieux, tant soit peu intense, modifie la fonction urinaire, et d'autant plus que l'atteinte est plus grave. La nature du microbe pathogène a peu d'influence, et la formule urinaire des maladies infectieuses est assez semblable à elle-même, quel que soit le microbe en cause, pour que nous puissions en donner une description d'ensemble.

Le syndrome urologique des grandes pyrexies est essentiellement constitué par : *la diminution de la quantité ou oligurie, l'albuminurie, l'abondance des urates, la présence de pigments anormaux.*

1° *Oligurie.* — Celle-ci est variable, mais on peut dire qu'elle progresse en raison même de l'intensité de la fièvre. A fièvre légère, oligurie minime; si la température ne dépasse pas 39°, l'urine se maintient le plus souvent entre 500 grammes et 1 litre. A fièvre élevée, oligurie intense : avec les températures de 40, 41° apparaissent les chiffres de 300, 200 grammes dans les vingt-quatre heures.

L'oligurie est encore en fonction de la résistance de l'organisme : plus celui-ci résiste victorieusement et se débarrasse des poisons qui l'encombrent, moins les urines diminuent. C'est dire l'importance de la notion de quantité pour le pronostic : voit-on les urines diminuer, on peut craindre une aggravation (sauf le cas de sueurs profuses); la quantité augmente-t-elle; l'amélioration est probable. Ce facteur n'a pas, bien entendu, une impor tance absolue, et doit seulement être ajouté en bonne place aux autres éléments de pronostic.

L'oligurie, quand elle est intense, a des conséquences thérapeutiques; il faut pousser le malade à boire, mettre de la lactose dans son lait, au besoin lui donner des bains.

2° *Albuminurie.* — L'albumine est très fréquente; presque de règle dans les grandes pyrexies (pneumonie, fièvre typhoïde, etc.), elle est en général peu abondante, non rétractile, et sa présence ne doit nullement faire conclure à une altération du rein.

Il n'en est plus de même lorsque l'albumine forme un gros disque épais, blanc, et monte aux environs de un gramme par litre. Il est probable alors que le rein a été touché d'une façon spéciale, qu'il y a *néphrite infectieuse;* c'est là une complication sérieuse et pour le présent et pour l'avenir.

Dans la scarlatine, l'albuminurie acquiert une importance spéciale. On sait la fréquence et la gravité de la néphrite scarlatineuse. Il faut donc, au cours de la scarlatine, pratiquer *tous* les jours la recherche de l'albumine. Celle-ci ne fait pas partie des symptômes ordinaires. L'apparition du plus léger nuage doit faire admettre un début de complication rénale et redoubler de précautions pour éviter tout écart de régime ou tout refroidissement.

3° *Abondance des urates.* — Ceux-ci peuvent être assez

abondants pour former spontanément au fond du bocal un dépôt blanchâtre ou plutôt jaunâtre, qu'il ne faut pas confondre avec le pus (V. Analyse chimique). Plus souvent, ils restent en suspension, et l'addition d'acide nitrique les fait apparaître. Ils coïncident souvent avec l'albumine.

Il importe de les connaître pour ne pas les confondre avec d'autres éléments; mais leur présence n'entraîne aucune conclusion, soit pronostique, soit thérapeutique.

4° *Présence de pigments anormaux.* — Tantôt l'acide nitrique fait apparaître un anneau rouge brun plus ou moins haut et foncé; cette coloration est due le plus souvent à la concentration des urines, et varie parallèlement avec la quantité. Elle n'a que peu d'importance. Elle doit pourtant faire penser à la possibilité d'urobilinurie.

Tantôt l'acide nitrique fait apparaître un anneau bleu violet, tirant sur le noir. Cette teinte est caractéristique de l'indican. L'indican est un indice de fermentations intestinales. Sa présence ne comporte nullement un pronostic plus sombre, mais doit diriger vers l'intestin une partie de l'effort thérapeutique.

L'*indican* est constant ou presque dans la fièvre typhoïde; il est un des éléments de l'uro-diagnostic de la dothiénentérie du professeur A. Robin, qui peut se formuler ainsi : *L'apparition dans l'urine, à la suite d'addition d'acide azotique, de trois anneaux superposés de bas en haut, d'indican, d'albumine et d'urates, et la constatation d'une forte oligurie doivent toujours faire penser à la possibilité d'une fièvre typhoïde.* Cet uro-diagnostic n'a naturellement pas une valeur absolue.

5° *Syndrome de la convalescence.* — Dans toute maladie infectieuse qui s'est accompagnée de modifications urinaires, la convalescence est marquée par un syndrome urinaire complexe, dont la crise polyurique est l'élément le plus évident. L'augmentation des urines au moment de la convalescence ne manque jamais ; elle n'est naturellement d'autant plus forte que l'oligurie a été plus accentuée. Nous avons constaté à la fin des fièvres typhoïdes graves des polyuries de 4 et 5 litres dans les vingt-quatre heures. *On peut dire que tant qu'un typhique n'a pas 2 litres d'urine dans son bocal, il n'est pas convalescent*, et ne peut, en conséquence, être alimenté.

La crise polyurique manque lorsque la maladie passe à l'état chronique, ou s'il se produit des complications importantes.

Elle s'accompagne d'une crise azoturique et uratique qu'on peut parfois saisir sur le fait par la simple addition d'acide nitrique. Lorsque, en effet, l'urée dépasse la dose de 40 grammes par litre, l'addition à l'urine d'acide azotique provoque l'apparition de cristaux brillants, en aiguille, de nitrate d'urée. Ce phénomène, assez rare malheureusement, s'observe surtout chez les pneumoniques, le jour ou quelquefois la veille de la défervescence ; dans ce dernier cas, il permet d'annoncer presque à coup sûr l'imminence de la chute de la température.

II. — Maladies du rein

L'examen des urines acquiert naturellement dans la séméiologie des maladies du rein une importance exceptionnelle ; elle permet presque à elle seule de faire le diagnostic de la néphrite et de la variété à laquelle on a affaire : la classification que nous adoptons n'a plus, à l'heure actuelle, rien d'absolu, mais elle répond à des faits cliniques incontestables, et comporte une thérapeutique appropriée à chaque forme ; c'est assez pour qu'on soit en droit de la conserver.

a) *Néphrite aiguë*. — La néphrite aiguë, qu'elle apparaisse comme manifestation isolée, qu'elle soit la conséquence d'une infection comme dans la scarlatine, ou qu'elle constitue une simple poussée aiguë au cours de l'évolution d'une néphrite chronique, présente un syndrome urinaire vraiment caractéristique, dont les éléments sont : oligurie, albuminurie massive, hématurie fréquente sinon constante.

1° L'oligurie varie avec l'intensité de l'atteinte rénale ; elle peut aller jusqu'à l'anurie absolue et faire croire à une crise de rétention ; le sondage ou la simple percussion de la vessie lèveront tous les doutes. Utile au diagnostic, l'étude de la quantité des urines, l'analyse de la courbe urinaire est surtout un élément de pronostic des plus précieux et des plus fidèles :

Diminution des urines signifie aggravation ; augmentation signifie amélioration. L'anurie, tout en étant un symptôme de haute gravité, n'est pourtant pas fatalement mortelle, surtout lorsqu'elle se produit tout au début ; la guérison peut survenir après une anurie de plusieurs heures.

2° L'albuminurie dans la néphrite aiguë est massive et rétractile ; à peine l'acide est-il versé qu'on voit apparaître un disque blanc, épais, opaque, fort différent de celui des maladies infectieuses. Les chiffres de 1, 2 et 3 grammes par litre ne sont pas rares.

Il est fort difficile de préciser d'une façon exacte la valeur pronostique du symptôme albuminurie. Deux formules sont pourtant à retenir :

D'un malade à l'autre, la gravité de la néphrite n'est pas en rapport avec l'intensité de l'albuminurie.

Nous verrons tout à l'heure, à propos de la néphrite syphilitique, que le traitement mercuriel peut faire disparaître des albuminuries de 3o grammes et plus par litre. La gravité est surtout facteur de l'imperméabilité rénale qui n'est pas un élément parallèle à l'albuminurie. On peut pourtant admettre qu'*en général* les formes à albuminurie abondante sont plus graves.

Chez un même malade, l'albuminurie évolue parallèlement à la lésion rénale; elle diminue et disparaît avec celle-ci. Il est donc fort intéressant de construire la courbe d'élimination journalière de l'albumine. Le tube d'Esbach, dont le maniement est facile au lit du malade, est très suffisant à ce point de vue.

3° L'hématurie[1] est fréquente, sinon constante, d'intensité très variable; tantôt l'urine est rouge comme du sang, tantôt elle est à peine teintée. Elle ne constitue pas nécessairement un facteur de grande gravité; mais elle trahit une forte congestion rénale, et, à ce titre, donne une indication précieuse pour le traitement.

La thérapeutique de la néphrite aiguë doit répondre, en effet, aux trois indications suivantes : décongestionner le rein, soit par des sangsues, soit par des ventouses scarifiées mises dans la région lombaire; cette indication est d'autant plus formelle que l'hématurie est plus forte; soulager le rein par le régime lacté, qui lui impose le minimum de travail; créer par des purgatifs des voies de suppléance à l'élimination rénale; plus l'oligurie est prononcée, plus cette dernière nécessité est urgente.

b) *Néphrite chronique hydropigène.* — Néphrite dite épithéliale, à gros rein blanc. Dans cette forme, qui est souvent plus subaiguë que chronique, le syndrome uri-

---

1. Pour le diagnostic des hématies, voir Analyse histologique.

naire se rapproche un peu de ce qu'il est dans la néphrite aiguë.

C'est ainsi que l'urine reste souvent au-dessous de la quantité normale et oscille entre 800 grammes et 1 litre ; elle peut pourtant surtout, par période, dépasser la moyenne. On doit en enregistrer avec soin les variations ; car, tant que la quantité n'aura pas atteint la normale, le malade ne pourra être considéré comme guéri.

De même, l'albuminurie est forte, rétractile, assez analogue à celle de la néphrite aiguë. Tout ce que nous avons dit de celle-ci s'applique à celle-là, en ajoutant toutefois que, plus l'albumine persiste, plus le pronostic s'assombrit.

Mais l'hématurie ne s'observe jamais ; lorsqu'elle existe, elle doit toujours faire admettre l'existence d'une poussée aiguë.

C'est dans cette forme que le régime déchloruré est surtout indiqué ; la fréquence des œdèmes montre, en effet, que le rein est imperméable aux chlorures, tandis que les recherches de laboratoire ont montré que la perméabilité aux autres substances est moins touchée. A condition d'être nettement hypochloruré, le régime peut se montrer relativement large pour le choix des aliments. Parmi ceux-ci on admettra de préférence les pâtes, les farineux associés au régime lacté.

On réservera les diurétiques pour les périodes où une oligurie plus marquée dénote une insuffisance rénale momentanée.

c) *Néphrite chronique urémigène.* — C'est la forme dite autrefois interstitielle ; la marche en est essentiellement lente, et le syndrome tout différent : la polyurie remplace l'oligurie, et l'albumine n'existe plus qu'à l'état de traces.

La polyurie de la néphrite scléreuse atteint couramment le chiffre de 2 à 3 litres, que le malade élimine journellement. Elle trahit l'effort du rein pour compenser l'insuffisance éliminatoire; c'est, en somme, un symptôme de suppléance, un symptôme utile, et l'on peut redouter l'urémie lorsqu'on voit la quantité des urines baisser rapidement.

L'albumine se présente cette fois sous forme d'un nuage bleuâtre, transparent, qui se dépose lentement, lorsqu'il y en a.

Lorsque l'albumine n'existe qu'à l'état de traces, la réaction de l'acide nitrique peut manquer de netteté; mieux vaut alors la rechercher par la chaleur et l'acide acétique.

Ce serait une grande erreur de croire que ce léger nuage d'albumine est sans importance. *On a vu des urémiques en pleine crise n'avoir que des traces d'albumine.* Dans ces cas, l'albuminurie met sur la voie du diagnostic : le pronostic est basé sur l'ensemble des autres symptômes.

Quant au régime, il doit être non seulement déchloruré, mais comporter l'exclusion de tous les aliments nocifs pour le rein ou facteurs d'hypertension, au premier rang desquels il faut placer l'alcool, la viande et tous ses dérivés.

d) *Néphrite amyloïde.* — Son syndrome urinaire est essentiellement constitué par une *forte polyurie* coexistant avec une *albuminurie abondante.* Ces malades ont dans leur bocal 2, 3 litres et souvent plus d'une urine mousseuse, jaune ambrée, d'une teinte un peu spéciale. Malgré cette abondance, l'albuminurie est forte, oscillant autour de 3 et 4 grammes, avec de grandes oscillations journalières. Cette coïncidence de grosse polyurie et de forte albuminurie doit toujours faire penser à l'amyloïde;

les autres symptômes, l'étiologie compléteront le diagnostic.

Dans l'amyloïde, tout l'effort thérapeutique doit se porter sur la maladie causale; la perméabilité rénale y est
souvent conservée, et le régime n'a guère d'influence sur
l'albuminurie. On peut donc se montrer plus large pour
l'alimentation; si le spectre de l'urémie n'est pas absolument écarté, il est pourtant moins redoutable.

e) *Néphrite syphilitique.* — Dans bien des cas, la néphrite
syphilitique se trouve diagnostiquée par le seul examen
de l'urine; elle est, en effet, caractérisée *par l'abondance
tout à fait extraordinaire de son albuminurie.* Celle-ci
n'atteint pas fatalement les plus hauts chiffres; mais il
n'en est pas moins vrai que la constatation d'une albuminurie de 20 à 3o grammes par litre, et à plus forte raison
de 5o ou même 1oo grammes, doit toujours faire penser à
la syphilis.

Là encore le pronostic ne peut être basé sur la quantité
de l'albumine; il est tout à fait variable et fondé uniquement sur l'action du traitement mercuriel, qui doit toujours être essayé, bien que prudemment. Il est malheureusement jusqu'à présent impossible de prévoir à l'avance
quelle sera cette action : le mercure peut amener la guérison complète, mais les faits de ce genre sont rares.

Dans certaines néphrites aiguës, et surtout dans des
néphrites chroniques, douloureuses ou hématuriques,
accompagnées de phénomènes urémiques, dans l'éclamp-
sie, on a proposé (après échec du traitemeut médical) de
tenter la décapsulation du rein (Edelbols) jointe à la
néphrotomie (Pousson) : la première favorisant la production d'une circulalion collatérale entre la surface du rein
et son enveloppe adipeuse, la seconde en effectuant une
saignée locale.

Les interventions ont donné dans des cas désespérés quelques guérisons et beaucoup d'améliorations, parfois assez durables.

Elles sont contre-indiquées en cas d'insuffisance cardiaque.

f) *Albuminurie orthostatique.* — Bien que la pathogénie exacte n'en soit pas encore fixée, on peut dire que l'albuminurie orthostatique n'est pas une néphrite, et c'est ce qui lui mérite une place à part.

Le diagnostic en est basé uniquement sur les caractères présentés par l'élimination de l'albumine. Chaque fois que le malade est debout, surtout s'il reste sans bouger, l'albumine apparaît dans les urines, en proportion variable, bien que rarement très considérable ; le malade vient-il à se coucher, rapidement l'albumine disparaît, et cela en dehors de tout rapport avec le travail digestif.

On voit que le diagnostic est facile : l'interprétation des faits l'est moins, et la thérapeuthique en reste quelque peu imprécise.

Il semble pourtant que les formes puissent être divisées en deux groupes : dans l'un, l'albuminurie orthostatique paraît bien être le résultat, la séquelle d'une néphrite antérieure qu'on retrouve dans les anamnestiques ; il faut alors surveiller le régime, le maintenir hypochloruré et réserver le pronostic ; dans l'autre, elle est fonction d'hypotonie vasculaire ; elle apparaît chez des scrofuleux, des anémiques, surtout à l'âge de la croissance, et sans cause apparente ; le pronostic est meilleur ; on peut affirmer presque à coup sûr l'intégrité du rein et la disparition future de l'albumine ; le traitement est basé sur un régime riche en toniques et en fortifiants : fer, viandes rouges, vieux vins de Bordeaux.

III. — Maladies du cœur

L'examen des urines n'est pas moins utile pour les maladies du cœur que pour celles des reins ; la *sécrétion rénale est certainement un des témoins les plus fidèles de l'activité du myocarde.*

C'est surtout la *quantité* qui est importante à considérer chez les cardiaques ; l'oligurie est un symptôme essentiel de l'asystolie, souvent plus fidèle et plus précis que l'examen du pouls. Elle permet en plus de juger jusqu'à un certain point de la gravité de l'atteinte cardiaque ; aux environs de 5oo centimètres cubes, l'asystolie est moyenne ; autour de 2oo centimètres cubes, elle est grave. Enfin, la quantité est un témoin précieux du succès thérapeutique des médicaments employés : tout médicament qui n'amène pas une augmentation notable des urines est ou inutile ou mal appliqué. On connaît les crises urinaires de 4 et 5 litres qui suivent l'administration de la digitale ; ces polyuries brusques et abondantes sont d'un bon augure, en prouvant que le myocarde possède encore une bonne réserve de force vive. Le pronostic est beaucoup moins bon, lorsque l'urine ne subit qu'une augmentation lente et progressive. Une fois le malade guéri, il est bon de faire recueillir les urines de temps en temps pour prévenir et empêcher les rechutes.

L'*albuminurie* est sinon constante, du moins fréquente chez les cardiaques ; le plus souvent modérée, elle est de peu de valeur pour le diagnostic comme pour le pronostic. Plus abondante, atteignant ou dépassant 5o centigrammes par litre, elle doit être prise en considération, et faire craindre que le rein ne soit touché en même temps que le cœur. On sait malheureusement combien est souvent difficile le diagnostic différentiel entre les maladies du cœur et du rein, et l'albuminurie à elle seule ne permet pas de trancher le problème.

Les *urates* sont fréquents et abondants au cours de l'asystolie confirmée, surtout lorsque le foie est fortement touché. Ils indiquent, en général, que la nutrition est profondément modifiée et ralentie.

Quant aux *pigments biliaires*, dont nous allons parler tout à l'heure, ils témoignent d'une congestion, d'une stase hépatique intense et prolongée. La révulsion sur la région hépatique par des sangsues ou des ventouses scarifiées est alors formellement indiquée.

IV. — Maladies du foie

Avec les maladies du foie apparaît un nouvel élément de séméiologie urinaire : ce sont les *pigments biliaires*. Ils communiquent à l'urine une teinte brune à reflets verdâtres qui fait soupçonner leur présence, mais seul l'acide nitrique permet de l'affirmer.

Il détermine l'apparition dans l'urine d'une série d'anneaux, dont deux surtout sont visibles : un anneau vert inférieur, et un anneau rouge supérieur ; la transition de l'un à l'autre se fait, insensible, à travers les teintes de l'arc-en-ciel.

Les pigments biliaires sont souvent accompagnés dans l'urine par des *résines biliaires*, qui donnent avec l'acide nitrique un précipité assez semblable comme aspect et comme situation à celui d'albumine. Pour les différencier, on décante dans un tube à essai la partie de l'urine qui contient le précipité, et on ajoute de l'alcool ; s'il s'agit de résines biliaires, le précipité se dissout et l'urine s'éclaircit ; il augmente au contraire et s'accentue si l'on a affaire à l'albumine.

Il s'en faut qu'on puisse décrire un syndrome urinaire spécial pour chaque maladie de foie. En schématisant quelque peu, il est pourtant possible d'en différencier trois principaux qui répondent : aux maladies par insuffisance de la cirrhose atrophique et du cancer, aux ictères infectieux ou par rétention, à la cirrhose hypertrophique biliaire avec hyperhépatie.

a) *Syndrome de l'insuffisance hépatique.* — Les urines sont rares, foncées, teinte rouge brique, riches en urates qui forment au fond du vase un dépôt rosé. L'*oligurie* est constante et le plus souvent progressive ; au début, le malade urine encore 700 à 800 grammes ; à la fin, lorsque la cellule est profondément atteinte, il n'y a plus que 200 à 300 centimètres cubes ; *cette oligurie parallèle à l'hypoazoturie est du plus mauvais augure* et permet de juger jusqu'à un certain point les progrès de la maladie.

La *teinte rouge brique* est due à la présence de l'*urobiline* ; l'urobiline est un pigment anormal, un pigment d'insuffisance hépatique ; sa présence prouve que la cellule est viciée dans son fonctionnement et d'autant plus que le pigment est plus abondant. Quant aux pigments biliaires, qui sont des pigments normaux, on ne les trouve presque jamais dans la cirrhose ou dans le cancer.

La coloration rose spéciale des urates est produite par un autre pigment d'insuffisance hépatique, l'*uro-érythrine*, qu'ils entraînent en se précipitant. Sa signification est à peu près la même que celle de l'urobiline.

Les constatations urologiques sont donc d'accord pour attribuer à la cellule hépatique une activité insuffisante ou déviée. Elles servent de base à la thérapeutique qui devra par le régime assurer à la cellule le minimum de travail, et par les médicaments tâcher de stimuler, de redresser le fonctionnement cellulaire.

b) *Syndrome de l'ictère infectieux ou par rétention.* — Urines rares, chargées d'urates, colorées par les pigments biliaires, tels sont les éléments de ce syndrome qui, au point de vue diagnostique, est complété par la décoloration des matières. Sur la quantité des urines, il n'y a qu'à répéter ce que nous avons dit dans le paragraphe précédent : elle est encore fonction d'une diminution de l'activité hépatique ; la guérison est marquée par une véritable débâcle polyurique qui éclaircit l'urine.

Les pigments biliaires sont extrêmement abondants ; il faut parfois diluer l'urine avec de l'eau pour que la réaction soit nette. C'est surtout dans ce cas qu'ils s'accompagnent souvent de résines biliaires. Tant que les pigments n'ont pas complètement disparu de l'urine, le malade n'est pas guéri.

c) *Syndrome de la cirrhose hypertrophique biliaire.* — Polyurie, rareté des urates, pigments biliaires toujours abondants, et nous pourrions ajouter coloration des matières, tout témoigne cette fois d'une hyperactivité hépatique, d'une hyperhépatie.

Les urines se maintiennent, en général, entre 1 500 et 2 000 centimètres cubes, rarement entre 2 et 3 litres. Cette polyurie correspond à une azoturie correspondante ; elle fait partie essentielle de la maladie à sa période d'état ; tant qu'elle persiste, le pronostic reste relativement bon ; *si elle fait place brusquement à l'oligurie, surtout avec persistance de l'ictère, il y a tout lieu de craindre une dégénérescence rapide de la cellule hépatique.*

La thérapeutique, cette fois, se trouve orientée dans un sens tout différent : le régime, les médicaments doivent être modérateurs de l'activité hépatique.

V. — Diabète

Tandis que le diabète insipide est caractérisé par une polyurie simple sans sucre, le diabète vrai a pour symptôme essentiel la présence de sucre dans l'urine. Sa réaction est simple : il suffit de faire bouillir pendant quelques minutes parties égales d'urine et de liqueur de Fehling, le sucre réduit le réactif cupro-potassique, et du bleu le liquide vire au jaune ou au rouge s'il y a beaucoup de sucre. Il peut arriver que le virage soit peu net, laissant quelques doutes sur la présence du sucre; pour qu'on soit en droit d'affirmer la glycosurie, il faut :

1° Que la liqueur devienne rouge ou franchement jaune, et non pas seulement jaune verdâtre;

2° Que, par le repos, il se dépose au fond du tube un précipité rouge.

Indispensable au diagnostic, l'examen des urines n'est pas moins utile pour juger de l'efficacité du régime et du traitement suivis par le malade. Le mieux est évidemment de faire procéder fréquemment à des analyses quantitatives. La chose n'est malheureusement pas toujours possible. Dans la pratique journalière, l'examen comparé de la quantité et de la densité urinaires donne des renseignements très suffisants. Le sucre est, en effet, l'élément qui élève le plus la densité; les chiffres de 1,030, 1,035 (la normale étant 1,018) ne s'observent guère que dans le diabète. On peut donc dire approximativement que la densité est proportionnelle au sucre; dès lors, en multipliant la densité par la quantité des urines des vingt-quatre heures, on obtient un chiffre qui renseigne assez exactement sur l'intensité de la glycosurie : tout régime, tout traitement qui ne fait pas baisser ce chiffre au moins à la longue peut être déclaré inutile, et doit être modifié.

L'albuminurie est fréquente dans le diabète ; sa signification est très variable suivant les cas. Tantôt il s'agit d'une albuminurie d'origine rénale, symptôme de néphrite, et qui doit être traitée à part ; tantôt d'une albuminurie d'origine organique, indépendante de toute lésion rénale, et ne demandant d'autre traitement que celui de la maladie causale. Le diagnostic différentiel est assez délicat et doit être basé sur un examen clinique approfondi.

Une des complications les plus graves du diabète est le coma : le plus souvent il est annoncé par l'apparition de l'acétone dans les urines ; la réaction n'a pourtant pas de valeur chez les malades soumis au traitement par l'antipyrine, car celle-ci donne le même anneau. Chaque fois qu'un diabétique présente une acétonurie notable, il faut se méfier du coma, le traiter par les alcalins, diminuer la viande dans son alimentation, et, au besoin, laisser remonter le sucre, si celui-ci a baissé trop vite.

INDEX ALPHABÉTIQUE

TABLE DES MATIÈRES

PREMIÈRE PARTIE

DEUXIÈME PARTIE

Traumatismes de l'appareil urinaire

TROISIÈME PARTIE

L'urologie chez la femme

QUATRIÈME PARTIE

Séméiologie

CINQUIÈME PARTIE

Explorations urologiques

Notes d'urologie médicale

Par le Dr F.-X. GOURAUD
Chef de Laboratoire à l'Hôtel-Dieu (de Paris).

Imprimerie de J. Dumoulin, à Paris. — 185.10.15

COMMENT GUÉRIR ?

BIBLIOTHÈQUE DES PRATICIENS

Publiée sous la Direction de M. le Docteur FIESSINGER

VOLUMES PARUS :

HUCHARD et FIESSINGER

La Thérapeutique en vingt médicaments

« La Thérapeutique en Clientèle »

In-18, 1913, br. net, 4 fr.; rel. demi-maroquin, fers spéciaux. **5 fr. 75**

CH. FIESSINGER

Vingt régimes alimentaires en Clientèle

In-18, 1913, br. net. 4 fr.; rel. demi-maroquin, fers spéciaux. **5 fr. 75**

CH. FIESSINGER

LES MALADIES DU CŒUR ET DE L'AORTE en Clientèle

In-18, 1913, br. net. 4 fr.; rel. demi-maroquin, fers spéciaux. **5 fr. 75**

GOUGEROT

Professeur agrégé à la Faculté de Médecine de Paris.

Le Traitement de la Syphilis en Clientèle

In-8, 1914 avec 50 planches hors texte, dont 12 en photo couleurs. Broché **10** fr.; relié . . . . **12 fr. »**

Bibliothèque des Curiosités
et Singularités Médicales

Se recommande à l'attention de tous les médecins amateurs, bibliophiles, curieux et érudits, qui y trouveront, en même temps qu'une documentation abondante et scrupuleuse, un récit agréable autant qu'instructif.

CABANÈS

REMÈDES D'AUTREFOIS
(Comment se soignaient nos Pères)

In-18, 1911. . . . . 5 fr. »

REMÈDES D'AUTREFOIS

2e série. In-18, 1913. . . . . 5 fr. »

REMÈDES DE BONNE FEMME
Comment on se soigne aujourd'hui

In-18, 1909. . . . . 4 fr. »

MOLLET

La Médecine chez les Grecs avant Hippocrate
(460 ans avant J.-C.)

1906 . . . . 4 fr. »

WICKERSHEIMER

LA MÉDECINE ET LES MÉDECINS EN FRANCE
A L'ÉPOQUE DE LA RENAISSANCE

In-18, 1906. . . . . 7 fr. 50

WITKOWSKI

LES MÉDECINS AU THÉATRE
DE L'ANTIQUITÉ A LA FIN DU XVIIe SIÈCLE

In-18, 1906. . . . . 5 fr. »

WITKOWSKI ET CABANÈS

LES GAYETEZ D'ESCULAPE

In-18, avec figures, 1909. . . . . 5 fr. »

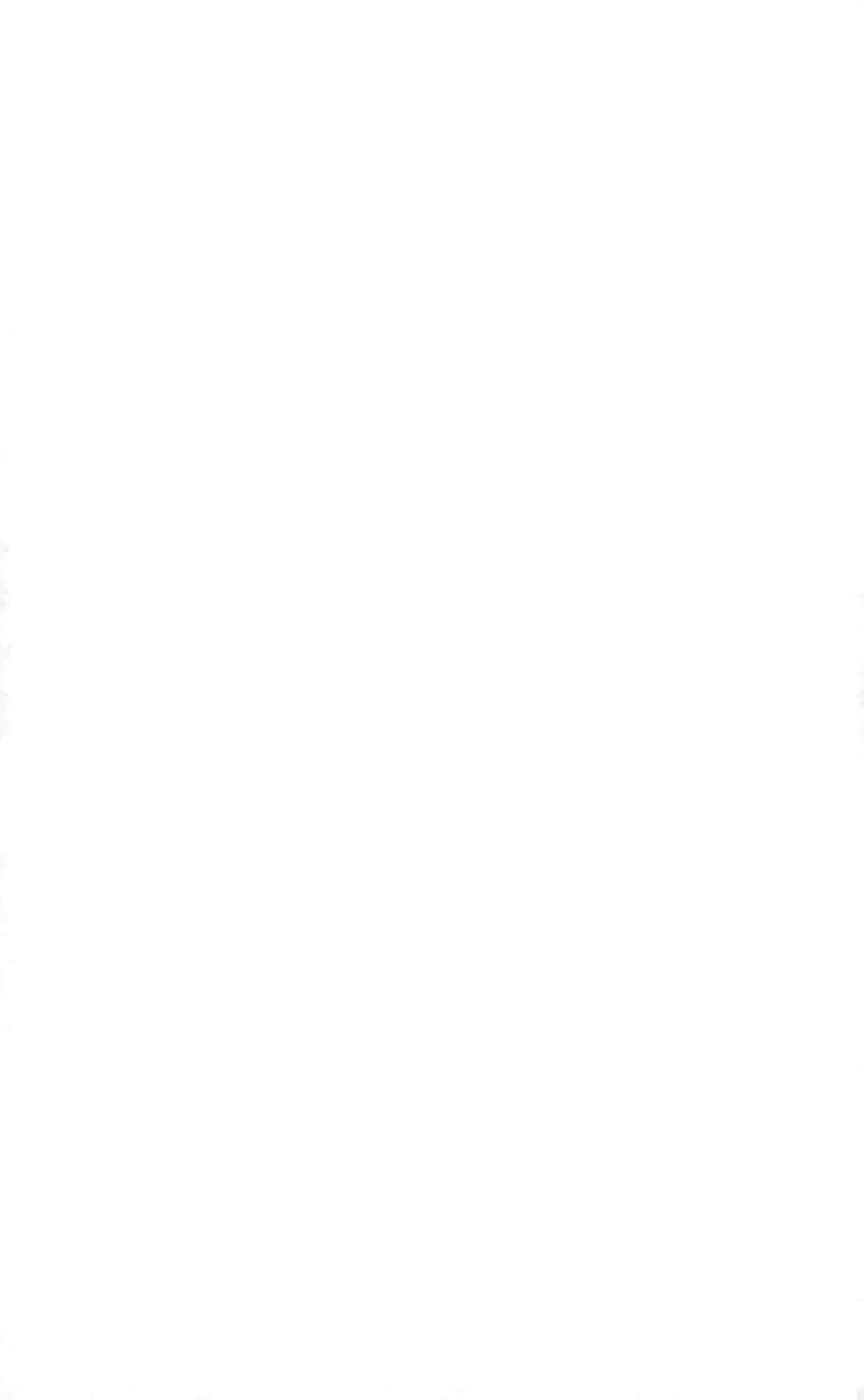

9 782014 043099